reinhardt

Stephan Sallat

Musiktherapie bei Sprach- und Kommunikationsstörungen

Mit 8 Abbildungen und 8 Tabellen

Ernst Reinhardt Verlag München Basel

Prof. Dr. *Stephan Sallat*, Sonder- und Musikpädagoge, lehrt Pädagogik des Spracherwerbs unter besonderen Bedingungen an der Universität Erfurt. Er hält Fortbildungen zur Sprachförderung/-therapie mit Musik und war selbst mehrere Jahre als Musiklehrer an Förderschulen tätig.

Bibliografische Information der Deutschen Nationalbibliothek

Die Deutsche Nationalbibliothek verzeichnet diese Publikation in der Deutschen Nationalbibliografie; detaillierte bibliografische Daten sind im Internet über <http://dnb.d-nb.de> abrufbar.

ISBN 978-3-497-02642-5 (Print)

ISBN 978-3-497-60403-6 (PDF)

Printed in Germany

Cover unter Verwendung eines Fotos von © iStock.com/lemonadelucy

Satz: SatzBild GbR, Ursula Weisgerber

Ernst Reinhardt Verlag, Kemnatenstr. 46, D-80639 München
Net: www.reinhardt-verlag.de E-Mail: info@reinhardt-verlag.de

Inhalt

Vorwort

Musik spielt im Leben vieler Menschen, auch in meinem eigenen, eine wichtige Rolle – mit dem Hören von Musik oder dem eigenen Musizieren sind viele positive, aber auch negative, Erinnerungen und Erlebnisse verbunden. Wenn wir allein oder in Gruppen singen, tanzen, musizieren oder Musik hören, werden Körper- und Wahrnehmungsfunktionen, Erinnerungen, Gefühle, Emotionen sowie die neurokognitive Verarbeitung auf ganz unterschiedliche Weise aktiviert. Diese Effekte machen sich Musiktherapie und rhythmisch-musikalische Förderangebote zunutze.

Auf der einen Seite haben die Disziplinen Musikpsychologie, MusikMedizin, Musikpädagogik und Musiktherapie in den letzten Jahren viele Belege für den engen Zusammenhang zwischen Sprache und Musik sowie für Transfereffekte auf die Sprachverarbeitung und beteiligte Prozesse aufzeigen können. Zudem ist Musik ein nichtsprachlicher Code, der andere Ausdrucks- und Kommunikationserfahrungen ermöglicht. Dialogische Erfahrungen in der Musik bieten durch die Verbindung mit auditiver, motorischer, emotionaler Aktivität und Empfindung Möglichkeiten, die über Ansätze der Sprach- und Kommunikationstherapie hinausgehen können.

Auf der anderen Seite ist mir als Experte für Sprachstörungen durch meine eigene intensive Beschäftigung mit Musik als Kunst, als Lern- und Entwicklungsaufgabe sowie als Therapieform bewusst geworden, dass Musik von vielen Fachleuten häufig sehr unreflektiert und zum Teil mit falschen Zielannahmen eingesetzt wird. Es besteht die Gefahr, der Musik aufgrund der gefundenen Transfereffekte und der eigenen musikalischen Biographie ein zu großes Potential beizumessen. Übersehen wird, dass die Studien mit gesunden Personen durchgeführt wurden – meist ein Vergleich von musikalischen Laien mit Profimusikern. Beide trennen viele tausend Stunden aktives Musizieren, verbunden mit der multisensorialen Integration von auditiven, motorischen, sozial-emotionalen und haptischen Informationen im Gehirn. Hinzu kommt, dass die Sprach- und Musikverarbeitung bei Menschen mit Sprach- und Kommunikationsstörungen je nach Störungsspezifik anders abläuft als bei Menschen mit typisch entwickelten Fähigkeiten. Damit können die Transfereffekte nicht einfach übertragen bzw. erwartet werden.

Das Buch setzt genau an dieser Stelle an. In der Verknüpfung des Wissens aus der Sprachtherapie mit den Erkenntnissen aus der Musikforschung sollen Wege für einen reflektierten Einsatz von Musik in der Sprach- und Kommunikationstherapie aufgezeigt werden. Je nach Störung muss und kann die Musik unterschiedliche Aufgaben übernehmen. Im Buch wird versucht, sowohl Musikexperten als auch Sprachexperten jeweils das grundlegende Wissen der anderen Bereiche für ein besseres Verständnis und für eine interdisziplinäre Interventionsplanung zu vermitteln. Musikexperten finden Informationen zu Sprachentwicklung/Sprachverarbeitung, zur Systematik/Symptomatik von Sprachstörungen sowie zu sprachtherapeutischen Vorgehensweisen. Sprachexperten erhalten Informationen zu musiktherapeutischen Prinzipien und Arbeitsweisen sowie zu den Besonderheiten der Musikverarbeitung bei bestimmten Störungsphänomenen.

Ich hoffe, dass das Buch mit dieser Verknüpfung eine gute Grundlage für den zielgerichteten, wissenschaftlich begründeten Einsatz von Musik in der Therapie von Sprach- und Kommunikationsstörungen bietet. Ebenso soll es einen verbesserten Austausch zwischen den Fachdisziplinen mit einer Abstimmung der sprach- und musiktherapeutischen Maßnahmen ermöglichen.

Erfurt, im Januar 2017
Stephan Sallat

1 Grundlagen

1.1 Musikwirkungsforschung – Suche nach Transfereffekten und Evidenz

Schon vor mehr als 3000 Jahren wurden in religiösen und philosophischen Schriften Transfereffekte beschrieben. Im Alten Testament, im 1. Buch Samuel (ca. 1050 vor Chr.), wird eine kathartische Wirkung von Musik im Harfenspiel von David beschrieben, welche König Saul von dessen Depressionen heilte. Das Hören des Harfenspiels „reinigte" Sauls Geist (kathartische Wirkung – Befreiung von psychischen/seelischen Konflikten durch eine emotionale Handlung) und die Depression verschwand. Auch die griechischen Philosophen der Antike glaubten an die positiven Wirkungen der Musik und sahen in ihr ein Abbild kosmischer Ordnung. In der Katharsislehre von Aristoteles (384–324 vor Chr.) besaß Musik daher eine ordnende und harmonisierende Kraft, welche die Gefühle („affektuos") beeinflussen kann. Diese philosophischen Sichtweisen wurden Anfang des 20. Jahrhunderts von den Begründern der Rhythmik wieder aufgegriffen, um den Menschen in der Zeit der Industrialisierung und Urbanisierung durch Musik und Bewegung zu einem neuen Freiheitsgefühl und einem besseren Leben zu verhelfen.

Wirkungen und Transfereffekte von Musik haben in den vergangenen Jahren in den Gebieten Musiktherapie, Musikpädagogik, Musikpsychologie/Psychologie und MusikMedizin zu einer Vielzahl an Veröffentlichungen geführt (Bernatzky/Kreutz 2015; Jäncke 2009; Koelsch 2012; Patel 2008; Spitzer 2002). Transfereffekte der Beschäftigung mit Musik finden sich dabei für allgemeine Entwicklungsbereiche und die Sprachverarbeitung. Diese Befunde sollen in der Folge als Grundlage für dieses Buch näher dargestellt werden. Es gibt jedoch immer wieder eine große Diskrepanz in der individuellen Wahrnehmung von Wirkungen und Transfer bei Musikpädagogen und Musiktherapeuten im Vergleich zu den tatsächlichen wissenschaftlich belastbaren Befunden. Daher erfolgt zunächst eine kritische Betrachtung des Themenfeldes mit der Benennung von möglichen Studienfehlern, Interpretationsfehlern und weiteren Einflussfaktoren.

1.1.1 Schwierigkeit des Nachweises von Transfereffekten

Im Rahmen der Konferenz Neuroscience and Music 2006 in Leipzig kam es zu einer **Diskussion zwischen Musiktherapeuten und Neurokognitionsforschern**. Die Musiktherapeuten waren sich sicher, dass die Musik zu Veränderungen bei den Klienten geführt hat, für die Wissenschaftler waren diese Veränderungen jedoch aufgrund verschiedener methodischer Mängel und hier vor allem aufgrund nicht kontrollierter Einflussfaktoren und fragwürdiger Messinstrumente nicht zweifelsfrei nachweisbar.

Diskussionen zu Transfereffekten werden im medizinisch-therapeutischen Bereich unter dem Stichwort Evidenzbasierung geführt. Für die Musiktherapie geht es dabei zusätzlich um die Anerkennung der Musiktherapie als medizinisch-therapeutische Leistung, die über die Krankenkasse abgerechnet werden kann. In der Wissenschaft bezeichnet Evidenz den zweifelsfreien Nachweis von Transfereffekten oder Wirkungen (Fachner 2005; Kiese-Himmel 2012; Plahl 2005). In einer Studie muss also gezeigt werden können, dass der therapeutische Erfolg unabhängig vom persönlichen Einfluss des Therapeuten oder der Intensität der Zuwendung, allein durch die Musik erreicht wurde. In der Musiktherapie wird, ebenso wie in der Rhythmik und Musikpädagogik, nicht nur musikalisch, sondern auch motorisch, sprachlich, visuell, verhaltens- oder psychotherapeutisch sowie pädagogisch gearbeitet. Somit können Effekte auch aus außermusikalischen Bereichen resultieren. Zusätzlich hat die Art der Musik (aktiv, passiv, singen, tanzen, trommeln, improvisiert, vorgegeben ...) sowie die Methode und Vorgehensweise einen Einfluss auf die Ergebnisse (Kopiez 2008; Sallat 2014). Daher ist es sehr schwer, die Wirkungen der Musik zweifelsfrei nachzuweisen. In der Folge werden einige mögliche Fehler und Einflussfaktoren diskutiert, die aber keinen Anspruch auf Vollständigkeit erheben.

Für eine umfangreiche Diskussion siehe Bortz / Döring (2006), Spychiger (2001), Kopiez (2008), Gembris et al. (2001), Kiese-Himmel (2012).

Fehler und Einflussfaktoren

Musik ist nicht gleich Musik: Je nachdem, ob wir tanzen, singen, ein Instrument spielen oder eine Geschichte szenisch und klanglich darstellen, sind andere Fähigkeiten und Verarbeitungsleistungen notwendig. Dadurch sind z. B. motorische und auditive Verarbeitungsleistungen in unterschiedlichem Ausmaß involviert. Beim Tanzen werden vorrangig die Beine bewegt, beim Geigespielen die Finger und beim Singen die innere und äußere Kehlkopfmuskulatur. Die akustische

Analyse beim Tanzen bezieht sich vor allem auf den Rhythmus, während beim Singen und Geigespielen zusätzlich sehr stark auf die Intonation und Melodie geachtet werden muss. Zusätzlich erfolgt ein visueller Abgleich der Noten in der Partitur mit dem Klangeindruck und damit eine weitere kognitive Verarbeitung. Daher sollten in Abhängigkeit von Musik und musikalischer Tätigkeit jeweils andere Effekte einer musikalischen Intervention erwartet werden. Wird die Art der eingesetzten Musik und der musikalischen Tätigkeiten nicht genau beschrieben und kontrolliert, dann können Effekte nicht eindeutig belegt werden. Die häufig für Rhythmik und Musiktherapie als Grundprinzip propagierte Verbindung von Musik, Sprache und Bewegung stellt hierbei eine besondere Herausforderung dar.

Typische Entwicklung vs. gestörte oder verzögerte Entwicklung: Von Effekten bei Kindern und Erwachsenen mit einer unauffälligen Entwicklung kann nicht auf vergleichbare Transfereffekte bei Menschen mit Behinderungen oder Entwicklungsstörungen geschlossen werden, da bei ihnen kognitive, motorische und wahrnehmungsbezogene Verarbeitungsprozesse anders ablaufen.

Weitere Einflussfaktoren sind die **Größe der Stichprobe** sowie die **Information zur Intervention und den Studienzielen** gegenüber den Betroffenen und ihren Familien, **die Zusammensetzung der Kontrollgruppe, die randomisierte (zufällige) Zuweisung zu den Gruppen, die Minimierung von Versuchsleitereffekten** sowie **der Einsatz vergleichbarer Diagnostik und Messverfahren (standardisiert, valide, reliabel).** So können Effekte einer musikalischen Förderung oder Intervention nur nachgewiesen werden, wenn die Gruppen in Bezug auf bestimmte Eigenschaften (Alter, Kognition, Entwicklung) vergleichbar sind und wenn sich die Förderung zwischen den Gruppen nur im Faktor Musik (mit vs. ohne) unterscheidet. Die Zuweisung zu den Gruppen muss zufällig erfolgen. Des Weiteren sollte den Studien im Idealfall ein doppelt geblindetes Studiendesign zugrunde liegen. Dabei werden die Therapie und die Diagnostik nicht von der gleichen Person durchgeführt und beide Fachleute wissen nicht, welche Personen zur Untersuchungsgruppe und welche zu Kontrollgruppe gehören. Die in den Studien verwendeten Diagnostik- oder Messverfahren sollten standardisiert, valide und reliabel sein, damit eine zweifelsfreie Beurteilung der ausgewählten Fähigkeitsbereiche möglich ist.

Was unterscheidet den musikalischen Laien vom Profimusiker?

In musikpsychologischen Studien werden häufig Verarbeitungsleistungen von musikalischen Laien mit denen von Profimusikern verglichen. Diese Personengruppen unterscheiden sich sehr deutlich in der Kontaktzeit zur Musik. Damit können funktionelle und hirnorganische Unterschiede zwischen diesen Gruppen auf die Beschäftigung mit Musik zurückgeführt werden (Münte et al. 2002; Schlaug 2015). Daraus eine direkte Konsequenz für musiktherapeutische Intervention abzuleiten, ist jedoch nicht ohne Weiteres möglich. Wenn ein Mensch seit seinem fünften Lebensjahr ein Instrument spielt und in den ersten Jahren fünf Stunden pro Woche und ab dem Musikstudium vier Stunden am Tag Musik macht, dann hat er mit 30 Jahren über 20.000 Stunden an seinem Instrument verbracht. In dieser Zeit hat er nicht nur gespielt (Motorik), sondern gleichzeitig gehört (auditive Wahrnehmung) und visuell auf dem Notenblatt die Musik verfolgt (Lesen). Diese Leistungen (und es sind noch mehr als Motorik, auditive und visuelle Wahrnehmung eingebunden) hat er immer gemeinsam analysiert und integriert verarbeitet. Auch musste er sich dabei konzentrieren und aufmerksam sein sowie Motivation und Durchhaltevermögen zeigen. Zusätzlich verbindet der Profimusiker unzählige Erinnerungen (Auftritte, Lieblingsstücke, musiktheoretisches und musikgeschichtliches Wissen) sowie Emotionen mit der Musik. Es wird also deutlich, dass nicht nur die Kontaktzeit mit der Musik das Unterscheidungsmerkmal zwischen musikalischen Laien und Profis ist. Folglich sind von einer Intervention im Umfang von 20–30 Sitzungen keine Wunder zu erwarten.

1.1.2 Transfereffekte und Wirkungen: Hirnanatomische und funktionelle Befunde

Wie in Kapitel 1.1.1 beschrieben, verlangt die Beschäftigung mit Musik die integrierte Verarbeitung von motorischen, sensorischen und kognitiven Prozessen (Schlaug 2015). Als Folge von musikalischen Trainings- und Lernprozessen zeigen sich im Vergleich von Profimusikern und musikalischen Laien sowohl hirnanatomische als auch funktionelle Unterschiede (Gaser/Schlaug 2003; Jentschke/Koelsch 2006; Münte et al. 2002). So konnten Gaser/Schlaug (2003) bei Musikern eine Vergrößerung der für die motorische und auditorische Verarbeitung zuständigen Gehirnareale nachweisen. Ebenso waren Areale vergrößert, die der Integration von Informationen aus verschiedenen Sinnesbereichen dienen (z. B. Areale für visuell-räumliche Verarbeitung).

In der Studie von Sluming et al. (2002) fanden sich bei männlichen Orchestermusikern im Vergleich zu männlichen Nichtmusikern anatomische Unterschiede im Broca-Areal. Weitere Studien belegen unterschiedliche neuronale Aktivierungsmuster zwischen diesen Gruppen, zum Beispiel für die Rhythmusverarbeitung (Herdener et al. 2014), die Tonhöhenverarbeitung (Habibi et al. 2013) sowie für das Arbeitsgedächtnis für Töne und Sprache (Schulze et al. 2011). Diese geänderten vernetzten Aktivierungsmuster scheinen sich durch ein gezieltes Training auch bei Laien bereits nach wenigen Wochen etablieren zu lassen. Bangert und Altenmüller (2003) trainierten erwachsene musikalische Laien am Klavier. Als Trainingseffekt zeigte sich infolge der Sitzungen eine stärkere Aktivierung und Vernetzung von Arealen, die der Integration auditorischer und motorischer Informationen dienen. Diese Aktivierungen waren bereits nach fünf Wochen Training stabil und konnten auch nach einigen Wochen Ruhephase nachgewiesen werden. Bereits wenige Minuten Klaviertraining reichen demzufolge aus, um ähnliche funktionelle Kopplungen (Kohärenz) beteiligter Hirnareale zu erzeugen (Bangert et al. 2001). Bei Schulkindern zeigen sich die Aktivierungsmuster in Abhängigkeit von der Art des musikalischen Lernens bzw. Trainings: Eine Gruppe von Kindern mit traditionellem, verbalem Musikunterricht wies eine Mehraktivierung linkshemisphärischer Stirnhirn- und Schläfenregionen auf. Bei der Gruppe mit Schwerpunkt Improvisation zeigte sich eine Mehraktivierung des rechtsseitigen Stirnhirns und beidseitiger Scheitelregionen (Altenmüller et al. 2000; Gruhn 2005). In der linken Hemisphäre wird eine strukturell-analytische Verarbeitung von Musik geleistet (Altenmüller 2002) (vergleichbar zur Sprachstrukturverarbeitung: Grammatik / Syntax) und durch den traditionell verbalen Musikunterricht gefördert, währenddessen in der rechten Hemisphäre Musik ganzheitlich verarbeitet wird (Altenmüller 2002), was durch den Schwerpunkt Improvisation besonders angesprochen wurde.

1.1.3 Transfereffekte und Wirkungen: Emotion

> *„Music cannot communicate human emotions directly in a semantic system, unless it is connected to emotional experiences, through associative learning following the principles of classical conditioning" (Thaut / Wheeler 2011, 837).*

Wahrnehmungen und Wirkungen von Emotionen in der Musik werden von der aktuellen Stimmungslage, den Persönlichkeitsmerkmalen und Vorlieben des Hörenden ebenso beeinflusst wie von der Art der Aktivität beim Musikhören / Musizieren, den unterschiedlichen Anforderungen der Musik (z. B. Komplexität), individuell-lebenszeitlichen sowie historisch-kulturellen Schwankungen (Hunter / Schellenberg 2010). Das Hören von angenehmer und unangenehmer Musik aktiviert über das limbische System spezifische Areale im Gehirn, die in Abhängigkeit von der Konstitution sowie von Erfahrungen, Prägungen und Lernprozessen zur Verstärkung / Belohnung oder Hemmungen sowie zu körperlichen Reaktionen (z. B. Herzschlagrate, „Gänsehaut", Muskeltonus, Erregung, Beruhigung) und Gefühlsregungen (z. B. Angst, Trauer, Freude) führen (Hunter / Schellenberg 2010; Juslin / Västfjäll 2008; Peretz 2011). Da Emotionen einen starken Einfluss auf kognitive Leistungen und Lernprozesse haben, sind die im Kapitel 1.1.4 geschilderten Transfereffekte im kognitiven Bereich immer auch durch die mit dem Musikhören verbundenen Emotionen erklärbar (Jäncke 2009; Kreuz 2008). Bestimmte Reizreaktionen (z.B. Erschrecken, Zucken bei lauter Musik) scheinen biologisch vorbereitet zu sein und sind daher elementare Reaktionen. Der größte Teil der Reaktionen, auch das Empfinden von Konsonanz und Dissonanz, scheint dagegen eher auf Erfahrungen und Lernprozessen zu beruhen. Altenmüller et al. vermuten aufgrund von Befunden einer EEG-Studie, dass als angenehm empfundene Musik (positiv valent) eher linkshemisphärisch und als unangenehm empfundene Musik (negativ valent) eher rechtshemisphärisch verarbeitet wird (Altenmüller et al. 2002; Peretz 2011).

Die Zusammenhänge, Wirkungen und Transfereffekte zwischen Musik und Emotion sind eine der Grundlagen musiktherapeutischen Arbeitens (Thaut/Wheeler 2011). So wird die musikalische Affektebene, die in Kompositionen durch ein unterschiedliches Maß an Spannung (tension) und Energie (energy) gekennzeichnet ist (resultierend aus Harmonie, Klangfarbe, Rhythmus, Tempo, Melodie, Lautstärke, Taktart etc.) mit der persönlichen Interpretationsebene zusammengebracht (Zentner/Eerola 2011). Juslin et al. (2008) konnten die Interpretationsaspekte (Merkmale) von Emotionen in der Musik dem Affektmodell von Russell (1980) zuordnen, das durch die Ausprägung von Valenz (positiv/negativ) und dem Grad an körperlicher Aktivierung (z.B. Trauer ist nach innen gekehrt, Wut richtet sich nach außen) gekennzeichnet ist (Abb. 1, Posner et al. 2005). Für weitere Informationen zu Emotionsreaktionen und dem Chill-Erleben musikalischer Affekte siehe Kapitel 1.5.9.

Eine Aufstellung von musikalischen Parametern und dazugehörigen Emotionen findet sich im Abschnitt zu musiktherapeutischen Bausteinen (Kap 3).

1.1.4 Transfereffekte und Wirkungen: Kognition

Viele populäre Studien zu Wirkungen von Musik auf die Intelligenz, z.B. durch verstärkten Musikunterricht oder durch den „Mozarteffekt“, also das Hören von Klaviersonaten W.A. Mozarts, haben die Öffentlichkeit erreicht und werden politisch genutzt, um den Nutzen künstlerischer Fächer zu untermauern. Ihre Schlussfolgerungen sind bei genauer Analyse und objektiver Betrachtung der Ergebnisse jedoch nicht haltbar (Bruhn 2001; Chabris 1999; Spychiger 2001). Es zeigen sich Probleme der Validität, Präsentation und Interpretation, welche eine Verallgemeinerung der Resultate nicht zulassen. Im Falle des „Mozarteffektes“ konnte gezeigt werden, dass die kurzfristig verbesserten Intelligenzleistungen nicht auf Mozart beruhen, sondern darauf, dass das Hören jeglicher (Lieblings-)

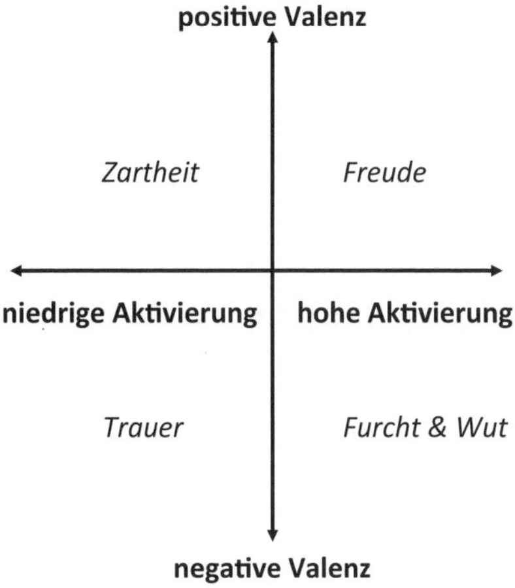

Abb. 1: Musikalische Interpretationsmerkmale zum Ausdruck verschiedener Emotionen (modifiziert nach Kreuz 2008, 560)

Musik zu einer positiven Stimmung und neuronalen Aktivierung führt, die sich positiv auf die kognitiven Leistungen auswirken kann. Eine solche Aktivierung kann aber auch ohne Musik, z. B. durch Lob und Zuwendung, erreicht werden (Altenmüller 2006; Jäncke 2009; Schumacher 2006).

Auch wenn es, wie oben beschrieben, den Mozarteffekt nicht gibt, zeigten sich in einigen Studien infolge einer intensiven Beschäftigung mit Musik bessere kognitive Verarbeitungsleistungen. Zum einen ist hier die bessere vernetzte, multimodale neuronale Verarbeitung zu nennen. So sind beim Hören von Musik größere Hirnregionen vernetzt aktiv: Die motorischen Areale für die Finger sind bei einem Pianisten, der Klaviermusik hört, ebenso aktiviert, wie Regionen, die für Emotion, Interpretation oder den Abruf musikhistorischen Wissens zuständig sind. Möglicherweise sind auch Erinnerungen mit dem Ort verknüpft, an dem der Pianist das Stück das erste Mal gehört, gespielt oder konzertant vorgetragen hat. Es zeigen sich des Weiteren sowohl bei Erwachsenen als auch bei Kindern bessere Leistungen des Arbeitsgedächtnisses, z. B. das Erinnern und Wiederholen von Wortfolgen (Ho et al. 2003; Chan et al. 1998). Schellenberg (2004) konnte darüber hinaus zeigen, dass sich bei Kindern, die über 36 Wochen hinweg an einer musikalischen Förderung teilnahmen, ein höherer IQ zeigte. Dieser war in der Gesangsgruppe wiederum höher als in der Klaviergruppe. Die Generalisierbarkeit der Studie ist aufgrund von Problemen mit der Kontrollgruppe jedoch eingeschränkt (Jaschke et al. 2013).

Weitere Transferbefunde gibt es im Bereich des Mathematiklernens. Doch auch hier sind die Ergebnisse uneinheitlich. So fanden die Gruppen um Rickard und Courey bei Schulkindern positive Transfereffekte auf mathematische Fähigkeiten (Courey et al. 2012; Rickard et al. 2012). Im Gegensatz dazu zeigten sich in der Langzeitstudie von Costa-Giomi (2004) nach drei Jahren Klavierunterricht bei Kindern zwischen acht und zwölf Jahren sogar negative Effekte auf die Mathematikleistungen. Es finden sich aber auch Transfereffekte / Korrelationen zwischen Verarbeitungsgeschwindigkeiten und musikalischen Fähigkeiten bei Kindern (Gruhn et al. 2003).

1.1.5 Transfereffekte und Wirkungen: Sprachverarbeitung

Transfereffekte von Musik auf den sprachlichen Bereich zeigen sich im Bereich des Arbeitsgedächtnisses, der Grammatik, der Prosodie, der phonologischen Bewusstheit sowie der schriftsprachlichen Fähigkeiten. Wie bereits in der Darstellung zur Kognition erwähnt zeigen sich in Folge der Beschäftigung mit Musik sowohl bei Erwachsenen als auch bei Kindern bessere sprachliche Arbeitsgedächtnisleistungen (Ho et al. 2003; Chan et al. 1998). Des Weiteren reagiert das Gehirn von Profimusikern und Kindern mit musikalischem Training bei einer sprachlichen Syntaxverletzung (grammatisch falscher Satz) mit einer stärkeren Negativierung der Hirnströme (Jentschke / Koelsch 2009; Koelsch et al. 2002b). Weitere positive Einflüsse der Beschäftigung mit Musik konnten bei der Prosodieverarbeitung (Konturverläufe, Erkennen von Emotionen) nachgewiesen werden (Moreno et al. 2009; Thompson et al. 2004) sowie beim Erkennen von Phrasengrenzen in Sprache und Musik (Magne et al. 2006; Schön et al. 2004).

In einem engen Zusammenhang stehen Fähigkeiten zur phonologischen Bewusstheit und schriftsprachliche Fähigkeiten (Steinbrink / Lachmann 2014). Für beide konnten Zusammenhänge mit Musik aufgezeigt werden. In Folge eines Musikprogramms verbesserte sich die phonologische Bewusstheit bei Kindern, ebenso konnten Zusammenhänge mit Lesefähigkeiten aufzeigt werden (Degé / Schwarzer 2011; Gromko 2005; Tsang / Conrad 2011). Über die Transfereffekte im Bereich der Rehabilitation von Klienten mit Aphasie (Melodic Intonation Therapy — MIT) (Norton et al. 2009; Schlaug 2015) wird im zweiten Teil des Buches berichtet.

Die Verbesserung im sprachlichen Bereich scheint aber von der Art der musikalischen Förderung abhängig zu sein. So fanden Thompson et al. (2004) bei sechsjährigen Kindern nach einem Jahr Training die Fähigkeit zur Einschätzung der Emotion eines Satzes (fröhlich, traurig etc.) nur bei Kindern mit Instrumental- oder Schauspielunterricht verbessert, nicht aber bei jenen, die Gesangsunterricht erhalten hatten.

Shahin (2011) vermutet, dass die Transfereffekte darauf beruhen, das bei der Beschäftigung mit Musik die gleichen Hirnstrukturen und hierarchischen Netzwerke, die auch der auditiven Verarbeitung Sprache zugrunde liegen, aktiv sind. Ähnlich argumentieren Wan / Schlaug (2010) in Bezug auf die Neuroplastizität.

Durch ein langjähriges musikalisches Training zeigt sich eine crossmodale Plastizität von Hirnregionen, die für die integrierte Verarbeitung zuständig sind. Dadurch kommt es auch zu besseren Leistungen in außermusikalischen Bereichen.

1.2 Musiktherapie

> *„Musiktherapie ist die gezielte Verwendung des Mediums Musik oder seiner Elemente zu therapeutischen Zwecken. Sie ist immer in eine bewusst gestaltete therapeutische Beziehung eingebunden und verwendet sprachliche und nichtsprachliche Kommunikation sowie psychologische Mittel und Techniken" (Oberegelsbach 2012, 18).*

Musik spricht uns nicht nur über die auditive Wahrnehmung an, sondern sie beeinflusst unsere physischen, psychischen und emotionalen Zustände. Ebenfalls sind mit dem Hören von Musik und dem eigenen Musizieren Erinnerungen an und Erfahrungen mit Personen, Situationen und Orten verbunden. Dadurch werden Menschen über unterschiedliche Kanäle angesprochen und berührt. Der Umgang mit Musik ist demzufolge ein zentrales Wahrnehmungs-, Begegnungs-, Erlebnis- und Gestaltungsfeld, in dem Veränderung, Reifung und Wachstum ermöglicht werden sollen (Kasseler Konferenz musiktherapeutischer Vereinigungen in Deutschland 2004: Spezifische Merkmale).

Die Zugänge zum therapeutischen Einsatz von Musik sind sehr vielfältig (Abb. 2). So gibt es in der Musiktherapie tiefenpsychologische, verhaltenstherapeutisch-lerntheoretische, systemische, anthroposophische und ganzheitlich-humanistische Ansätze mit unterschiedlichen Bezügen zu Menschenbild, Medizin, Psychologie, Philosophie und Humanismus, aus denen unterschiedliche Vorgehensweisen und Methoden erwachsen (Bruhn 2000; Decker-Voigt 2001a).

Daher gibt es innerhalb der musiktherapeutischen Berufsgruppen intensive Diskussionen zum Selbstverständnis (Bruhn 2000; Decker-Voigt 2001b; Decker-Voigt et al. 2012; Kraus 2002). In den meisten Richtungen wird Musik

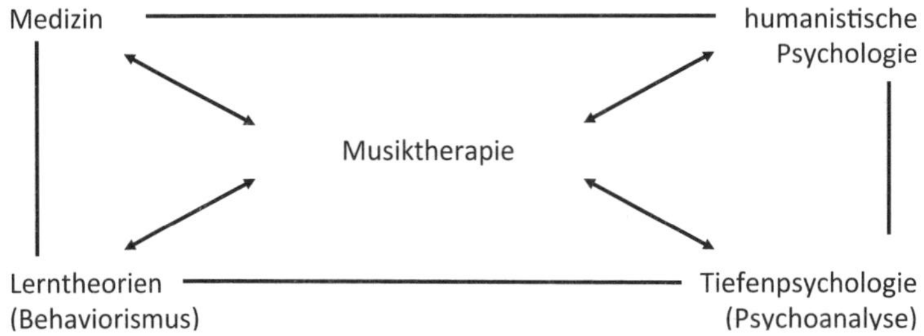

Abb. 2: Hintergründe von Musiktherapie-Richtungen (Decker-Voigt 2001a, 20)

als Psychotherapie in der Abgrenzung zu pharmakologischer und physikalischer Therapie verstanden. Dafür werden psychotherapeutische Techniken auf die musiktherapeutische Praxis übertragen und die meisten Musiktherapieschulen (tiefenpsychologisch orientierte, psychoanalytische, morphologische, gestalttherapeutische) arbeiten dafür nach der Freudschen Grundformel: *erinnern – wiederholen – durcharbeiten*. Musiktherapie wird in diesem Verständnis überall dort eingesetzt, „wo psychotherapeutische Behandlung bzw. psychohygienische Begleitung krankheits-, behinderungs-, störungs- oder krisenbedingter seelisch-geistiger Zustände und Prozesse am wirkungsvollsten unter dem Einbezug des Mediums Musik geschehen kann" (Timmermann/Oberegelsbacher 2012, 21). Es gibt aber ebenso den Einsatz von Musik und Musiktherapie als entwicklungs- und persönlichkeitsfördernde Methode (z. B. in Heil- und Sonderpädagogik und in der Neurorehabilitation) sowie Psycho- und Kunsttherapien, die Musik vorübergehend und fallbezogen einbeziehen und Maßnahmen, die der MusikMedizin zuzuordnen sind (Bruhn 2000).

Des Weiteren sind die Einsatzbereiche und Tätigkeitsfelder von Musiktherapeuten sehr unterschiedlich. So sind sie im kurativen, rehabilitativen und präventiven Bereich tätig und arbeiten institutionell eingebunden oder selbständig in Einrichtungen des Gesundheits-, Sozial-, Bildungs- und Beratungswesens. Die Arbeitsweise kann übungszentriert/funktional, erlebniszentriert/kreativ oder konfliktzentriert-aufdeckend sein. Die Musiktherapie findet in Einzel- und Gruppentherapien statt, ggf. auch unter Einbezug des sozialen Umfeldes (Kasseler Konferenz musiktherapeutischer Vereinigungen in Deutschland 2004: Berufsbild).

In einer groben Einteilung kann Musiktherapie in *rezeptive Musiktherapie* (therapeutisches Arbeiten mit dem vorbereiteten Hören gezielt herausgesuchter Musik) und in *aktive Musiktherapie* (therapeutisches Arbeiten durch gemeinsames Spielen von Instrumenten und/oder Einsatz der Stimme) unterschieden werden. Durch den gezielten Einsatz der Musik sollen bei den Klienten neue Erfahrungs- und Verhaltensweisen/-möglichkeiten durch Probehandeln aufgebaut werden, die dann in das Alltagshandeln der Personen übertragen werden können. Als Hauptziele von Musiktherapie benennt Oberegelsbacher (2012, 19):

- Anbahnung von Kommunikation und Beziehung
- Öffnung von psychovegetativen Kommunikationskanälen
- Offenlegung und Veränderung sozialer Interaktionsmuster
- Nachreifung krankheitswertiger früher Defizite
- Probehandeln im Dienste von Problemlösung

Vor allem das Verständnis des therapeutischen Einsatzes von Musik im heil- und sonderpädagogischen Kontext führt zu einigen Problemen für die Definition und das Verständnis von Musiktherapie als psychotherapeutische Maßnahme. So wurden verschiedene Begriffe und Richtungen im Spannungsfeld von Heil-, Sonder- und Musikpädagogik postuliert, z. B. heilpädagogische Musiktherapie (Goll 1993), pädagogische Musiktherapie (Günther 1992; Kemmelmeyer/Probst 1981), Musiksonderpädagogik (Lumer-Henneböle 1993), musiktherapeutische Methoden in der Pädagogik (Hortien 2005) und Musiktherapie in schulischen Praxisfeldern (Huser-Schwarz et al. 2014).

Für Tischler (Tischler 1983; Tischler/Moroder-Tischler 1998) sind die Unterschiede zwischen Musikpädagogik, Musik in der Sonderpädagogik und Musiktherapie in der Zielgerichtetheit des Einsatzes von Musik auf eine Störungsspezifik hin zu sehen. Bereits in der Musikpädagogik werden psychoprophylaktische, psychohygienische und gesundheitsrelevante Ziele verfolgt, z. B. im Gruppenmusizieren, beim gemeinsamen Singen oder durch stimmbildnerische Übungen. Je stärker der Einsatz von Musik auf spezifische Förder- und Therapieziele bei einer Störung bezogen wird, desto stärker verändern sich die musikpädagogischen und musiktherapeutischen Anteile (Abb. 3). In diesem Sinne ist Musiktherapie nicht in einer Abgrenzung zur Pädagogik zu verstehen, sondern über die Zielorientierung der therapeutischen Intervention, also nach dem Zentrum des therapeutischen Arbeitsschwerpunktes (Bruhn 2000, 4).

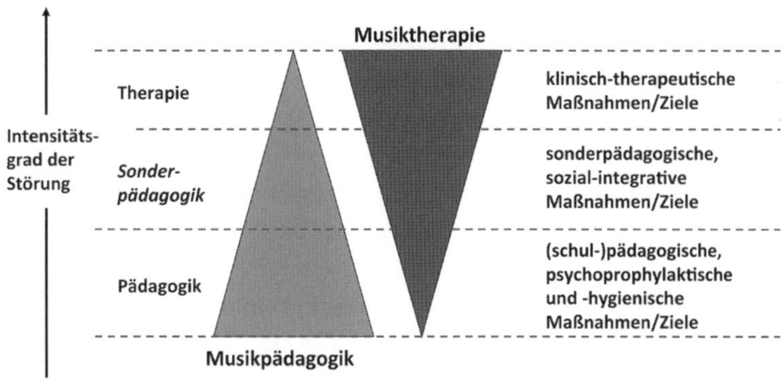

Abb. 3: Musik im Schnittfeld von Pädagogik, Sonderpädagogik und Therapie (Tischler 1983, 93)

1.2.1 Formen des Einsatzes von Musik mit zunehmender Einflussnahme des Therapeuten

Wurde eben die Berücksichtigung des Störungsbildes als wesentliche Grundlage von Musiktherapie herausgearbeitet, so ist die Einflussnahme des Therapeuten auf die Art der Musik und den Austausch mit dem Klienten ein weiteres Unterscheidungsmerkmal bei musikalischen Interventionen im medizinisch-therapeutischen Kontext. Der rezeptiven und aktiven Musiktherapie, bei der es zu einem intensiven musikalischen und verbalen Austausch zwischen dem Musiktherapeuten und dem Klienten kommt, stehen sich mit der MusikMedizin und der funktionellen Musik zwei Ansätze gegenüber, bei denen ein direkter reflexiver Austausch über und durch die Musik nicht in gleichem Maße vorgesehen ist.

MusikMedizin

MusikMedizin ist der funktional-therapeutische Einsatz von Musik in der Schulmedizin (präventiv, therapeutisch, rehabilitativ) ohne einen Austausch über die Musik zwischen Patient/Klient und Arzt/Therapeut. Durch das Hören von Musik können in Anästhesie und Schmerztherapie (z.B. durch das Abspielen von Musik im Aufwachraum oder im OP) Narkose- und Schmerzmittel reduziert und Angstzustände verringert werden. In der Rehabilitation nach Schlaganfällen kann Musik den Klienten aktivieren und seinen Antrieb fördern. Dadurch machen z.B. physiotherapeutische Übungen mehr Spaß oder haben ein höheres Anregungspotential. Auch in der Geburtshilfe (im Kreißsaal) wird Musik im Sinne der MusikMedizin eingesetzt um die Atmosphäre zu verbessern oder die werdende Mutter zu entspannen.

Wirkungen des Hörens von Musik in der Medizin:
(Spintge 2001; Trappe/Breker 2014)

- angst- und schmerzlindernde sowie muskelentspannende Wirkung
- Senkung des Stresshormonspiegels/Sauerstoffverbrauchs
- Harmonisierung des Atemrhythmus
- Regulierung von Stoffwechsel, Herzfrequenz und Blutdruck
- Reduzierung von Schmerzempfindungen und Angst
- Aktivierung, Antriebsförderung

Funktionelle Musik

Funktionelle Musik ist keine selbständige Therapie, sondern der gezielte Einsatz von Musik zur Unterstützung oder Ergänzung von verbalen und physikalischen Therapien (Nöcker-Ribaupierre 2002). Die Musik wird durch den Therapeuten/Arzt zielgerichtet ausgewählt, eventuell auch in Absprache mit dem Klienten. Es erfolgt allerdings kein reflexiver Umgang oder eine gemeinsame Auswertung mit dem Klienten. Zum Beispiel kann man Meditationsmusik hören, Entspannungsübungen mit Musik durchführen oder Gruppenerfahrungen durch gemeinsames Trommeln, Singen oder Tanzen ermöglichen. Anwendung findet diese Form häufig in der Psychosomatik, der Rehabilitation (z. B. bei Herz-Kreislauf-Patienten), der Langzeitpsychiatrie, der Geriatrie sowie bei Stimm- und Sprachstörungen (Rhythmustherapien), bei aggressiven und hyperaktiven Jugendlichen (Trommeltherapien) und in der heilpädagogischen Betreuung geistig behinderter Menschen. Während des gemeinsamen Umgangs mit Musik können Gefühle, Wünsche, Ängste, Sorgen etc. des Klienten zu Tage treten, die in der Folge in Gesprächen oder weiteren Musiksessions aufgearbeitet werden müssen. In diesem Fall würde es zu einem Wechsel von funktionaler Musik hin zu Musiktherapie kommen, in diesem Fall dann muss der Therapeut über entsprechende Qualifikationen verfügen.

Rezeptive Musiktherapie

Bei der rezeptiven Musiktherapie geht es um das Hören von Musik und die Aufnahme von Schwingungen und Emotionen. Auf der Grundlage gesprächspsychotherapeutisch orientierter Verfahren arbeitet der Therapeut meist problemzentriert und versucht, die emotionale Befindlichkeit des Klienten zu erkunden und innere/verborgene Konflikte herauszuarbeiten (Nöcker-Ribaupierre 2002; Timmermann 2012c). Die Musik wird durch den Therapeuten gezielt ausgewählt, um physische und/oder psychische Prozesse in Gang zu setzen. Sie wird von ihm gesungen, gespielt oder abgespielt. Man geht davon aus, dass anhand dieses Settings subjektiv bedeutsame Erinnerungen und Assoziationen wachgerufen werden können. Es folgt ein Gespräch über die Gefühlszustände und Wirkungen. Anwendung findet die rezeptive Musiktherapie beispielsweise bei Herz-, Kreislauf- oder Magenbeschwerden ohne organische Ursache (Psychosomatik), in der Suchttherapie, bei Wachkomapatienten und in der Sterbebegleitung (Frohne-Hagemann 2004, 2009; Timmermann 2002).

BEISPIELE FÜR REZEPTIVE MUSIKTHERAPIE

Regulative Musiktherapie (Schwabe), Guided Imagery and Music (Bony), Musiktherapeutische Tiefenentspannung (Decker-Voigt)

Aktive Musiktherapie

Unter dem Sammelbegriff aktive Musiktherapie werden alle Arten der Musiktherapie verstanden, bei denen der Klient aktiv am Instrument oder mit der eigenen Stimme beteiligt ist (Eschen 2009). Dies geschieht vorrangig durch gemeinsames Improvisieren (frei, strukturiert; Kap 3.2.10) mit dem Musiktherapeuten. In der gemeinsamen Interaktion mit verschiedenen Instrumenten und / oder körpereigenen Instrumenten sowie der Stimme, werden Gefühle und Gedanken auf nonverbaler Ebene vermittelt, erlebt und für das eigene Selbst neu entdeckt. Der Therapeut bekommt über die Improvisation und die Analyse des Klientenverhaltens einen Zugang zu den Bedürfnissen, Ressourcen und Problematiken des Klienten. Wesentlich ist auch hier, dass nach Möglichkeit im Anschluss über das Erlebte gesprochen wird (Timmermann 2002, 2012b).

BEISPIELE FÜR AKTIVE MUSIKTHERAPIE

Orff-Musiktherapie (Orff), Anthroposophische Musiktherapie (Steiner), Schöpferische Musiktherapie nach Nordoff/Robbins (Komponist/Pianist Nordoff & Sonderpädagoge Robbins), Psychoanalytische Musiktherapie (M. Priestley), Morphologische Musiktherapie (Grootaers, Tüpker, Weber, Weymann)

1.2.2 Integrative Orientierung in der Musiktherapie

Die bisher vorgestellte Einteilung von Musiktherapie wird dem tatsächlichen Handeln der Musiktherapeuten nicht gerecht. Die Unterscheidung der Musiktherapie in rezeptiv / aktiv oder in spezifische Musiktherapieschulen oder die ausschließliche Verwendung einer bestimmten Art von Musik oder bestimmter Instrumente ist wenig zielführend, da in der tatsächlichen Arbeit mono-methodische Herangehensweisen den Bedürfnissen der betroffenen Personen in der Regel nicht gerecht werden (Frohne-Hagemann 2001; Müller / Petzold 1997). Zusätzlich besteht die Gefahr, dass ein einseitig vertretenes und zugrunde gelegtes Menschenbild oder Therapieverständnis zu Fehlinterpretationen bezüglich der Symptomatik führt. Dies verlangt auch einen kritisch-reflexiven Umgang mit den eigenen musikalischen Präferenzen und möglichen Grenzen (persönlich, methodisch, theoretisch).

Demzufolge wird für die Musiktherapie zunehmend ein mehrperspektivisches theoretisches und praktisches Vorgehen gefordert. Dabei sollten die Bedürfnisse und Indikationen des Klienten schulenübergreifend und theorieübergeifend analysiert und in interdisziplinärer Kooperation besprochen werden. In der Auseinandersetzung mit unterschiedlichen Interpretationsfolien für die Pathogenese spezifischer Krankheitsbilder können dann die Therapieziele und Methoden festgelegt werden. Auch für die Sprachtherapie werden solche interdisziplinären Herangehensweisen gefordert (Sallat/Siegmüller 2016), die beispielsweise durch den Fokus der Musiktherapie eine Erweiterung finden können.

Vorschläge für eine integrative Orientierung wurden von Petzold (1993) gemacht und von Frohne-Hagemann (2001) ergänzt. Sie ordnen die Grundorientierungen musiktherapeutischer Verfahren und Methoden in:

- **Tiefenpsychologisch-fundierte Therapien:** Analytische Musiktherapie, Morphologische Musiktherapie, Integrative Musiktherapie, Guided Imagery and Music (GIM), Regulative Musiktherapie, Aktive Gruppenmusiktherapie nach Schwabe, Sozialmusiktherapie nach Schwabe
- **Verhaltenstheoretisch fundierte (behaviorale) Therapieformen:** Nordoff/Robbins-Musiktherapie, Regulative Musiktherapie, Sozialmusiktherapie, Aktive Gruppenmusiktherapie, Entwicklungsorientierte Musiktherapie nach Orff, MusikMedizinische Therapie
- **Phänomenologisch-hermeneutisch fundierte Therapieverfahren:** Integrative und konzentrative Bewegungstherapie, Integrative Musiktherapie, Gestalt-Musiktherapie, Morphologische Musiktherapie, Regulative Musiktherapie, GIM, Aktive Gruppenmusiktherapie, Sozialmusiktherapie, Nordoff/Robbins-Musiktherapie
- **Systemisch fundierte Therapien:** Systemische Musiktherapie, Integrative Musiktherapie, Aktive Gruppenmusiktherapie, Sozialmusiktherapie
- **Integrative, Mehr-Ebenen-Konzepte:** Integrative Musiktherapie, Analytische Musiktherapie, Sozialmusiktherapie
- **Klinisch-entwicklungspsychologische Konzepte:** Integrative Musiktherapie, Beziehungs- und entwicklungsorientierte Musiktherapie, Entwicklungsorientierte Musiktherapie nach Orff
- **(Heil-)pädagogische Konzepte:** Entwicklungsorientierte Musiktherapie nach Orff, Sozialmusiktherapie
- **Künstlerische Konzepte:** Nordoff/Robbins-Musiktherapie, Musiktherapie nach Hegi, Anthroposophische Musiktherapie
- **Spirituelle und/oder esoterische Konzepte:** Anthroposophische Musiktherapie, Altorientalische Musiktherapie

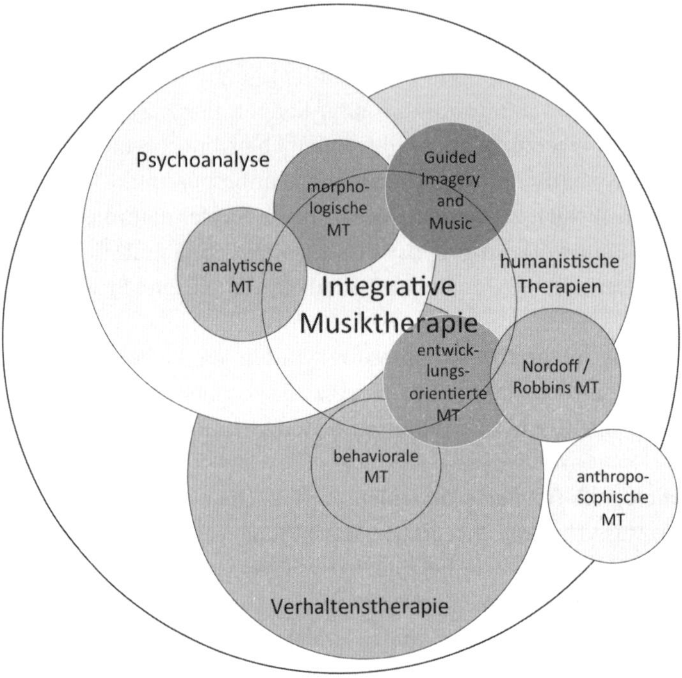

Abb. 4: Musiktherapien vor dem Hintergrund von Methoden, Verfahren und Grundorientierungen (Frohne-Hagemann 2001, 173)

Unter diesen Grundorientierungen finden sich Verfahren und Methoden mit gemeinsamen Leitkonzepten oder vergleichbaren Handlungsheuristiken. In dieses Raster lassen sich aber ebenso die nichtmusikalischen Psychotherapien einordnen. Damit werden Überschneidungsbereiche und Anknüpfungspunkte deutlich. Einige der musiktherapeutischen Verfahren sind mehrfach zuordenbar.

In der Abbildung 4 sind beispielhaft die Überschneidungen bei unterschiedlichen musiktherapeutischen Sichtweisen und Methoden in den Orientierungen Psychoanalyse, Verhaltenstherapie und humanistische Therapie grafisch dargestellt.

1.2.3 Musiktherapeutische Grundlagen

Musiktherapeutische Improvisation

> *„Die Improvisation als ein zentraler Bestandteil aktiver Musiktherapie-Formen stellt einen symbolischen Raum dar, der die Handlungs- und Ausdruckstendenzen, Affekte, Interaktionsmodi auf eine andere Weise als das System der Sprache aufnehmen kann" (Weymann 2001, 81).*

Bezugnehmend auf psychoanalytische Vorgehensweisen spricht man in diesem Zusammenhang von einem musikalischen Handlungsdialog (Jochims 2005a). Die Methode der Improvisation hat ihren Ursprung im anthroposophischen Musizieren und in der Musikpädagogik. Man unterscheidet zwischen freier und strukturierter Improvisation. Die biologischen, psychischen und sozialen Krisen und Probleme einer Person drücken sich in ihrer musikalischen Äußerung in der Improvisation aus (z. B. Wahl der Instrumente, gespielter Rhythmus, Metrum, gespielte Melodien, Lautstärke, Länge, Akzentuierung etc.). Ein geschulter Musiktherapeut versucht, diese Hinweise zu erkennen und sie durch die Variation von Freiheit und Struktur sowie von Reaktion und Interaktion (Partner, Gruppenspiel) musikalisch sowie durch Mimik, Gestik und Körperkommunikation aktiv zu bearbeiten. Wichtig ist aber ebenso die ergänzende Bearbeitung in Gesprächen.

Strukturierte Improvisation: Vorgabe musikalischer Themen / Melodien / Rhythmen, Rollenspiele, Regeln, Beschränkung der Instrumente
Freie Improvisation: im Hier und Jetzt ohne Vorgaben, freies Spiel

Das Anwendungs- und Wirkungsspektrum von musikalischen Improvisationen ist sehr vielfältig. Je nach therapeutischer Notwendigkeit werden sie berücksichtigt und können einzeln oder gleichzeitig stattfinden, einander ergänzen oder ineinander übergehen.

Der Therapeut verfügt für die Improvisation über unterschiedliche Arbeitstechniken, um auf die musikalischen Äußerungen des Klienten zu reagieren. In der musikalischen Interaktion bekommt er auf diese Weise Einblicke in psychische Vorgänge des Klienten und kann diese im Handlungsdialog bearbeiten (Bruhn 2000, 56 ff.):

- **Imitating:** Der Therapeut versucht, den Gefühlsinhalt der Improvisation nachzuahmen und möglichst genau zu treffen.

- **Synchronising:** Der Therapeut spielt gleichzeitig mit dem Klienten.
- **Incorporation:** Der Therapeut übernimmt ein Spielmotiv des Klienten und entwickelt es weiter.
- **Placing:** Der Therapeut versucht, sich dem Klienten in der Spielart anzupassen (wörtlich: Schritt halten).
- **Reflecting:** Der Therapeut spiegelt dem Klienten wider, wie er dessen Stimmung wahrnimmt.
- **Clarifying:** In der Improvisation vermittelte Informationen werden verbal überprüft.
- **Confronting:** Der Klient wird auf Diskrepanzen zwischen musikalischem Spiel und verbaler Aussage aufmerksam gemacht.
- **Connecting:** Zwischen der Improvisation und realen Lebensereignissen werden verbal Beziehungen hergestellt.
- **Summarising:** Die Erlebnisse einer Therapiesitzung werden rekapituliert.

Eine andere Beschreibung von Vorgehensweisen wählt Hochreutener für die Darstellung der musiktherapeutischen Improvisation mit Kindern (Lutz Hochreutener 2009). Sie beschreibt unterschiedliche Arten des gemeinsamen Spielens und Musizierens und fokussiert daher stärker auf Interaktion und Kommunikation. Im *Für-Spiel* spielt und improvisiert der Musiktherapeut, um eine Atmosphäre zu erzeugen, in der sich das Kind mit seinen Befindlichkeiten wiederfindet. Im *Vor-Spiel* spielt ebenfalls nur der Therapeut für das Kind, allerdings versucht er, mit der Musik die Befindlichkeiten (Unsicherheiten, Ängste, Blockierungen, mangelnde Imitations- und Interaktionsbereitschaft) des Kindes zu beeinflussen und zu verändern. Das Vor-Spiel soll motivieren und Handlungsimpulse geben. Im *Einzel- oder Solospiel* improvisiert das Kind allein und der Therapeut hört zu. Das Kind soll auf diese Wiese sich selbst als Person und Akteur erfahren (ich werde gehört, angehört, erhört/ich kann mich hörbar und sichtbar machen/ich existiere/ich kann mit dem Instrument eine schützende Hülle um mich errichten). Es gibt Kinder, die vor dem Einzel- oder Solospiel Erfahrungen in der Gruppe oder im Zweierspiel gemacht haben müssen, ehe sie sich auf das Einzelspiel einlassen können. Im *Zweierspiel/Partnerspiel* improvisieren der Therapeut und ein Kind oder zwei Kinder gemeinsam. Dabei ist es unerheblich, ob am gleichen Instrument oder mit unterschiedlichen Instrumenten improvisiert wird. Die Befindlichkeiten und der Entwicklungsstand des Kindes und die Qualität der Beziehung zwischen Kind und Therapeut sind zu beachten. In der Improvisation können sich, ausgehend vom nicht aufeinander bezogenen Spiel, über Parallelspiel mit aufeinander bezogenen Rhythmen, Harmonien und Melodien auch dialogische Situationen entwickeln. Durch das Aufgreifen von musikalischen Themen, durch Wiederholung, Erweiterung, Kontrastierung etc. kommt es zu musikalischen Dialogerfahrungen sowie zu einer Arbeit an der Beziehungs- und Reaktionsfähigkeit. Der Therapeut muss in diesen Improvisationssequenzen sorgsam mit seiner musikalischen, emotionalen und dialogischen Überlegenheit und Erfahrung umgehen, damit das Kind sich entsprechend seinen Fähigkeiten ausdrücken, entfalten und entwickeln kann. In *Gruppenspiel/Gruppenimprovisation* spielt der Musiktherapeut mit mehr als einem Kind gemeinsam. Dadurch gibt es ein größeres Erfahrungs- und Experimentierspektrum. Man muss seine Aufmerksamkeit auf noch mehr Akteure richten. Die musikalische Einzeläußerung hat in der Gruppe ein geringeres Gewicht. Auf der anderen Seite ergeben sich komplexere soziale Situationen, in denen sich die Kinder aufeinander beziehen oder sich miteinander auseinandersetzen müssen.

Tab. 1: Überblick Anwendungs- und Wirkungsspektrum der Improvisation (Lutz Hochreutener 2009, 163)

Anwendung	Wirkung
lustvolles, zweckfreies Spiel	Flow-Erfahrung, Raum für Erholung
lustvolles Gestalten	Selbstentdeckung und Selbstentfaltung
Selbstwahrnehmung	sich selbst physisch und psychisch vertieft spüren
Ausdruck	identitätsbildender Prozess
Kommunikation	Erweiterung der kommunikativen Fähigkeiten
Annäherung an ein Thema	Tiefenentspannung
Bearbeitung eines Themas	Integration vergangener, gegenwärtiger und die Zukunft betreffender Inhalte
nachklingen lassen	zur Ruhe kommen, innerliches Gleichgewicht wiederfinden
Übergang	innere Sammlung, Raum für Neues schaffen
Spannungsabfuhr	physische und psychische Entlastung
Ritual	Hervorheben bedeutsamer Ereignisse
Teil anderer Musikspielformen	Auslösen und Unterstützen anderer Musikspiele

Instrumente

Die in der Musiktherapie zu verwendenden Instrumente sind nicht vorgegeben. Allerdings werden in einigen Musiktherapierichtungen spezifische Musikinstrumente verwendet (Altorientalische Musiktherapie, Anthroposophische

Musiktherapie). Altorientalische Musikintstrumente sind bspw. Ney (Bambusflöte), Rebab (Saiteninstrument, das mit einem Bogen gespielt wird), Balaban (asiatische Oboe-Doppelrohrblattinstrument) Mazhar (Rahmentrommel mit Tierhaut bespannt), Ceng (zentralasiatische Harfe) und Oud (Kurzhalslaute, mit elf Saiten). Anthroposophische Musikinstrumente sind bspw. Leier, Chrotta, Psalter, Kupferflöte, Trommeln, Zimbeln und Klangstäbe.

! Da Instrumente unterschiedliche **Materialeigenschaften** und **Klangeigenschaften** haben, ist mit Ihnen auch ein unterschiedliches **Anregungspotential** verbunden. Ein weiterer wichtiger Faktor ist die **Spielbarkeit**.

Von den Instrumenten gehen klangliche, haptische und visuelle Reize/Signale aus. Diese Reize und Signale (Appelle) werden von der individuellen Persönlichkeits-, Krankheits- und Störungssituation sowie psychischen und physischen Merkmalen einer Person beeinflusst (Höhmann 2009). Dadurch sind sie unterschiedlich gut geeignet für das:

- Ausdrücken und Auslösen von Gefühlen
- Ausdrücken und Auslösen von Bedürfnissen
- Ausdrücken und Auslösen von Zuständen
- Ausdrücken und Auslösen von Erinnerungen

Die Musikinstrumente stehen damit im Dienst von *Selbstausdruck*, *Interaktion* und *Kreativität*. Die Wahl eines Instrumentes sagt viel über eine Person aus, zudem ist mit bestimmten Instrumenten auch eine Symbolik verbunden (Decker-Voigt/Weymann 2000). Somit kann das Instrument in der Therapie als Stellvertreter für Eigenschaften oder Teilaspekte der eigenen Persönlichkeit stehen. Auf der anderen Seite kann der Musiktherapeut über die Wahl seines Instrumentes einen Einfluss auf den Klienten und auf die Arbeit in der Musiktherapie nehmen. Musikinstrumente sind auf diese Weise „Werkzeuge" für die sinnlich-symbolische Kommunikation. Als Symbole repräsentieren, artikulieren und formulieren sie Erlebnisse, Zustände und Situationen, die der Klient so noch nicht benennen kann (Decker-Voigt 2009; Mahns 2004).

Einflussgrößen auf Klang und Wahrnehmung von Instrumenten: Zusammensetzung der Obertöne (Klangfarbe), Länge des Klanges, Größe des Resonanzraumes; Material (Fell, Metall, Holz); Art der Klangerzeugung (Schlaginstrument, Tasteninstrument, Zupfinstrument, Blas-instrument); Melodieinstrument vs. Harmonieinstrument; Größe und Beschaffenheit (Form) des Instrumentes; Spielbarkeit

„Das entscheidende Kriterium für die jeweilige Appellwirkung ist jedoch die höchst individuelle seelische und körperliche Befindlichkeit, Bedürfnislage und Vorgeschichte der Person, die mit dem Instrument in Berührung kommt" (Höhmann 2009, 45).

Psychotherapeutische Techniken in der Musiktherapie

In der Musiktherapie können psychotherapeutische und verhaltenstherapeutische Techniken zum Einsatz kommen (Timmermann 2012b). Die Musik bietet einen eigenen Zugang zur Persönlichkeit des Klienten. Im sprachfreien Raum und in der besonderen Form von Kommunikation und Interaktion mit und durch Musik können die Themen des Betroffenen bearbeitet werden. Die Musik bietet Möglichkeiten für:

- Halten / Holding / Containing
  - *Vermitteln von Sicherheit, Geborgenheit, „sich fallen lassen" können*
- Stützen
  - *Ermutigung und Bestätigung*
- Nähren
  - *Anregung*
- Spiegeln
  - *Wiedergabe von Emotionen*
- Konfrontieren / Provozieren
  - *Auseinandersetzung mit Problemen / Schwierigkeiten, aggressiven Gefühlen*
- Durcharbeiten
  - *Erleben – Erkennen – Üben – Wandeln*
- Verbalisieren / Deuten / Nonverbales Verdeutlichen
  - *Bewusstmachen von Zuständen und Gefühlen*

Eine ausführlichere Darstellung der psychotherapeutischen Techniken für die Musiktherapie findet sich in den Bausteinen im dritten Teil des Buches.

1.3 Sprache, Sprechen, Spracherwerb und Sprachstörungen

1.3.1 Phänomen, System, Modalität, Fertigkeit und Gebrauch

Wenn man die Möglichkeiten von Sprachförderung und Sprachtherapie betrachtet, so sind grundlegende Begrifflichkeiten zu unterscheiden, um Missverständnissen und Fehlinterpretationen vorzubeugen. In Veröffentlichungen zu Transfereffekten und Möglichkeiten musikalischer Förderung und Musiktherapie werden die Begriffe Sprache, Sprechen und Kommunikation häufig falsch oder synonym verwendet, dabei haben sie unterschiedliche Bedeutungen. Sprachliches Handeln resultiert aus dem Zusammenwirken nichtsprachlicher und sprachlicher Teilfunktionen wie Grob- und Feinmotorik, Wahrnehmung, Intelligenz, Konstitution, Subkomponenten der sprachlichen Kompetenz etc. und ist demzufolge die Summe komplexer Vorgänge (Böhme 2003; Friedrich et al. 2013; Szagun 2013). Umso wichtiger ist es, die Teilprozesse und Phänomene einzeln zu beschreiben. Dies wird schon allein in der Unterscheidung von Sprache und Sprechen deutlich. Die Sprache ist ein Zeichen- und Wissenssystem (*formaler Aspekt*), wohingegen das Sprechen ein vorrangig motorischer Akt ist (*produktiver Aspekt*), verbunden mit dem Atmen, der Tonerzeugung (Phonation) und der Artikulation (Lautbildung). Die Verwendung von Sprache entspricht dagegen dem *funktionalen Aspekt* (Fischer 2014; Szagun 2013; Weigand 2012).

Bereits de Saussure (1916) unterschied die menschliche Rede (langage) in parole (Sprechen) und langue (Sprache) (Saussure 2001). In späteren Beschreibungsmodellen wurden weitere Teilphänomene und Aspekte berücksichtigt, um die Verwendung von Sprache als Zusammenspiel von Sprecher (Sender), Hörer (Empfänger) und den mit der Sprache transportierten Inhalten zu beschreiben. So entwickelte beispielsweise Bühler (1934) das Organon-Modell der Sprache, in dem er Sprache als Werkzeug zur Verständigung bezeichnet und drei Aspekte unterscheidet (Bühler 1934). Er sieht Sprache bezogen auf den Sender als Symptom, da sie die innere Einstellung des Sprechers zum Ausdruck bringt (*Ausdrucksfunktion*). Für den Empfänger ist die Sprache dagegen ein Signal, verbunden mit einem Appell (*Appellfunktion*). Zudem werden durch die Sprache

Gegenstände und Sachverhalte dargestellt. Damit ist die Sprache ein *Symbol* und erfüllt eine *Darstellungsfunktion*. In neueren Beschreibungsansätzen der Sprachverarbeitung und Sprachverwendung werden zusätzlich kognitive Prozesse in der Person des Senders (Kodierung, Planung, Intention, Abrufprozesse) und in der Person des Empfängers (Dekodierung, Interpretation, Abrufprozesse,) berücksichtigt. Außerdem werden das Zeichensystem selbst (Code), pragmatische Aspekte des Dialogs und Sprecherwechsels (Sprechakte) sowie der Emotion näher beschrieben (Friederici 2002; Levelt 1989; Searle 1969).

Grundlegend müssen wir das **Phänomen bzw.** das **System** selbst (Sprache) von den **Modalitäten** (Lautsprache, Schriftsprache, Gebärdensprache), den **Fertigkeiten** (Sprechen, Schreiben, Gebärden) und dem **Gebrauch** (Kommunikation) abgrenzen.

Die Sprache ist ein regelhaftes Zeichensystem, das wir Menschen für die Kommunikation verwenden. Das lautsprachliche System besteht aus Phonemen, Morphemen, Lexemen und den Regeln ihrer Kombination.

Phoneme: kleinste bedeutungsunterscheidende Einheiten auf Lautebene
Morpheme: kleinste bedeutungsunterscheidende Einheiten auf Wortebene
Lexeme: Wörter

Um Sprache für lautsprachliche Mitteilungen und Kommunikation nutzen zu können, müssen die Zeichen nach spezifischen Regeln, die für jeden Sprachraum festgelegt sind, kodiert und dekodiert werden. Aber auch für die Umsetzung der lautsprachlichen Zeichen in schriftsprachliche Elemente, die Grapheme (Buchstaben), gibt es spezifische Regeln. Zusätzlich ergänzen parasprachliche (Betonung, Melodie, Kontur, Tempo) und nichtsprachliche Zeichen und Signale (z. B. Mimik, Gestik) die kommunikativen Äußerungen.

1.3.2 Bestandteile der Sprache, die linguistischen Sprachebenen

Die Beschreibung von Sprache sowie von sprachlichen Fähigkeiten bei Kindern, Jugendlichen und Erwachsenen erfolgt in der Sprachwissenschaft und der Sprachtherapie mit einem Bezug zu den linguistischen Sprachebenen. Es werden die Bereiche der Aussprache (Phonetik/Phonologie), des Wortschatzes (Semantik/Lexik), der Grammatik (Morphologie/Syntax) sowie der Kommunikation (Pragmatik) unterschieden.

Phonetik/Phonologie

Auf der Ebene der Phonetik und Phonologie geht es um die Laute der Sprache, die durch den Sprecher produziert bzw. in der Wahrnehmung des Hörers/Empfängers differenziert werden müssen. Die Laute (Phoneme) sind dabei jedoch nicht mit Buchstaben oder Silben gleichzusetzen, auch wenn die Fähigkeit zum Erkennen und Produzieren von Lauten eine Grundvoraussetzung des Schriftspracherwerbs darstellt (Steinbrink/Lachmann 2014). Jede Sprache hat ein spezifisches Phoneminventar, das über den Artikulationsort und den Klang beschrieben wird. Vokale werden dabei in kurze und lange Vokale unterschieden. Zum Teil bilden aufeinanderfolgende Konsonanten einen gemeinsamen Laut (Phonem) oder ein Buchstabe (Graphem) ist in der lautsprachlichen Umsetzung die unmittelbare Kombination aus zwei Einzellauten. So zählen zu den Phonemen beispielsweise auch Affrikate (z. B. /ts/ in Zahn, Katze; /pf/ in Topf). Bei den Frikativen wird der Unterschied zur geschriebenen Sprache ebenfalls deutlich. So kann das Graphem „s“ als Phonem stimmlos /s/ oder stimmhaft /z/ realisiert werden, es ist aber auch im „sch“ enthalten und damit Teil des Phonems /ʃ/. Ebenso gibt es für das geschriebene „ch“ je nach Wort unterschiedliche lautliche Realisierungen (Dach: /x/, ich: /ç/).

Im Bereich Phonetik/Phonologie wird die oben beschriebene Differenzierung zwischen Sprechen und Sprache am deutlichsten. So befasst sich die *Phonetik* mit der Artikulation (Lautbildung) und den physikalischen Eigenschaften von Lauten und damit mit dem Sprechen und der Analyse des Sprechens auf Lautebene. Die Phonetik untersucht und beschreibt, wie Sprachlaute erzeugt, übertragen und wahrgenommen werden. Dabei lassen sich drei Phasen unterscheiden:

1. **Sprechen:** der Weg von der Repräsentation im Hirn des Sprechers bis zu seinen Lippen,

2. **Übertragung:** Der Weg von den Lippen des Sprechers bis zum Ohr des Hörers
3. **Hören:** Der Weg vom Ohr des Hörers bis zu seinem Hirn.

Laute (Konsonanten und Vokale) unterscheiden sich einerseits in Bezug auf die physikalischen Eigenschaften (z. B. Frequenzen, Obertöne) und daraus folgend in Bezug auf die akustische Gestalt (z. B. geschlossen, hell, kurz, stimmhaft). Beim Produzieren der Laute durch den Sprecher (artikulatorische Phonetik) müssen diese Eigenschaften mit Hilfe der Steuerung von Atemdruck, Stimmbändern, Mundmotorik, Zungenlage und Lippenspannung und der auditiven Selbstkontrolle realisiert werden (Friedrich et al. 2013; Pompino-Marschall 2009).

Tab. 2: Physikalische und akustische Gestalt von Lauten

Physikalische Gestalt von Lauten	Akustische Gestalt von Lauten
Frequenz (Schwingungen pro Sekunde)	Tonhöhe
Amplitude	Lautstärke, Intensität
Dauer	z. B. kurzer Vokal (Mutter, Damm)/langer Vokal (Muße, Dame)
Formantenstruktur (Zusammensetzung der Obertöne)	Klangfarbe – kurze und lange Vokale sind neben der Dauer auch durch eine unterschiedliche Zusammensetzung der Formanten gekennzeichnet
Einschwingphase (Voice-Onset-Time)	Unterscheidung zwischen stimmhaften Konsonanten (lange Einschwingphase) und stimmlosen Konsonanten (kurze Einschwingphase)

Der Bereich der *Phonologie* umfasst im Gegensatz dazu die Form und Funktion sprachlicher Zeichen (erkennen und verwenden) und damit die Sprache als System auf Laut- und Silbenebene sowie den Bereich Prosodie. Es wird die phonologische Bewusstheit im weiteren Sinne (Reime und Silbenanzahl erkennen) und im engeren Sinne (Anlaute und Auslaute erkennen) unterschieden. Im Bereich der Prosodie geht es um die musikalischen Aspekte in der gesprochenen Sprache: Sprachmelodie, Konturverläufe, Sprachrhythmus, Betonungen/Akzente, Silbenlängen, Pausen. Die prosodischen Elemente, auch suprasegmentale Elemente genannt, haben eine wichtige Funktion bei der Markierung von grammatikalisch bedeutsamen Stellen (Ende von Phrasengrenzen, Markieren von Teilsätzen), bei der Kennzeichnung einer Äußerung als Aussage (abfallende Kontur) oder Frage (steigende Kontur), zum Erhöhen der Merkfähigkeit etc.

Semantik / Lexik

Auf der Sprachebene Semantik/Lexik geht es um den Bereich Wortschatz. Die *Semantik* befasst sich mit dem Inhalt sprachlicher Zeichen, also der Bedeutung und dem Sinn von Wörtern, Sätzen und Texten. Vorrangig wird darunter die wörtliche oder auch lexikalische Bedeutung verstanden. Die lexikalische Bedeutung eines Wortes ist in jeder Sprache bzw. Sprachgemeinschaft festgelegt und von den Sprechern dieser Sprachgemeinschaft entsprechend abgespeichert. Neben der Bedeutung eines Wortes geht es aber auch um die Beziehungen von Wortbedeutungen (z. B. semantische Relationen, Tab. 3). In der Linguistik werden je nach Betrachtungsbereich die Wortsemantik, Satzsemantik, Textsemantik (gesprochene und geschriebene Texte) sowie die Diskurssemantik unterschieden. Die Teildisziplinen untersuchen dabei ausgehend von der zentralen semantischen Einheit Wort auch die Kombination der Wörter zu sinnvollen Äußerungen.

Die Wörter sind im *mentalen Lexikon* einer Person gespeichert. Levelt (1989) unterscheidet dabei zwei Ebenen des mentalen Lexikons. So wird das Wort als sprachliches Zeichen einerseits als *Lexem* und andererseits als *Lemma* repräsentiert und gespeichert. Die Information zur Wortform (*Lexem*) beinhaltet das phonologische Wissen (z. B.: Aus welchen Phonemen ist das Wort zusammengesetzt? Silbenanzahl? Anfangslaut?) und das morphologische Wissen (z. B.: Wie

Tab. 3: Beispiele für semantische Relationen von Wörtern

semantische Relationen	Erklärung und Beispiele
Antonyme	gegensätzliche Bedeutung (Mann / Frau, klein / groß, heiß / kalt)
Synonyme	gleiche Bedeutung (sprechen / reden; leise / still; Müll / Abfall)
Polysemie	Mehrdeutigkeit (Kohle: zum Feuermachen / Bezeichnung für Geld; süß: Geschmack / etwas Niedliches)
Meronym	Teil-Ganzes-Beziehung (Motor / Auto; Tür / Klinke; Hand / Finger)
Taxonomie	Oberbegriff-Unterbegriff (Tier-Hund; Hund-Pudel; Obst-Birne)
Kohyponym	benachbarte Begriffe mit gemeinsamem Oberbegriff (Teller, Tasse gehören zum Oberbegriff Geschirr; Meise, Amsel, Spatz gehören zum Oberbegriff Vogel)

wird der Plural gebildet? Wie wird das Wort flektiert?). Die zweite Ebene (*Lemma*) beinhaltet das semantische Wissen (Bedeutung, Verknüpfung zu anderen Begriffen, Erfahrungen) und das syntaktische Wissen (Wortart, grammatikalisches Geschlecht, Stellung im Satz etc.). Zusätzlich ist mit dem Wort aber auch pragmatisches Wissen verknüpft. Dieses Wissen bezieht sich auf die Verwendung und den Gebrauch eines Wortes in kommunikativen und sozialen Kontexten (Cholewa / Mantey 2007; Glück 2010).

Morphologie / Syntax

Die Sprachebene Morphologie / Syntax beschreibt die grammatischen Fähigkeiten einer Person, beziehungsweise ihre Fähigkeit zur Verarbeitung grammatikalischer Informationen. Es werden die Bereiche Morphologie (Wortgrammatik) und Syntax (Satzgrammatik) unterschieden, die jedoch in einer engen Wechselbeziehung stehen.

Im Bereich der *Morphologie* geht es um die Wortarten, Möglichkeiten der Beugung und die Wortbildung. Die Wortarten werden in zwei Hauptklassen unterschieden: Inhaltswörter (Substantive / Nomen, Verben, Adjektive, Adverbien) und Funktionswörter (Pronomen, Artikel, Präpositionen, Konjunktionen). Die Analyse der von einer Person tatsächlich verwendeten Wortarten hat in der Sprachtherapie sowohl bei kindlichen Sprachentwicklungsstörungen als auch bei erworbenen Sprachstörungen (Aphasie) eine große Relevanz.

Die *Syntax* (Satzgrammatik) beschreibt die Regeln für die Kombination von Wörtern zu Phrasen und Sätzen und wird daher auch als Satzbaulehre bezeichnet. Es können die vier *Satzglieder* Prädikat (Satzaussage), Subjekt (Satzgegenstand), Objekt (Satzergänzung) und Adverbial (Umstand, z. B. zeitlich, örtlich) unterschieden werden. Ebenfalls können *Satzarten* (z. B. Aussagesatz, Aufforderungssatz, Fragesatz) bestimmt werden. *Phrasen* sind Wortgruppen, die als syntaktische Einheit unterhalb der Satzebene angesiedelt sind. Sie werden immer nach der Wortart benannt, die der Phrase vorangestellt ist oder die den Kern der Phrase ausmacht (z. B. Nominalphrase: „Max und seine Schwester", Adjektivphrase: „es ist unglaublich schön", Verbalphrase: „es gefällt mir sehr"). Vor allem die Stellung der Satzglieder ist für Kinder im Spracherwerb eine Herausforderung. So stellt beispielsweise die Verbstellung einen Schwerpunkt in der Grammatiktherapie dar. Für das Erlernen der für das Deutsche wichtigen Verbzweitstellung müssen den Kindern daher verschiedene Satzmuster (und nicht nur die Reihenfolge Subjekt – Prädikat – Objekt) angeboten werden, um die Regel kenntlich zu machen (Cholewa / Mantey 2007).

Pragmatik / Kommunikation

Auf der Ebene Pragmatik/Kommunikation wird der Gebrauch der Sprache, das sprachliche Handeln, analysiert. Die sprachlichen Fähigkeiten eines Menschen sind allein mit der Beschreibung der Lautbildung und Lautverwendung (Phonetik/Phonologie), des Wortschatzes (Semantik/Lexik) und der Grammatik (Morphologie/Syntax) nur unzureichend beschrieben. Wichtig ist die Frage nach dem angemessenen Gebrauch und Einsatz dieser Fähigkeiten zum Austausch von Informationen. Die Sprachkompetenz eines Menschen drückt sich darin aus, dass er in der Lage ist, verbale und nonverbale Zeichen situations- und kontextangemessen für die Kommunikation und Interaktion einzusetzen und sie bei einem anderen Sprecher zu verstehen (Achhammer et al. 2016). Wir nutzen unterschiedliche *Kommunikationsformen* (mündlich – schriftlich, privat – öffentlich, Dialog – Monolog –Diskussion), die jeweils ein anderes sprachliches Handeln erfordern. Mit diesen Formen ist die angemessene Verwendung bestimmter Wörter, Floskeln und Redewendungen verbunden. Zudem kann Kommunikation unterschiedliche *Ziele* verfolgen (z. B. Mitteilung, Beratung, Bericht, Dank, Bitte) und je nach Gesprächspartner wird unterschiedlich kommuniziert (Arztgespräch, Gerichtsverhandlung, Pausengespräch). Neben der Wortwahl kommt es infolge der Kommunikationsfunktion und Kommunikationsform auch zu unterschiedlichen Regeln und Strukturen für die Kommunikation. Zum Beispiel: Wie wird das Gespräch eröffnet? Wie wird zusätzlich Mimik und Gestik eingesetzt? Wie werden die Redebeiträge aufeinander bezogen? Wie wird der Sprecherwechsel realisiert? Wie sind die Redeanteile verteilt? Muss ein bestimmter Wortschatz berücksichtigt werden? Ein weiterer Punkt ist die *inhaltliche Strukturierung* des Redebeitrages: Sind die Informationen logisch und in der zeitlichen Reihenfolge korrekt mitgeteilt (Kohärenz, Kohäsion)? Ist bei den mitgeteilten Informationen das Vorwissen des Kommunikationspartners berücksichtigt (Präsupposition)? Können Informationen bei Nichtverstehen wiederholt oder umformuliert werden (Reparatur)? Werden zeitliche, personelle und räumliche Bezüge korrekt dargestellt (Deixis)? (Achhammer et al. 2016).

Wichtig ist, dass eine Person in der Lage ist, sich auf die inhaltliche, soziale und personelle Komplexität einer Kommunikationssituation angemessen und flexibel einzustellen (Sallat/Spreer 2014).

! Beschreibungen der Sprache betreffen die **formalen Aspekte** (Wort- und Satzgrammatik: Morphologie, Syntax; Laute und Silben: Phonologie), **inhaltliche Aspekte** (Sinn und Bedeutung: Semantik) und den **Gebrauch** (Funktion: Pragmatik, Kommunikation).

1.3.3 Spracherwerb

„Cracking the speech code is child's play for human infants but an unsolved problem for adult theorists and our machines" (Kuhl 2004, 831).

Die Sicht auf den Spracherwerb und die Sprachverarbeitung ist sehr stark von der Disziplin abhängig, welche die Prozesse beschreibt und untersucht (z.B. Psychologie, Linguistik, Soziologie, Anthropologie, Neurologie und ihre Überschneidungwissenschaften, z.B. Neurolinguistik). Je nach Erklärungsansatz wird der Spracherwerb als mehr oder weniger stark durch biologische/genetische, soziale oder kognitive Gegebenheiten beeinflusst angesehen. Damit kommen je nach Autorensicht unterschiedliche Entwicklungs- und Lernmechanismen zum Tragen (Kauschke 2012; Siegler et al. 2011). Vertreter des *Behaviorismus* sehen den Spracherwerb als Folge von Nachahmung, Imitation und Verstärkung (Skinner 1957). Im Gegensatz dazu sehen Vertreter des *Nativismus* den Erwerb von Sprache und die Verwendung einer Grammatik als genetisch verankerte angeborene Fähigkeit an (Chomsky 1986; Pinker 1995). Die Vertreter des *Kognitivismus* verstehen den Spracherwerb dagegen vor allem als einen geistigen Reifungsprozess. Die sprachlichen Fähigkeiten sind für sie nicht angeboren und keine isolierte Leistung, sondern eine spezifische Anwendung allgemeiner kognitiver Fähigkeiten. Denken geht somit der Sprache voraus (Piaget/Inhelder 1980). In einer weiteren Forschungsrichtung, dem *Interaktionismus* (Tomasello 2009; Wygotski 1934), wird der Spracherwerb vor allem auf die soziale Interaktion zwischen dem Kind und die Bezugsperson zurückgeführt. Im Umgang mit dem Kind passen Erwachsene ihre Sprache intuitiv den Verarbeitungsleistungen des Kindes an, indem sie kurze, einfache Äußerungen produzieren, in einer erhöhten Stimmlage und mit deutlichen Modulationen (Motherese). Die Vertreter des *Konnektionismus* wiederum sehen Spracherwerb als Strukturerwerb, in dem das Kind aktiv Informationen verarbeitet, wobei immer komplexere neuronale Netzwerke für die Sprach- und Informationsverarbeitung entstehen (Gerdes 2008). Die verschiedenen Bereiche der Sprache (Wortschatz, Grammatik, Lautsprache) entstehen dabei nicht isoliert, sondern beeinflussen sich im Netzwerk gegenseitig. Eine Entscheidung für oder gegen eine bestimmte Spracherwerbstheorie soll und kann an dieser Stelle nicht getroffen werden.

Die **individuelle Sicht eines Therapeuten** auf den Spracherwerb und die Berücksichtigung eines bestimmten Spracherwerbsansatzes hat großen Einfluss auf die Ausrichtung seiner therapeutischen Intervention (Siegmüller 2014). So werden beobachtbare Phänomene

und Prozesse unterschiedlich bewertet und ebenso unterschiedliche Ursachen für die Sprachstörungen vermutet. In Verbindung mit dem Verständnis des Musiktherapeuten für die kindliche Entwicklung sind hier möglicherweise Aushandlungsprozesse notwendig

Voraussetzungen für Spracherwerb und Sprachverarbeitung

Um Sprache erwerben und verarbeiten zu können, sind organische, sensorische, motorische und kognitive Voraussetzungen notwendig (Kannengieser 2012). Kommt es in einem dieser Bereiche zu Fehlentwicklungen oder Schädigungen, können Sprach-, Sprech- oder Kommunikationsstörungen die Folge sein bzw. der Spracherwerb nicht in den typischen Entwicklungsschritten erfolgen.

Organische Voraussetzungen: Die notwendigen organischen Voraussetzungen betreffen das Gehirn sowie die Hör- und Sprechorgane.

Im *Gehirn* werden zum einen unspezifische Funktionen gesteuert, die wir auch für die Sprachverarbeitung benötigen (z. B. Aufmerksamkeit, logisches Denken, Sozialverhalten). Zum anderen kommt es auf der Großhirnrinde infolge von Entwicklung, Reifung und Lernen zur Ausbildung von neuronalen Netzwerken, wobei bestimmte Hirnregionen (Hirnareale) spezialisierte Verarbeitungsprozesse leisten. So gibt es Areale für die Verarbeitung von auditiven, visuellen und motorischen Informationen. Die Sprachverarbeitung findet in der Vernetzung unterschiedlicher Areale statt. So ist das Broca-Areal vornehmlich für syntaktische Verarbeitung zuständig und das Wernicke-Areal für semantisch-lexikalische Prozesse.

Für die Sprachentwicklung ist auch die Aufteilung kognitiver Funktionen auf die rechte und linke Gehirnhälfte wichtig. Ab dem Alter von ca. zwei bis zweieinhalb Jahren kommt es zur Spezialisierung bestimmter Bereiche und zur Lateralisierung (Ausbildung einer dominanten Hirnhälfte – Hemisphärendominanz). Bei den meisten Menschen wird Sprache auf der linken Hirnhälfte verarbeitet. Ein weiterer wichtiger Punkt ist, dass sprachliche Teilinformationen vom Gehirn zu unterschiedlichen Zeiten verarbeitet werden. Dies wurde mit Hilfe von Ereigniskorrelierten Potentialen (EKPs) gezeigt (Friederici 2002). Das Gehirn leistet zunächst nach ca. 100 Millisekunden die Identifikation von Phonemen (N100), die Analyse der grammatischen Struktur erfolgt nach ca. 150–200 Millisekunden (ELAN) und Reaktionen auf semantische Beziehungen und damit auf Bedeutung und Inhalt sind nach 300–500 Millisekunden zu beobachten (N400). Am spätesten, nach 600 Millisekunden, finden Prozesse der sprachlichen Reanalyse, der Reparatur und der Integration statt (P600). Dies hat vermutlich auch mit dem stärkeren Rückgriff auf Informationen im Langzeitgedächtnis zu tun. Die Prozesse sind in unterschiedlichen Hirnarealen lokalisiert und bei Kindern erst im Verlauf der Entwicklung zu beobachten. Die hier aufgeführten Ereigniskorrelierten Potentiale (N100, ELAN, N400, P600) sind in Tabelle 5 (Kap 1.5.7) im Überblick dargestellt.

Gehör und Hörbahn: Beim Hören unterscheiden wir das periphere Hören (Klang- und Sprachverarbeitung im Außen- und Mittelohr) und die zentrale Hörverarbeitung (von der Cochlea über die Hörbahn zu Hirnstamm und Hirnrinde). Im Außenohr gelangt die durch Sprache, Musik und Geräusche schwingende Luft an das Trommelfell, welches dadurch zum Schwingen gebracht wird. Im Mittelohr werden diese Schwingungen über die kleinsten Knochen im menschlichen Körper (Hammer, Amboss, Steigbügel) mechanisch übertragen und verstärkt. Im Innenohr, der Cochlea (auch Hörschnecke) erfolgt dann die Umwandlung in elektrochemische Reize, die über den Hörnerv an das Gehirn weitergeleitet und dort analysiert und interpretiert werden (Friedrich et al. 2013). Bereits drei Monate vor der Geburt sind die für das Hören notwendigen Organe und Strukturen funktionstüchtig und der Fötus kann akustische Informationen verarbeiten. Obwohl damit die Hörentwicklung beginnt und bereits Höreindrücke an das Gehirn weitergeleitet werden, ist die Entwicklung des Hörens erst mit dem Jugendalter abgeschlossen. Ist die Funktion im Mittelohr (z. B. durch Mittelohrentzündungen, Verknöcherungen, Verkalkungen) oder im Innenohr beeinträchtigt, hat dies direkte Auswirkungen auf Sprachverarbeitung und Spracherwerb. Je nach Schwere können bestimmte Frequenzbereiche oder das gesamte Schallspektrum nur zum Teil oder gar nicht gehört werden. Damit ist das Erkennen von Lauten, Wörtern und Sätzen möglicherweise beeinträchtigt (Friedrich et al. 2013).

Sprechorgane: An der Artikulation (Stimm- und Lauterzeugung) sind ca. 100 Muskeln beteiligt (z. B. Lippenringmuskel, Zungenmuskeln, Zwerchfell, innere und äußere Kehlkopfmuskulatur). Sie steuern die Haltung und stellen über die Atmung den Luftstrom für die Phonation (Stimmgebung an den Stimmlippen) zur Verfügung. Für Mimik und Gestik sowie für Schlucken, Saugen und Kauen ist die Gesichts- und Mundmotorik (orofaziale Muskulatur) notwendig. Die Steuerung der Muskulatur erfolgt wiederum zentralnervös, wodurch weitere Nerven- und Hirnstrukturen funktionstüchtig sein müssen (Friedrich et al. 2013; Spiecker-Henke 2014).

Sensorische Voraussetzungen: Neben der akustischen Wahrnehmung ist vor allem die visuelle Wahrnehmung von Bedeutung für Sprachverarbeitung und Spracherwerb. Um semantische Konzepte erwerben zu können, müssen Kinder einen multiplen Input in einer gemeinsamen Repräsentation verknüpfen. So benötigt man für das Konzept von „Vogel" neben der lautsprachlichen Repräsentation ebenso visuelle Informationen (fliegt, hat Federn, zwei Beine, zwei Flügel …). Ohne Hilfe und Zusatzinformationen würden sich die semantischen Konzepte für „Vogel" bei einem gehörlosen Menschen (er kann den Vogel sehen, aber nicht das Zwitschern oder Flügelschlagen hören) und einem blinden Menschen (er kann das Zwitschern und Flügelschlagen hören, aber nicht den Flug des Vogels und den Vogel selbst beobachten) unterscheiden. Aber auch Gerüche und Geschmack (olfaktorische und gustatorische Wahrnehmung), das Berühren und Tasten (taktile Wahrnehmung) sowie die mit Sprechen und Handeln verbundenen Bewegungen (kinästhetische Wahrnehmung) bieten zusätzliche Informationen zu Wortbedeutungen sowie zur Wahrnehmung und Interpretation von Kommunikationssituationen. Den größten Bereich nimmt jedoch die akustische Wahrnehmung ein. Für die Sprachverarbeitung müssen Phoneme differenziert sowie Phonem-, Phrasen und Satzgrenzen erkannt werden. Bereits Säuglinge sind für diese Kontraste sensibel und passen ihre akustischen Wahrnehmungsfähigkeiten immer besser der muttersprachlichen Zielstruktur an.

Motorische Voraussetzungen: Wie bereits bei den Ausführungen zu den Sprechorganen ausgeführt wurde, sind in Artikulation und Phonation sowie in Mimik und Gestik viele Muskeln eingebunden. Der Hauptfokus liegt dabei auf der orofazialen Muskulatur. Allerdings ist für das Funktionieren der Muskulatur in diesen Bereichen eine generelle Steuerung und Kontrolle von Kraft, Tonus und Beweglichkeit sowohl in der Grob- als auch in der Feinmotorik Voraussetzung. Ebenfalls werden die allgemeine kognitive Entwicklung, aber auch die Möglichkeit zum Kennenlernen von Handlungen, Orten, Mittel-Zweck-Beziehungen und damit Aspekte des Weltwissens von der grobmotorischen Entwicklung beeinflusst (Kannengieser 2012).

Kognitive Voraussetzungen: Zu den kognitiven Voraussetzungen für Spracherwerb und Sprachverarbeitung zählen: Gedächtnis- und Merkfähigkeit, Aufmerksamkeit, Objektpermanenz (Objekte und Personen sind auch da, wenn man sie nicht sieht oder wahrnimmt), Selbstwahrnehmung, geteilte Aufmerksamkeit (joint attention), Triangulierung (gemeinsamer Aufmerksamkeits- und Blickfokus von Kind und Bezugsperson auf ein Objekt), sowie das Erkennen der Symbolfunktion sprachlicher Zeichen (symbolisches Denken).

Sprachspezifische Voraussetzungen: Werden allgemeine Verarbeitungsprozesse im Zuge der Sprachverarbeitung (Rezeption, Produktion) und Spracherwerb angewandt, spricht man von sprachspezifischen oder sprachrelevanten Operationen (Grimm 2012; Kannengieser 2012). So sind die sozialen Imitationen und Gesten eines Säuglings sowie seine Aufmerksamkeit auf Gesicht und Stimme der Bezugsperson als sprachrelevante Operationen der sozialen Kognition wirksam. Die Präferenz für die Muttersprache, die Nutzung prosodischer Merkmale, die Fähigkeiten zur Differenzierung sprachlicher Kontraste und die Präferenz für die mütterliche Stimme werden als sprachrelevante Operationen der Wahrnehmung bezeichnet und die Fähigkeiten zu konventionalisierten Gesten, referentiellen Gesten, Objektkategorisierung sowie das Gedächtnis für Sprache werden im Zuge der Sprachentwicklung als sprachrelevante Operationen der Kognition verstanden. Hierzu werden auch die Fähigkeiten zur Ableitung sprachlicher Regeln aus einem begrenzten Input (Regelinduktion) sowie das Nutzen von Informationen aus einem sprachlichen Bereich für die Ableitung der Regeln in einem anderen Bereich (Bootstrapping) gezählt (z. B. prosodisches Bootsstrapping: Ableitung grammatischer Regeln aus prosodischen Informationen wie Betonung, Konturverlauf und Pause) (Grimm 2012; Kannengieser 2012).

Spracherwerb: Die Bedeutung von Prosodie und Rhythmus

Kinder erlernen das komplexe System Sprache innerhalb kürzester Zeit. Es gelingt ihnen, einen begrenzten Input zu nutzen, um Regeln und Strukturen abzuleiten, zu abstrahieren und anschließend für eigene Äußerungen zu übernehmen (Höhle 2004; Kuhl 2004). Die oben beschriebenen Bereiche sind die Grundlage für Sprachverarbeitung und Spracherwerb. Der Spracherwerb verläuft bei dem Großteil der Kinder in einer typischen Abfolge, die als Meilensteine der Sprachentwicklung bezeichnet werden (Grimm 2012).

Am Beginn steht die phonologische Entwicklung unmittelbar nach der Geburt, verbunden mit der Ausdifferenzierung der Sprachwahrnehmung in Richtung der Zielstruktur. Dann kommt als erster Meilenstein das Sprechen erster Wörter im Alter von zehn bis zwölf Monaten. Ein weiterer wichtiger Punkt ist das Erreichen des Schwellenwertes von 50 Wörtern, die aktiv im Wortschatz zur Verfügung stehen (ca. 18. Lebensmonat). Nach diesem Meilenstein kommt es zu einem rasanten Anwachsen und Ausdifferenzieren des Wortschatzes (Wortschatzspurt) sowie zu Wortkombinationen und damit zur Ausdifferenzierung der grammatischen Fähigkeiten.

Erwerbsabfolge

1. Wahrnehmung und Lernen der rhythmischen Struktur der Umgebungssprache
2. Erkennen typischer Laute und Konsonant-Vokalverbindungen (phonotaktische Besonderheiten)
3. Identifikation von Wörtern
4. Beachten der Kombination von Wörtern (Phrasen, syntaktische Einheiten)

Schon vor der Geburt konnte bei Föten das Unterscheiden von Sprachkontrasten gezeigt werden. Direkt nach der Geburt sind die Kinder dann besonders sensibel für die Wahrnehmung und das Lernen der rhythmischen Struktur der Umgebungssprache (Jusczyk 2002; Nazzi / Ramus 2003). So können Neugeborene rhythmische Sprachklassen (stress-timed: Deutsch, Englisch; syllable-timed: Spanisch, Französisch; mora-timed: Japanisch; Kap. 1.5.5) voneinander unterscheiden. Es gelingt allerdings noch keine Unterscheidung innerhalb einer Rhythmusklasse (z. B. zwischen Deutsch und Englisch). Dies beherrschen die Kinder nach etwa fünf Monaten. Innerhalb der eigenen Muttersprache sind mit diesem Alter sogar Unterscheidungen von Dialekten möglich.

Da nun die rhythmischen Strukturen der Zielsprache für den Säugling bekannt sind, richtet er mit ca. einem halben Jahr seine Aufmerksamkeit auf typische Konsonant-Vokalverbindungen (phonotaktische Besonderheiten) und das Erkennen von Wörtern (Jusczyk 1999; Mattys / Jusczyk 2001). Die Identifikation von Wörtern aus dem Fluss der Sprache ist dabei eine besondere Herausforderung. Mit 7,5 Monaten ist der Säugling noch auf prosodische Zusatzinformationen beim Erkennen angewiesen (Wechsel betonter und unbetonter Silben). Mit 10,5 Monaten erkennt er bekannte Wörter dann sogar, wenn sie sprachuntypisch betont sind (Jusczyk et al. 1999a; Jusczyk et al. 1999b). Zu dieser Zeit ist auch das Sprechen der ersten Wörter zu beobachten.

Etwa mit dem Beginn des zweiten Lebensjahres richtet der Säugling seine Aufmerksamkeit von den Wörtern auf größere Einheiten. Die Struktur der Sprache wird zunehmend besser durchschaut, da er seinen Aufmerksamkeitsfokus von Wortgrenzen hin zu Phrasengrenzen verschiebt und so die Identifizierung von grammatischen Organisationseinheiten und damit das Erlernen der Grammatik möglich werden. Säuglinge bevorzugen in dieser Zeit die Pausen zwischen Phrasen an den korrekten Stellen, sowohl in der Sprache als auch in Musik (Jusczyk 2002; Jusczyk / Krumhansl 1993). Damit liegt der Hauptfokus nach gut einem Jahr nach wie vor auf der Beachtung der prosodischen Besonderheiten, allerdings haben die Kinder inzwischen gelernt, sprachuntypische Kontraste zu ignorieren.

1.3.4 Systematik von Sprach- und Kommunikationsstörungen

Die Bedingungs- und Ursachengefüge bei Sprach- und Sprechstörungen sind häufig sehr komplex. So können die gleichen hör- und sichtbaren Auffälligkeiten in Lautbildung/Sprechen, Sprachverarbeitung und Sprachgebrauch unterschiedliche Ursachen haben. Die Störungen äußern sich in Form von rezeptiven Beschränkungen, Beschränkungen der Speicherung und des Abrufs sowie in Form von produktiven Beschränkungen (Abb. 5).

Die *rezeptiven Beschränkungen* betreffen Probleme in der Analyse und Wahrnehmung von Sprache. Bei *Beschränkungen der Speicherung und des Abrufs* werden zum Beispiel Wörter in Bezug auf Lautgestalt/Phonologie oder Bedeutung/Semantik falsch bzw. unvollständig abgespeichert. Ebenso kann der Abruf aus dem Gedächtnis zeitlich verzögert oder fehlerhaft erfolgen. Dies äußert sich dann in Sprachverständnisproblemen. Es gibt aber auch Störungen, bei denen die Rezeption sowie Speicher- und Abrufprozesse nicht gestört sind, es aber zu Beschränkungen in der Sprachproduktion (*produktive Beschränkungen*) kommt. Dies ist zum Beispiel bei motorisch bedingten Sprechstörungen oder bei Redeflussstörungen sowie bei Stimmstörungen der Fall. Daher ist neben der Beschrei-

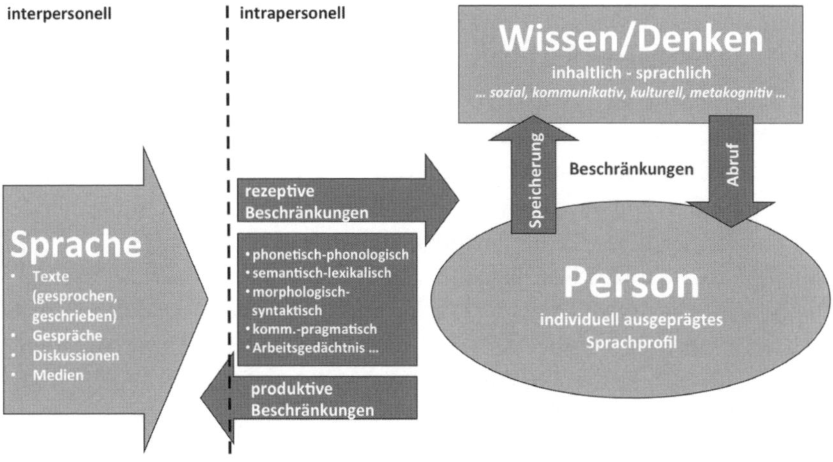

Abb. 5: Mögliche Beschränkungen der Sprachverarbeitung bei Sprachstörungen (modifiziert nach Sallat/Schönauer-Schneider 2015)

bung der sprachlichen Fähigkeiten auf den linguistischen Sprachebenen eine eingehende Diagnostik unter Berücksichtigung der organischen, sensorischen, motorischen und kognitiven Voraussetzungen notwendig.

Eine Systematik der Störungen im Bereich Sprache und Kommunikation kann nach verschiedenen Schwerpunkten erfolgen. So geht es zum einen um die Unterscheidung von Entwicklungsstörungen, erworbenen Störungen und eingebetteten Störungen.

Entwicklungsstörungen im Bereich Sprache (Sprachentwicklungsstörungen – SES) zeigen sich einerseits als primäre oder umschriebene Störung, also ohne dass eine Störung oder Entwicklungsbeeinträchtigung in einem anderen Bereich ursächlich ist. Wenn bei den Kindern dagegen sensorische, organische, kognitive oder emotionale Störungen oder Beeinträchtigungen als Primärsymptomatik vorliegen, welche zu einer abweichenden Sprachentwicklung führen, spricht man andererseits von eingebetteten oder sekundären Sprachentwicklungsstörungen. Kommt es nach dem abgeschlossenen Spracherwerb zu Störungen, dann spricht man von erworbenen Störungen. Die Ursachen sind beispielsweise Hirnschädigungen, Traumata, Mangeldurchblutung, neurodegenerative Erkrankungen, Schlaganfälle oder Tumoren. Die daraus folgenden Störungen können die Sprache, das Sprachverständnis und den Sprachgebrauch betreffen (erworbene Sprachstörungen: Aphasie) oder sie betreffen den Bereich der Aussprache und des Sprechens (erworbene Sprechstörungen: Apraxie). Weitere Störungskategorien sind Störungen des Redeflusses und Stimmstörungen (Dysphonie, Aphonie). Einen Sonderbereich stellen Störungen der Schriftsprache dar.

1.4 Kommunikation

In der Kommunikation geht es um das Senden und Empfangen von Informationen, Zeichen oder Signalen. Schon bei dieser einfachen Definition wird deutlich, dass Kommunikationssituationen sehr komplex sind. So werden für das Senden und Empfangen zwei Akteure benötigt: ein *Sender* und ein *Empfänger*. Um Inhalte (Information, Zeichen, Signal) austauschen zu können, ist des Weiteren ein gemeinsames verbindliches Zeichen- und Regelsystem (*gemeinsamer Code*) notwendig, auf welches der Sender bei der Planung der Nachricht (Kodierung/Verschlüsselung) und der Empfänger bei der Interpretation der Nachricht (Dekodierung/Entschlüsselung) zurückgreifen können. Ebenso ist der *Kanal* wichtig, über den die Nachrichten ausgetauscht werden (Sprache, Schrift, Bilder, Gerüche, Klänge, Bewegungsmuster). Als weiterer Aspekt müssen situative, soziale, räumliche und inhaltliche Kontexte der Kommunikation beachtet werden.

Als **allgemeingültige Aspekte von Kommunikation** gelten nach Röhner/Schütz (2015) folgende Merkmale:

- Mindestens zwei TeilnehmerInnen (SenderIn und EmpfängerIn) treten miteinander in Beziehung durch Austausch von Zeichen und Symbolen.
- Es gibt ein gemeinsames Zeichensystem von Bedeutung.
- Bei einer Nachricht werden Zeichen und Symbole en- und dekodiert (bei Missverständnissen stimmen Verschlüsselung und Entschlüsselung nicht überein).
- Mittel und Modalitäten werden zum Zweck der Kommunikation eingesetzt.
- Kommunikation ist eingebunden in einen Kontext.
- Kommunikation ist interaktiv.
- Kommunikation ist mehr oder minder intentional (muss aber nicht immer vollständig bewusst erfolgen).

Die für Kommunikation notwendigen Fähigkeiten lassen sich in die intrapersonelle Ebene und die interpersonelle Ebene unterscheiden. Auf der intrapersonellen Ebene geht es um das Empfangen (Hören, Sehen …), Analysieren, Verstehen, und Interpretieren einer Nachricht. Hierfür sind neben Wahrnehmungsfunktionen Wissen und Erfahrungen notwendig. Auf der interpersonellen Ebene geht es um das Planen, Produzieren und Senden einer Nachricht. Auch hierfür muss auf eigenes Wissen und eigene Erfahrungen zurückgegriffen werden (Achhammer et al. 2016; Perkins 2010).

Für die Kommunikation mit Hilfe von sprachlichen Zeichen sind nicht nur Fähigkeiten in Bezug auf das Erkennen, Speichern, Abrufen und Produzieren von Sprache selbst (Phonetik/Phonologie, Semantik/Lexikon und Syntax) notwendig. Erfolgreiche Kommunikation ist ganz wesentlich von der pragmatischen Kompetenz, der Fähigkeit zum situations- und kontextangemessenen Sprachgebrauch, abhängig (Kap 1.3.4; Meibauer 2001). Hierzu tragen neben der Kenntnis der sprachlichen Zeichen weitere Teilaspekte wie die Kenntnis nonverbaler und paraverbaler Zeichen (Mimik, Gestik, Prosodie), Aspekte der Sensomotorik, soziales und kulturelles Wissen sowie Kognition etc. bei.

1.4.1 Kommunikationsformen und -modelle

Zur Beschreibung der menschlichen Kommunikation wurde in den verschiedenen Wissenschaftsdisziplinen wie z. B. Philosophie, Soziologie, Psychologie und Sprachwissenschaft eine Vielzahl unterschiedlicher Modelle und theoretischer Zugänge entwickelt, um Kommunikationsformen abzugrenzen sowie das Geschehen der Kommunikation selbst zu beschreiben. In der Folge wird eine Auswahl vorgestellt, die für das Verständnis sprachlicher und musikalischer Kommunikation und Interaktion verwendet werden kann.

Kommunikationsformen

Für die Kommunikation lassen sich mehrere Formen und Arten unterscheiden, die durch unterschiedliche Anforderungen an die kommunikativen Fähigkeiten der Kommunikationspartner sowie durch unterschiedliche Kontexte charakterisiert sind (Kannengieser 2012; Röhner/Schütz 2015). So unterscheidet sich Kommunikation in Bezug auf folgende Faktoren:

- **Art der Zeichen (einzeln oder gemischt):** mündlich, schriftlich, nonverbal, musikalisch
- **Raum, in dem die Kommunikation stattfindet:** öffentlich (Beruf), privat (Familie, Partnerschaft, Freundschaft), institutionell (Gespräch mit Behörden)
- **Dialogrichtung, Anzahl und Art der Dialogpartner:** einseitige Kommunikation: keine Interaktion (lesen, Musik hören), zweiseitige Kommunikation: es gibt (ggf. mehrere) Sender und Empfänger und damit wechselseitigen Austausch und Interaktion, soziale Kommunikation: Kommunikation zwischen zwei oder mehr Menschen, Monolog/Dialog/Diskussion
- **Funktion der Kommunikation:** Austausch von Absichten/Emotionen/psychischen Zuständen, Beratung , Belehrung/Beeinflussung anderer
- **Grad der Arrangiertheit/Inszenierung:** spontan, natürlich, arrangiert, inszeniert
- **Inhalt:** Fachgespräch, privates Gespräch, Metakommunikation (Kommunikation über Kommunikation)

Weitere Einflussfaktoren sind das Kommunikationsmedium (Telefon, Computer, Brief) sowie die zeitliche Dimension (direkte Rückmeldung, Antwort nach einigen Stunden, Tagen, Wochen) sowie die räumliche Nähe der Kommunikationspartner (Achhammer et al. 2016; Kannengieser 2012).

Kommunikationsmodelle

Ebenso wie die in Kapitel 1.3.3 beschriebenen Spracherwerbsmodelle sind auch die Kommunikationsmodelle von der wissenschaftlichen Ausrichtung der Autoren sowie vom jeweiligen Zeitgeist abhängig. In den Modellen wird die Bedeutung der Akteure (Sender/Empfänger) und der Einflussfaktoren (z. B. Situation, Kommunikationskontext, Qualität und Beschaffenheit der Zeichen) unterschiedlich gewichtet. Nach Frindte (2001) werden in der Kommunikationspsychologie vier wesentliche Gruppen von Modellen unterschieden:

- **Encoder-/Decoder-Modelle:** Kommunikation ist ein Prozess, bei dem eine innere Repräsentation mit Hilfe eines Codes verschlüsselt und mit einem Kommunikationspartner ausgetauscht wird (z. B. Organon-Modell nach Bühler, Kommunikationsmodell nach Jakobson)
- **Intentionale Modelle:** Fokussierung auf die Absicht des Kommunizierenden, das Gemeinte an den Hörer zu übermitteln (z. B. Konversationsmaxime nach Grice).
- **Modelle der Perspektivenübernahme:** Empathie, Kongruenz und emotionale positive Wertschätzung gelten als Grundlage der Kommunikation (z.B. Rogers).
- **Dialog-Modelle:** dialogische Konstruktion einer gemeinsamen Wirklichkeit (z. B. Watzlawick)

Sender-Empfänger-Modell nach Jakobson

Aufbauend auf der Modellvorstellung von Bühler (Bühler 1934; Kap 1.3.1) entwickelte Jakobson (1960) ein in Bezug auf das sprachliche Zeichen stärker ausdifferenziertes Modell mit sechs Konstituenten. Er unterscheidet in jeder (sprachlichen) Kommunikation sechs Faktoren: den Sender, den Empfänger, den Kanal, die Botschaft, den Kontext und den Code (Abb. 6).

Im Zentrum des Kommunikationsmodells von Jakobson steht die sprachliche Botschaft, also die Nachricht selbst. Sie verweist jedoch inhaltlich auf einen Kontext (Gegenstand, Sachverhalt, Referenz). Gleichzeitig ist die Nachricht aber durch den Vermittlungskanal (visuell, auditiv …) und den verwendeten Code (Sprachregeln, metasprachliche Regeln) gekennzeichnet. Wenn der Sender seine Botschaft plant (produktiv, emotiv), nimmt er auf diese Aspekte Bezug und drückt so seine Haltung und seine Befindlichkeit aus. Der Empfänger interpretiert diese Aspekte und nimmt den darin enthalten Appell, die darin enthaltene Aufforderung, auf.

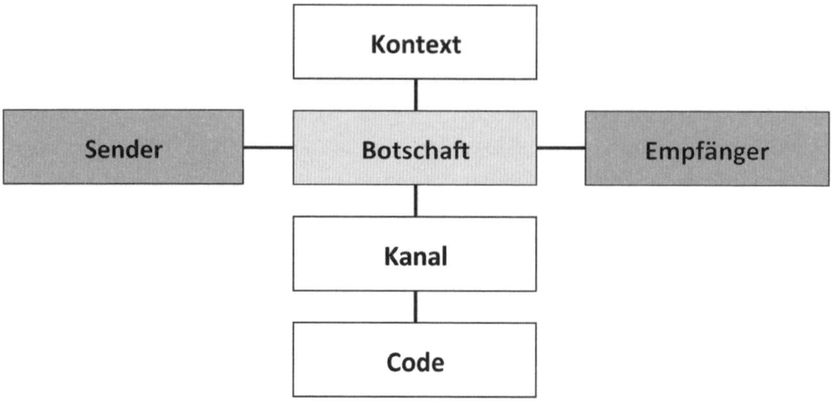

Abb. 6: Vereinfachte Darstellung des Kommunikationsmodells nach Jakobson (1960)

Axiome einer formalen Theorie menschlicher Kommunikation

Die Kommunikationstheorie von Watzlawick, Beavin und Jackson (1974) baut auf konstruktivistischen Überlegungen auf. Aus Sicht des Konstruktivismus ist nicht die Nachricht, sondern die soziale Interaktion zentral. Durch ein wechselseitig aufeinander bezogenes Verhalten beeinflussen sich die beteiligten Personen und reagieren aufeinander. Die Kommunikationstheorie dieser Autoren baut auf fünf Grundsätzen (Axiomen) auf, die für jede Situation mit kommunikativem Charakter gelten.

1. Axiom: Man kann nicht nicht kommunizieren: Jedes Verhalten einer Person hat einen Mitteilungscharakter bzw. einen kommunikativen Charakter. Dadurch kommunizieren zwei Personen miteinander, sobald sie sich gegenseitig wahrnehmen können. Da es keine gegenteilige Tätigkeit zum Verhalten gibt, kann man sich nicht nicht verhalten und demzufolge auch nicht nicht kommunizieren.

2. Axiom: Kommunikation hat einen Inhalts- und einen Beziehungsaspekt: Jede Mitteilung hat einen Inhaltsaspekt, der beinhaltet, was gemeint ist und einen Beziehungsaspekt, der Informationen über die Beziehung der kommunizierenden Personen gibt. Nach diesem Axiom gelingt Kommunikation, wenn Einigkeit auf der Inhalts- und Beziehungsebene oder mindestens auf der Beziehungsebene allein besteht.

3. Axiom: Kommunikationsabläufe werden unterschiedlich strukturiert: Mit diesem Axiom werden Ursache-Wirkungs-Zusammenhänge von Kommunikation beschrieben. Sender und Empfänger gliedern und interpretieren den Kommunikationsablauf unterschiedlich. Sie sehen ihr eigenes Kommunikationsverhalten dabei oft nur als direkte Reaktion auf das Verhalten des anderen. Dies würde einem linearen Zusammenhang entsprechen. Watzlawick und Kollegen gehen dagegen von einer kreisförmigen Interaktion aus. Dabei ist das kommunikative Verhalten des Einzelnen sowohl eine Reaktion auf das Verhalten des Kommunikationspartners, aber gleichzeitig selbst auch Reiz und Verstärkung für das Verhalten des anderen.

4. Axiom: Kommunikation bedient sich digitaler und analoger Modalitäten: Watzlawick und Kollegen unterscheiden zwei wesentliche Aspekte in der Kommunikation. Die digitale Modalität meint den Bezug zu Regeln und Syntax, die analoge Modalität fokussiert dagegen auf den inhaltlichen Aspekt und vernachlässigt den Bezug zu Regeln und Syntax.

5. Axiom: Kommunikation verläuft entweder symmetrisch oder komplementär: Die Kommunikation zwischen Interaktionspartnern ist von der Beziehung der Partner abhängig. Beruht sie auf Gleichheit, dann ist eine symmetrische Kommunikation zu beobachten. Beruht sie auf Unterschiedlichkeit, dann zeigt sich ein Über- und Unterordnungsverhältnis und daraus folgend eine komplementäre Kommunikation.

Vier-Seiten-Modell nach Schulz von Thun

Wie eben dargestellt postulierten Watzlawick und Kollegen, dass Kommunikation neben Inhaltsaspekten immer auch Aspekte der zwischenmenschlichen (sozialen) Beziehung aufweist. Dieser Ansatz wurde durch Schulz von Thun aufgegriffen und erweitert. Schulz von Thun verortet diese personellen Aspekte der Interaktion zwischen den Kommunikationspartnern in seinem Modell in den vier Seiten einer Nachricht.

Jede Nachricht beinhaltet vier Botschaften, die der Sender auf die eine oder andere Weise ausdrückt und der Empfänger wiederum auf die eine oder andere Weise decodiert/versteht, wobei Ausdruck und Eindruck nicht immer übereinstimmen müssen (Schulz von Thun 2011):

1 Sachinformation (Welche Information wird übermittelt?)
2 Selbstoffenbarung (Was gebe ich von mir selbst preis?)
3 Beziehungshinweis (Was halte ich von dir und wie stehe ich zu dir?)
4 Appell (Was möchte ich mit dieser Aussage erreichen?)

Da die sprachliche Nachricht häufig durch nonverbale und paraverbale Informationen ergänzt wird, welche die Beziehungsebene betreffen, besteht die Gefahr von Missverständnissen. Zudem unterliegen die vier Seiten einer Nachricht der subjektiven Wahrnehmung und Interpretation. Es ist nicht vorgegeben, auf welche Seite der Empfänger den Schwerpunkt seiner Wahrnehmung und Interpretation richtet. Die mit jeder Nachricht mitgesendeten Aspekte der Beziehung, der Selbstoffenbarung und des Appells sind den Sendern einer Nachricht in der (Alltags-)Kommunikation oftmals nicht bewusst und werden daher häufig zu wenig beachtet. Die Interpretation des Empfängers ist durch Vorerfahrungen und implizite Annahmen geprägt, die möglicherweise zu falschen Schlüssen oder Konflikten führen.

Zusammenfassung: Kommunikation im Kontext

Die vorgestellten Modelle berücksichtigen unterschiedliche Aspekte der Kommunikation. Zentral ist bei allen Modellen die Übertragung einer Nachricht, die im Wesentlichen über die drei Ausdruckskanäle verbal, paraverbal und nonverbal codiert und vermittelt wird (Büttner/Quindel 2013). In diesen Modellen sind jedoch die Kontexte, in denen Kommunikation und Interaktion stattfindet, nur unzureichend berücksichtigt. Die Modelle beziehen sich entweder sehr stark

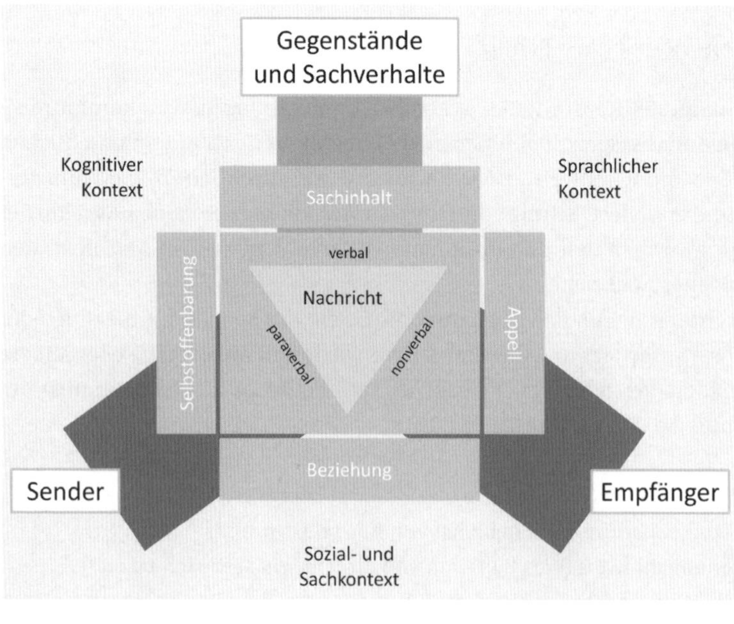

Abb. 7: Kommunikation im Kontext (Achhammer/Spreer 2015, 23)

auf die Nachricht und den Inhalt selbst (Jakobson) oder auf die Beziehung zwischen den Personen (Watzlawik). Auch wenn Schulz von Thun diese Aspekte verbindet, berücksichtigt er die Kontexte und Situationen, in denen die Kommunikation stattfindet, nicht angemessen. Achhammer/Spreer (2015) haben diese Kontextdimensionen in ihrem Modell ergänzt (Abb. 7). Der *Sozial- und Sachkontext* meint einerseits die soziale Situation, in der die Kommunikation stattfindet (Monolog, Dialog, Zwiegespräch, Gruppendiskussion etc.). Zum anderen ist für die Beschreibung einer Kommunikation und ihr Gelingen ebenso der sachliche Bezug wichtig. Über welches Thema wird gesprochen (Politik, Geographie, Gentechnik, Musik, Sport ...) und wie gut kennen sich die Kommunikationspartner in diesem Thema aus? Der *kognitive Kontext* bezieht sich auf die Komplexität der Kommunikationssituation (Wie viel Speicherkapazität benötige ich, um die Situation zu erfassen? Welche Aufmerksamkeit und Konzentration wird verlangt?). Als *sprachlicher Kontext* muss beachtet werden, ob für die Kommunikation ein bestimmter Wortschatz notwendig ist bzw. ob bestimmte Redewendungen oder Floskeln notwendig sind.

1.4.2 Elemente und Dimensionen von Kommunikation

Für eine gelingende Kommunikation müssen die kommunikativen Fähigkeiten an die jeweiligen Anforderungen (Kontexte) angepasst und erweitert werden. Bereits während des Spracherwerbs wird dafür das Repertoire an Kommunikationsformen beständig aufgebaut und erweitert. Letztlich zeigen sich kommunikative Fähigkeiten einer Person im situations- und kontextangemessenen Gebrauch (Verstehen und Produzieren) von Sprache und nichtsprachlichen Zeichen für Kommunikation und Interaktion. Es lassen sich unterschiedliche Dimensionen und Elemente der Kommunikation unterscheiden. Sie können einzeln oder kombiniert im Fokus der musiktherapeutischen Intervention stehen.

Perkins (2010) beschreibt pragmatisch-kommunikative Fähigkeiten als das Zusammenspiel semiotischer, kognitiver, motorischer und sensorischer Elemente (Tab. 4). Für die Kommunikation verwenden wir Menschen sprachliche und nichtsprachliche Zeichen (Semiotik), müssen sie verstehen, speichern und abrufen (Kognition) und wir müssen in der Lage sein, die Zeichen zu produzieren (Motorik) sowie die Zeichen der Anderen wahrzunehmen (Sensorik). In der Kommunikation interagieren die semiotischen, kognitiven, motorischen und sensorischen Elemente der Pragmatik, sie stärken oder hemmen einander (Perkins 2010, 62). Im Idealfall, also bei Kindern und Erwachsenen mit einer typischen Sprachentwicklung/Sprachverarbeitung, befinden sich diese Elemente im Gleichgewicht (equilibrium) und gewährleisten ein situations- und kontextangemessenes sprachliches und nichtsprachliches Kommunizieren. Für die Verarbeitung der Elemente unterscheidet Perkins die intrapersonelle Ebene (Erkennen, Interpretation) und die interpersonelle Ebene (Planung, Verwendung).

Tab. 4: Elemente der Pragmatik (Perkins 2010, 62)

Semiotische Elemente (Zeichen)	Kognitive Elemente (Gedächtnis)	Motorische Elemente (Bewegung)	Sensorische Elemente (Wahrnehmung)
Sprache: Phonologie Prosodie Morphologie Syntax Semantik Diskurs Gesten Blick Mimik Körperhaltung	Logik (Inference) Theory of Mind Exekutive Funktionen Gedächtnis Emotion Einstellung/Standpunkt (Attitude)	Vokaltrakt Hände Arme Gesicht Augen Körper	Hören Sehen

Verbale, nonverbale und paraverbale Kommunikation

Wie im vorangegangenen Kapitel dargelegt wurde, kommunizieren wir mit verbalen, nonverbalen und paraverbalen Zeichen. Diese unterschiedlichen Arten der Kommunikation schließen sich dabei jedoch nicht aus, sondern laufen gleichzeitig ab und sind häufig nicht klar voneinander zu trennen. Die verbale (sprachliche) Kommunikation bezeichnet die Verwendung von Sprache (Wörter, Phrasen, Sätze). Demgegenüber beinhaltet die nonverbale (nichtsprachliche) Kommunikation Zeichen, die bereits in der phylogenetischen Entwicklung des Menschen wichtige Funktionen hatten. Nonverbale Zeichen sind kommunikative Verhaltensweisen, die älter sind als der Sprachgebrauch und damit oftmals wirkungsvoller und unmittelbarer, da sie beim Gesprächspartner auch die nicht-rationale Wahrnehmung ansprechen. Da die Verwendung nonverbaler Zeichen weniger gut kontrollierbar als die Sprachverwendung ist, gilt sie auch als „echter". Wenn es einem z. B. schlecht geht, dann bemerken dies Familie, Freunde und Kollegen, auch wenn man versucht, es sich nicht anmerken zu lassen. Dies liegt neben den nonverbalen Zeichen dann aber auch oft an der prosodischen Gestaltung der sprachlichen Äußerung und damit an der Verwendung parasprachlicher Zeichen und Mittel: Über Aspekte wie Stimmklang, Lautstärke, Sprechtempo und Intonation werden vor allem emotionale Belange, aber auch soziale und kulturelle Aspekte (Dialekte, Gruppenzugehörigkeit) vermittelt (Röhner/Schütz 2015).

- **Verbale Zeichen:** Wörter, Phrasen, Sätze in gesprochener oder geschriebener Sprache (geht zum Teil über die wortwörtliche Bedeutung (Semantik) hinaus, z.B. bei Metaphern, Implikaturen und Synonymen)
- **Nonverbale Zeichen:** Gesichtsausdruck (Mimik), Gesten, Blickverhalten, Körperhaltung und -bewegung, Berührung, räumliche Distanz, Stimmzeichen, Pausen, Unterbrechungen, Sprachdauer, Pupillenveränderung, Manipulation der eigenen Person/von Objekten, vegetative Veränderungen (z.B. Erröten, Schweißausbruch, Händezittern)
- **Paraverbale Zeichen:** prosodische Elemente der Sprachäußerung (Stimmklang, Betonung, Sprechmelodie, Rhythmus, Sprechpausen, Sprechtempo, Akzente)

Soziale Aufmerksamkeit

Eine Grundlage für das Gelingen von Kommunikation ist die Fähigkeit zu sozialer Aufmerksamkeit. Diese zeigt sich über den *Blickkontakt*. Zunächst geht die Initiierung des Blickkontaktes vor allem von den Bezugspersonen aus. Zunehmend richtet der Säugling dann die Aufmerksamkeit auch von sich selbst aus auf die Bezugspersonen oder auf Objekte. In dieser Phase zeigt sich die soziale Kommunikation in einer diadischen Interaktion. Ab dem Alter von acht bis neun Monaten lässt sich dann eine gemeinsame bzw. geteilte Aufmerksamkeit (engl. *joint attention*) und ein gemeinsames Handeln (engl. *joint action*) beobachten (Bruner 2002). Die Aufmerksamkeit (der Blick) kann von dem Säugling auf ein gemeinsames Objekt oder einen gemeinsamen Akteur gerichtet werden, dabei helfen auch Zeigegesten. Die Bezugsperson und der Säugling können sich nun in Kommunikation und Interaktion über etwas Drittes austauschen. Tomasello (2013) bezeichnet diesen Wechsel von der diadischen zu einer triadischen Interaktion als „Neun-Monats-Revolution“. Sie ist eine wesentliche Grundlage für den Sprach- und Wissenserwerb, da nun Ziele und Wahrnehmungen geteilt werden (Tomasello et al. 2005). Da sich durch die Blicke zwischen Kind, Kommunikationspartner und Gegenstand ein Dreieck bildet, wird er auch als *triangulärer oder referentieller Blickkontakt* bezeichnet (Zollinger 2004). Die Menge an geteilter Aufmerksamkeit korreliert mit der Größe des produktiven Wortschatzes mit 21 Monaten (Kannengieser 2012).

Turn Taking

Turn Taking bezeichnet die Fähigkeit zum Sprecherwechsel. Ausgehend von abwechselnden Vokalisationen (vorsprachliche Dialoge) im frühen Kindesalter (Papoušek 1994) wird mit zunehmenden sprachlichen Fähigkeiten das dialogische Handeln in einer Kommunikationssituation (Verhalten als Sender und Empfänger) weiter ausdifferenziert. Turn Taking und Sprecherwechsel werden in der Sprechakttheorie beschrieben (Searle 1969). Neben dem Turn Taking sind weitere wichtige Fähigkeiten für die Kommunikation die Fähigkeit zur *Gesprächsinitiierung* sowie Fähigkeiten zur *Aufrechterhaltung von Gesprächen* über den Einsatz kohäsiver Mittel (Herstellen inhaltlicher Bezüge zu einer vorangegangenen Äußerung, Umformung, Neuinitiierung).

Präsupposition, Implikation

Bei der Planung von Rede- und Kommunikationsbeiträgen muss das Wissen des Kommunikationspartners mit berücksichtigt werden (Präsupposition). Wenn mein Kommunikationspartner zum Thema oder Inhalt des Gesprächs nicht alle Informationen hat, so muss ich in meinem Redebeitrag diese Informationen mitgeben (z. B. *Die Blume hat mir Eva geschenkt. Sie ist meine Frau.*). Auch die Implikation betrifft die Inhaltsebene der Kommunikation. Sie bezeichnet Dinge, die nicht gesagt, aber mit gemeint sind. So impliziert die Aussage „*Es regnet.*", dass Personen, Straßen und die Natur nass werden.

Vertikale und horizontale Kommunikation

Diese Begrifflichkeiten beziehen sich auf das Verhältnis der Kommunikationspartner zueinander. Als horizontal wird eine Kommunikation bezeichnet, bei der sich die Kommunikationspartner „auf Augenhöhe" befinden. Sie tauschen sich gleichberechtigt aus (z. B. Freunde, Ehepartner, Peers). Im Gegensatz dazu ist eine vertikale Kommunikation durch eine inhaltliche oder soziale Ungleichheit gekennzeichnet. Einer der Kommunikationspartner hat ein höheres Wissen oder einen anderen sozialen Status. Damit findet der Austausch nicht auf Augenhöhe statt. Dies ist beispielsweise bei Gesprächen von Laien mit Ärzten, Anwälten oder Handwerkern der Fall.

Blickkontakt als Grundlage sozialer Interaktion

Ein wichtiger Bestandteil der sozialen Interaktion ist der bewusste Blickkontakt, der sich bereits bei Säuglingen im Alter von drei Monaten zeigt (Beuker et al. 2013). So werden natürliche Gesichter länger angesehen als Fotos. Aus diesem frühen Blickkontakt entwickelt sich eine erste frühe Kommunikation, mit einem typischen Ablauf/Grundmuster (Lemche 2002; Sarimski 1986). Zunehmend gelingt es dem Säugling, seine eigene Wahrnehmung an der emotionalen Körpersprache (Affektausdruck, Gesichtsausdruck) der Bezugsperson zu orientieren (soziale Referenz). In der *Phase der Initiation* wird zunächst vor allem durch die Eltern die Bereitschaft zur Kommunikation signalisiert. Darauf folgt eine *Phase der gegenseitigen Orientierung*, in der die Eltern und das Kind den Blickkontakt klar aufeinander beziehen. Dies wird ggf. durch Mimik, Gestik oder Sprache/Vokalisationen begleitet. Darauf folgt eine *Begrüßungsphase*, in welcher der Blick, zum Beispiel durch ritualisierte Verhaltensweisen („Augengruß"), dialogisch wird. Die eigentliche Interaktion erfolgt auf dieser Grundlage dann im *spielerischen Dialog*. Abgeschlossen wird dieses Muster durch die *Phase der Abwendung* (Wegdrehen des Kopfes, Aufgabe des Blickkontaktes), meist durch das Kind. Die Entwicklung von Fähigkeiten der (sozialen) Interaktion wird durch verschiedene Aspekte sichtbar:

- Fähigkeit zur Imitation
- Entwicklung des Blickkontaktes (Ziel: triangulärer Blickkontakt, der zwischen Aufmerksamkeitsfokus und Bezugsperson wechselt)
- Interaktion durch Austausch von Objekten im Spiel
- Einsatz präverbaler Kommunikation (allein und in Verbindung mit Mimik und Gestik)
- Erkennen von Handlungsmacht durch Taten
- Erkennen von Handlungsmacht durch Äußerungen
- Vertreten eigener, auch oppositioneller Standpunkte
- Entwicklung von Bindungen/emotionalen Beziehungen zu Bezugspersonen
- Entwicklung von Konzeptionen des Selbst („Ich-Entwicklung", Intersubjektivität – ich und andere Personen sind Subjekte, zwischen denen ein Austausch von Perspektiven und Gedanken möglich ist) – ab ca. neun Monaten
- ab ca. dem zweiten Lebensjahr Dezentrierung – Unterscheidung zwischen Du und Ich

Gestische Kommunikation

Neben Lautsprache, Blickkontakt und Mimik spielen kommunikative Gesten eine wichtige Rolle in der Kommunikation. Als Gesten werden Körperbewegungen (Arme, Hände, Kopf) bezeichnet, die begleitend zum Sprechen produziert werden (Rohlfing 2013). Sie sind Zeichen der nonverbalen Kommunikation.

Bereits vor dem Sprechen der ersten Wörter benutzen Säuglinge Gesten in der Kommunikation, vorrangig deiktische, ikonische und konventionalisierte Gesten. Sie treten somit zunächst unabhängig von sprachlichen Äußerungen auf, um Intentionen auszudrücken. Im weiteren Verlauf der Sprachentwicklung dienen sie dann der Verstärkung der sprachlichen Äußerung (Beuker et al. 2013; Iverson/Goldin-Meadow 2005; Liszkowski 2011).

- **Konventionalisierte Geste (z.B. Kopfnicken als Bejahung, Winken zum Abschied):** Bedeutung und Form dieser Gesten sind in den Kulturen quasi lexikalisiert. Konventionalisierte Gesten treten häufig ohne parallele Sprachäußerung auf.
- **Ikonische (auch symbolische, referentielle) Gesten:** Ikonische Gesten illustrieren das Gesagte (z.B. Imitation des Rührens in einem Topf bei Erzählungen zum Kochen). Sie beinhalten damit einen Teil der semantischen Information.
- **Deiktische Gesten:** Mit Hilfe deiktischer Gesten wird eine Referenz auf eine Person, ein Objekt oder auf eine Situation hergestellt (Zeigen mit Finger, Hand, anderen Körperteilen). Durch deiktische Gesten wird die Aufmerksamkeit des Kommunikationspartners aktiv gelenkt und es entsteht in der Folge eine Phase der geteilten Aufmerksamkeit. Kinder können so schon im vorsprachlichen Bereich ihre Intentionen ausdrücken und einen Kommunikationsinhalt vorschlagen (z.B. Zeigen auf ein Spielzeugauto), der dann von der Bezugsperson sprachlich beschrieben und elaboriert wird („Das ist ein Feuerwehrauto. Wo brennt es denn? Die Feuerwehr kommt mit tatütata…").

Vor allem für die Verwendung von deiktischen Gesten im Säuglingsalter wird ein enger Zusammenhang mit der weiteren Sprachentwicklung gesehen (für einen Überblick siehe Lüke 2015). Von besonderer Bedeutung scheint hier die Verwendung des Indexfingerpointings, also das Zeigen mit dem Zeigefinger. So konnten z.B. Murillo/Belinchón (2012) zeigen, dass die Häufigkeit des Zeigens mit dem Zeigefinger im Alter von neun Monaten positiv mit dem Wortschatz mit 15 Monaten korreliert. Lüke konnte in ihrer Studie zudem Unterschiede in der Verwendung ikonischer Gesten bei Kindern mit und ohne Risiko für Sprachentwicklungsstörungen aufzeigen. Die Häufigkeit der Verwendung von Zeigefingergesten scheint eine diagnostische Relevanz zu haben (Lüke 2015).

1.4.3 Gestörte Kommunikation

Je nach Kommunikationsmodell und Spracherwerbstheorie können unterschiedliche Ursachen für das Misslingen oder Gelingen einer Kommunikation vermutet werden. Sie können sowohl die sprachliche als auch die nichtsprachliche Ebene betreffen und das Leitsymptom einer Störung darstellen oder als Sekundärsymptom auftreten. Dies macht eine Analyse, Beschreibung und einheitliche Darstellung schwierig (Achhammer et al. 2016).

Perkins beschreibt pragmatische Störungen als Ungleichgewicht der pragmatischen Elemente (Perkins 2010). Durch diese Sichtweise werden die Zusammenhänge zwischen der beobachteten Störung im pragmatisch-kommunikativen Bereich und deren Ursachen in anderen Entwicklungs- und Verarbeitungsbereichen deutlich.

Die semiotischen, kognitiven, motorischen und sensorischen Elemente der Pragmatik (Kap. 1.4.2) sind im Normalfall im Gleichgewicht (*equilibrium*), wo sie sich gegenseitig stärken und hemmen und auf diese Weise ein situations- und kontextangemessenes sprachliches und nichtsprachliches Kommunizieren ermöglichen. Kommt es infolge einer Entwicklungsbeeinträchtigung oder aufgrund organischer oder funktionaler Probleme zur Schädigung eines dieser Elemente, dann kommt es zu einem Ungleichgewicht (*disequilibrium*). Die Folge sind rezeptive oder produktive Beeinträchtigungen auf der intrapersonellen (Verständnis von Situationen, Texten, Sprachäußerungen) oder interpersonellen Ebene (Kommunikation zwischen Personen). Damit kann die Person Kommunikationssituationen nicht mehr angemessen verstehen oder in diesen Situationen nicht mehr selbst als Kommunikationspartner agieren. Für Perkins sind pragmatische Störungen daher eine kompensatorische Adaption und somit als Sekundärproblematik zu verstehen.

> **Kommunikative Störungen** werden in unterschiedlichen Teilen von Kommunikation und Interaktion sichtbar. Sie sind nur im Kontext der individuell vorhandenen sprachstrukturellen Fähigkeiten (Aussprache, Wortschatz, Grammatik) sowie eingebunden in situative, soziale, kulturelle Kontexte und die Fähigkeits-, Verarbeitungs- und Persönlichkeitsmerkmale der Person analysierbar.

Nach Perkins (2010) werden die pragmatisch-kommunikativen Störungen je nach zugrundeliegenden Ursachen in primäre, sekundäre und multiple pragmatische Störungen unterteilt.

- **Primäre pragmatische Störung:** kognitive Dysfunktionen (Gedächtnis, Theory of Mind, exekutive Funktionen, Emotion, Verhalten, schlussfolgerndes Denken)
- **Sekundäre pragmatische Störungen:** resultieren aus Problemen im sprachlichen Bereich (Phonologie, Morphologie, Grammatik / Syntax, Lexikon, Prosodie, Diskursfähigkeit) oder aus Problemen im sensomotorischen Bereich (auditive Wahrnehmung, visuelle Wahrnehmung, motorische / artikulatorische Fähigkeiten)
- **Multiple pragmatische Störungen:** Ursachen in mehreren Entwicklungs- und Verarbeitungsbereichen

Es gibt jedoch auch Personen mit erheblichen Problemen in der verbalen und nonverbalen Kommunikation, deren Störungsproblematik sich ausschließlich auf den pragmatisch-kommunikativen Bereich bezieht und deren Auffälligkeiten nicht auf angeborene oder erworbene Bedingungen zurückzuführen sind. Diese Störungen werden seit der DSM-V Klassifikation als „sozial pragmatische Störung" („social (pragmatic) communiciation disorder — SPCD") bezeichnet (American Psychiatric Association 2013; Falkai / Döpfner 2015).

Die möglichen Symptome bei kommunikativen / pragmatisch-kommunikativen Störungen betreffen den sprachlichen und nichtsprachlichen Bereich (Achhammer et al. 2016; Cummings 2014; Glück 2007; Glück / Spreer 2014). Je nach Störung sind diese Symptome unterschiedlich ausgeprägt vorzufinden. Sie werden in der Folge überblicksartig vorgestellt. Die im zweiten Teil dieses Buches vorgestellten Sprach- und Kommunikationsstörungen sind jeweils mit unterschiedlichen Symptomen auf der pragmatisch-kommunikativen Ebene assoziiert.

Pragmatisch-kommunikative Störungen im Entwicklungsverlauf

Pragmatisch-kommunikative Störungen sind je nach Alter der betroffenen Person in Bezug auf Symptomatik und Ätiologie zum Teil sehr unterschiedlich. So treten pragmatisch-kommunikative Störungen im Kindesalter vor allem in Verbindung mit Entwicklungsstörungen auf, die häufig bis ins Jugend- und Erwachsenenalter persistieren und sich manifestieren. Pragmatisch-kommunikative Störungen im Jugend- und Erwachsenenalter sind zumeist erworbene Störungen, die mit Hirnverletzungen, degenerativen Erkrankungen, Tumoren und psychischen Störungen einhergehen.

Für eine überblicksartige Darstellung werden die Störungen nachfolgend in Bezug zum Entwicklungsalter dargestellt. Cummings (2014) unterscheidet Störungen in der Entwicklungsperiode (0 – 7 Jahre), Störungen in der älteren Kindheit/im Jugendalter bzw. der frühen Adoleszenz (7–18 Jahre) sowie Störungen im Erwachsenenalter.

Störungen in der Entwicklungsperiode (0–7 Jahre)

Pragmatisch-kommunikative Störungen in der Entwicklungsperiode treten vor allem in Verbindung mit (Sprach-)Entwicklungsstörungen auf und manifestieren sich bis ins Jugend- und Erwachsenenalter. Bei Kindern mit Sprachentwicklungsstörungen sind die Probleme in den Bereichen Aussprache, Wortschatz und Grammatik dabei als ursächlich für die Auffälligkeiten im situations- und kontextangemessenen Sprachgebrauch anzusehen (Botting/Conti-Ramsden 2000). Ebenfalls zeigen sich in diesem Alter pragmatisch-kommunikative Probleme als Hauptsymptom bei Kindern mit Autismus-Spektrum-Störung (Reisinger et al. 2011). Cummings ordnet auch pragmatisch-kommunikative Auffälligkeiten der Entwicklungsperiode zu, die aus Problemen in den Bereichen Emotionalität, Verhalten und Aufmerksamkeit resultieren (Bellani et al. 2011; Green et al. 2014; Mackie/Law 2010). So können Kinder mit Verhaltensstörungen, Aufmerksamkeitsdefizitsyndrom, Mutismus oder Kontaktstörungen in bestimmten Situationen nicht adäquat kommunizieren/interagieren. Auch können die Störungen zu sozialer Isolation und damit wiederum zu geringeren pragmatisch-kommunikativen Lernerfahrungen führen.

Bei einer anderen Gruppe von Kindern sind kognitive Beeinträchtigungen oder genetische Syndrome ursächlich für die pragmatisch-kommunikativen Auffälligkeiten (z.B. Down-Syndrom, Williams-Syndrom, Fragiles X-Syndrom) einhergehen (Finestack et al. 2012; Laws/Bishop 2004).

Störungen in der älteren Kindheit/im Jugendalter (frühe Adoleszenz, 7–18 Jahre)

In dieser Gruppe werden Kinder und Jugendliche zusammengefasst, bei denen sich kommunikative Probleme nach dem Abschluss der Sprachentwicklung zeigen. Diese ist in ihren wesentlichen Grundzügen (Aussprache, Wortschatz, Grammatik) im Alter von fünf Jahren abgeschlossen (Kauschke 2012).

Bei älteren Kindern (ab dem siebten Lebensjahr) zeigen sich die manifestierten Störungen der Entwicklungsperiode, wenn die Beeinträchtigungen der pragmatisch-kommunikativen Verarbeitung im Entwicklungsverlauf zu dauerhaften Auffälligkeiten geführt haben (z.B. bei Down-Syndrom, Autismus). Treten die Störungen erst in dieser Entwicklungsphase auf, dann betreffen sie die komplexere pragmatische Verarbeitung (z.B. Fähigkeit zum Verstehen linguistischer Zweideutigkeiten, Fähigkeit zur individuell angemessenen Präsuppositition, Fähigkeit zur korrekten Wiedergabe komplexer Abläufe). Hinzu kommen im Altersbereich von 7–18 Jahren kommunikative Störungen infolge von Schädigungen des Gehirns durch Krebserkrankungen, Hirnverletzungen, Chemotherapie oder neurochirurgische Eingriffen. Die Komplexität der beobachtbaren pragmatisch-kommunikativen Störung entsteht im Kindes- und Jugendalter durch Reorganisationsprozesse des immer noch im Wachstum befindlichen Gehirns und dem gleichzeitigen Erwerb von späten sprachlichen und metasprachlichen Kompetenzen. So können sich Störungen in der sprachstrukturellen Verarbeitung, in den Diskursfähigkeiten, aber auch im Textverstehen oder in narrativen Leistungen zeigen. Für eine Übersicht siehe Cummings (2014, 44 ff.).

Störungen im Erwachsenenalter

Die schon für das Kindes- und Jugendalter beschriebenen pragmatisch-kommunikativen Störungen können sich bis zum Erwachsenenalter weiter manifestiert haben (z. B. Autismus, Störungen in Folge genetischer Syndrome). Pragmatisch-kommunikative Störungen können aber auch erst im Erwachsenenalter, nach dem vollkommen abgeschlossenen Spracherwerb entstehen. Sie resultieren dann aus psychiatrischen, degenerativen oder neurologischen Erkrankungen / Schädigungen.

Bei neurologischen Schädigungen ist die sprachliche und pragmatisch-kommunikative Symptomatik von Art, Umfang und Lokalisation der Schädigung abhängig. Auf Grund der abgeschlossenen Hirnreifung kommt es im Erwachsenenalter seltener zu Reorganisation, Remission oder Kompensation (Huber et al. 2013).

Ab dem mittleren Erwachsenenalter häufen sich degenerative Erkrankungen wie Multiple Sklerose oder Parkinson. Die mit der Degeneration einhergehenden kognitiven oder motorischen Probleme beeinflussen die Fähigkeiten zur Kommunikation. Für Personen mit Parkinson werden neben motorischen und damit artikulatorischen Einschränkungen zum Beispiel Auffälligkeiten im Bereich Intonation (Markieren von syntaktischen Phrasengrenzen) und dem Verstehen von Sprechakten, Ironie sowie von Metaphern und Implikaturen berichtet (Cummings 2014; McNamara et al. 2010).

Im fortgeschrittenen Erwachsenenalter kommt es infolge von degenerativen Krankheiten wie Demenz oder Alzheimer-Demenz immer häufiger zu pragmatisch-kommunikativen Störungen (Schecker 2010). Infolge der Demenz kann das Gesprächsverhalten durch Wortfindungsprobleme oder Schwierigkeiten bei der Gesprächsplanung gestört sein. In den zunehmend floskelhaften und inhaltsarmen Äußerungen zeigen sich Paraphasien, Perseverationen und syntaktische Störungen.

Auch infolge von psychischen Erkrankungen, wie z. B. Schizophrenie, zeigen sich kommunikative Störungen. Die Probleme betreffen meist die Produktion von Texten und Erzählungen (Narration). Diesen fehlt es häufig am „roten Faden“, sie sind inkohärent (Perlini et al. 2012). Kruck et al. (2011) berichten darüber hinaus von Problemen im Bereich der Inferenzziehung und des Schlussfolgerns.

1.5 Vergleich von Sprache und Musik

Im folgenden Abschnitt werden Musik und Sprache in der ungestörten Entwicklung und Verarbeitung gegenübergestellt. Die Darstellung der gestörten Verarbeitung erfolgt mit Bezug zu den jeweiligen Sprach- und Kommunikationsstörungen im zweiten Teil des Buches.

1.5.1 Struktur

Die Struktur von Musik und Sprache ist auf vielen Ebenen vergleichbar. Beides sind akustische Phänomene, die sich im Laufe der Zeit verändern, sie bestehen aus einer begrenzten Anzahl an Elementen und für die Kombination dieser Elemente gibt es zwar jeweils spezifische Regeln, die aber trotzdem unbegrenzte Kombinationsmöglichkeiten zulassen.

Wie bereits im Kapitel 1.3 dargestellt gibt es in jeder Sprache eine begrenzte Anzahl an Phonemen. Die Lautgestalt (phonetische Repräsentation) der Phoneme sowie die Kombination von Konsonanten und Vokalen zu Silben sind durch phonotaktische Regeln vorgegeben. Auch für die Kombination der Silben zu Wörtern und Wortstämmen sowie für morphologische Veränderungen gibt es Regeln. Schließlich gibt es syntaktische Regeln für die Kombination der Wörter zu Phrasen, Haupt- und Nebensätzen. Das Regelinventar dieser Kombinationsmöglichkeiten ist durch die sprachspezifische Grammatik festgelegt. Zusätzlich werden sprachspezifische Akzente und prosodische Elemente regelhaft genutzt, um Inhalte zu verstärken (Guasti 2004).

In der Musik gibt es als Begrenzung in jedem Kulturkreis eine unterschiedliche Anzahl an Tönen innerhalb einer Oktave. Die Oktave ist durch die Verdopplung der Schwingungsfrequenz gekennzeichnet (Kammerton „a1“ – 440 Mhz; „a2“ – eine Oktave höher: 880 Mhz; „a“ – eine oktave tiefer: 220 Mhz). Im abendländischen Tonsystem unterteilen wir die Oktave in 12 Halbtonschritte, es gibt aber beispielsweise im Orient Skalen mit über 20 Unterteilungen (Deutsch 2013). Je nach Kulturkreis gelten unterschiedliche Regeln für die Kombination von Tönen zu musikalischen Phrasen, Liedern, Konzerten, Sinfonien. Von grundlegender Bedeutung sind dabei die möglichen Tonarten (Skalen), die aus den jeweiligen Unterteilungen der Oktave resultieren. Mehrere Töne können bei gleichzeitigem Erklingen Intervalle und Harmonien und in der Aneinanderreihung und Kombination Melodien, Intervallfolgen oder Harmoniefolgen bilden. Auch für die Kombination von Tönen, Intervallen und Harmonien gibt es für jeden Kulturraum spezifische Regelsysteme (musikalische Syntax), welche unbegrenzte Kombinationsmöglichkeiten eröffnen (Lerdahl 2001; Lerdahl/Jackendoff 1983).

1.5.2 Sozialisation und Evolution

Sprache und Musik sind kulturübergreifende Fertigkeiten, deren Gebrauch den Menschen von anderen Spezies unterscheidet. Jede Kultur hat eigene Geschichten, Texte, Bedeutungen, Wörter – und eben auch eine eigene Musik, egal ob instrumental oder vokal in der Verbindung von Sprache und Musik, als Lieder. Soziale Gruppen (z.B. Jugendliche, Rentner, Migranten eines bestimmten Herkunftslandes) sind nicht nur durch eine gruppenspezifische Sprache, sondern häufig ebenso durch gruppenspezifische Musik, die in speziellen Medienformaten in Radio, Internet und Fernsehen transportiert und rezipiert wird, gekennzeichnet (für einen Überblick siehe Kleinen 2008). Daher spielen beide Phänomene eine entscheidende Rolle in der Kommunikation und Koordination von Gruppen sowie für den sozialen Zusammenhalt (Koelsch/Siebel 2005).

In der Evolutionsforschung gibt es Diskussionen über gemeinsame Wurzeln von Musik und Sprache. Beide Phänomene scheinen sich als unterschiedliche Spezialisierungen eines gemeinsamen referentiell-emotiven Vorgängers, der sogenannten „musilanguage“, entwickelt zu haben. In der weiteren Entwicklung der Menschheit hat sich Musik dann als Möglichkeit zur Vermittlung von Emotionen herauskristallisiert und entwickelt, während die Sprache vor allem für die referentiell-inhaltliche Vermittlung verwendet wird (Brown 2000; Fitch et al. 2005).

1.5.3 Entwicklungs- und Lernmechanismen

Auch in der Betrachtung der Entwicklung finden sich vergleichbare Prozesse und es werden häufig die gleichen Studien für die frühkindliche Entwicklung von Sprache und Musik herangezogen. Die Entwicklung von sprachlichen und musikalischen Fähigkeiten erfolgt anhand der gleichen Entwicklungs- und Lernmechanismen. So sind statistisches Lernen, implizites Lernen und Regelinduktion bei beiden zu finden (Brandt et al. 2012; McMullen und Saffran 2004). Kinder wissen nichts über die grammatische Struktur von Sätzen, über Wortformen, Verbstellung und Flexionsmöglichkeiten, trotzdem wenden sie die Regeln zumeist richtig an. Ebenso singen sie die Melodie eines Liedes, ohne etwas von Skalen, Tonalität und Intervallen zu wissen. Vor allem zu Beginn des Lebens, in der vorsprachlichen Phase, in der der Säugling beginnt, seine Aufmerksamkeit auf Sprache zu richten und erste Wörter zu entdecken, scheint das Gehirn Musik und Sprache nicht in unterschiedlichen Domänen zu verarbeiten. Die Sprache stellt in dieser Entwicklungsphase für das Gehirn eher eine Art Musik dar (Koelsch / Siebel 2005). Zu Beginn der Sprachentwicklung muss der Säugling mit Sprachmelodie, Sprachkontur, Sprachrhythmus, Dynamik und Betonung vor allem die prosodischen bzw. musikalischen Elemente beachten und analysieren, um im sprachlichen Input (Muttersprache) erste Laute und Wörter zu erkennen. So können Säuglinge bereits direkt nach der Geburt Sprachen auf Grund der sprachtypischen Wechsel von betonten und unbetonten Silben voneinander unterscheiden und beachten die Konturverläufe (Kuhl 2004). Damit analysieren die Säuglinge den sprachlichen Input vor allem anhand seiner musikalisch-akustischen Eigenschaften. Sie nutzen die prosodischen Informationen (Betonung, Konturverlauf und Pause) auch, um grammatische Regeln abzuleiten. Da die prosodischen Informationen die Funktion eines „Steigbügels" für grammatisches Lernen haben, spricht man von prosodischem bootstrapping. Im weiteren Verlauf des typischen Spracherwerbs nimmt die besondere Beachtung der prosodischen Elemente der Sprache ab und die Kinder sind zunehmend in der Lage, den Input sprachstrukturell zu analysieren. Sie sind beim Erkennen von Silben, Wörtern und Sätzen nicht mehr auf die prosodische Zusatzinformation angewiesen, da sie zunehmend auf sprachspezifisches Wissen zurückgreifen können (Höhle 2002, 2004; Sallat 2011a).

1.5.4 Melodie und Singen

Die Beachtung von Tonhöhen, Konturverläufen und Sprachmelodie spielt eine besondere Rolle im frühen Spracherwerb. In der erwachsenen Sprachverarbeitung ist die Sprachmelodie vor allem für die Unterscheidung unterschiedlicher Satzarten (Aussagesatz, Fragesatz) sowie für den Transport von Emotionen zuständig. Allerdings gibt es auch Sprachen, in denen die Sprachmelodie von sehr viel größerer Bedeutung ist. In Tonsprachen wie Mandarin ändert sich die Bedeutung von Silben und Wörtern je nach Tonhöhe oder Konturverlauf.

Die Sprachmelodie (Kontur) unterscheidet sich jedoch deutlich von gesungenen Melodien. So ist der Umfang einer Sängerstimme mit über zwei Oktaven deutlich größer als der einer Sprechstimme (Quinte). Zudem sind beim Singen die Tonhöhen und Tondauern exakt festgelegt und das Verhältnis von Vokaldauern zu Konsonanten um ein Vielfaches zugunsten der Vokale verschoben (Friedrich et al. 2013). Die Unterschiede zwischen Sprech- und Singstimme sind in der an Säuglinge gerichteten Sprache (child directed speech, motherese) geringer, da die Bezugspersonen zu Säuglingen in einer erhöhten Sprechstimmlage sowie mit einer überhöhten Sprachmelodie sprechen und damit dem Singen sehr nahekommen. Diese deutliche Hervorhebung von Tonhöhen und Melodieverläufen nutzt der Säugling für ein besseres Sprachverständnis. So konnte beispielsweise gezeigt werden, dass sich Säuglinge aus unterschiedlichen Sprachen bereits in ihren Schreiäußerungen durch unterschiedliche Konturverläufe unterscheiden (Mampe et al. 2009; Wermke 2008). In der erwachsenen Sprachverarbeitung können melodische Zusatzinformationen genutzt werden, um neue Wörter besser zu lernen. So konnten Schön et al. in einem Experiment zum statistischen Sprachlernen zeigen, dass Erwachsene dreisilbige Kunstwörter lernen, wenn sie ihnen gesungen dargeboten werden. Das Sprachlernen war in zwei unterschiedlichen Bedingungen nachweisbar. Zum einen, wenn jede Silbe einen ganz spezifischen Ton zugewiesen bekam und immer auf genau diesem Ton gesungen wurde (z. B. / si / = gesungenes „g“; / py / = gesungenes „h“). Die Wörter wurden allerdings auch gelernt, wenn die Zuteilung von Silben und Tonhöhen zufällig und unterschiedlich erfolgte. Im Gegensatz dazu wurden die Wörter bei monotoner Darbietung auf einer Tonhöhe nicht gelernt (Schön et al. 2008). Wahrscheinlich werden durch das Singen die phonologischen Grenzen zwischen den Silben deutlicher, es sind überlappenden Hirnstrukturen aktiviert und Gefühl und Aufmerksamkeit durch das Singen erhöht. Auch Kinder im Alter von fünf Jahren mit einer typischen Sprachentwicklung profitieren von der gesungenen Darbietung (Sallat et al. in Vorb.). Einen interessanten Zusammenhang zwischen melodischen Aspekten von Sprachen und Musik konnten Patel et al. (2006) aufzeigen. Sie verglichen sprachtypische akustische Kennwerte (Analyse von Vokaldauern und Grundfrequenzen) mit englischer und französischer Instrumentalmusik des ausgehenden 19. und beginnenden 20. Jahrhunderts. Sie konnten zeigen, dass englische Instrumentalmusik dieser Zeit eine große Variabilität aufeinanderfolgender Intervalle aufzeigt und dies vergleichbar mit der englischen Sprache ist, in der sich aufeinanderfolgende Vokale in Bezug auf Dauer und Grundfrequenz ebenfalls deutlich unterscheiden. Im Gegensatz dazu findet sich in der französischen Musik eine geringe Variabilität mit häufig nur Halbtonschritten. Dies entspricht dem Akustikwert für die französische Sprache, in der die Kennwerte für Vokaldauer und Grundfrequenz viel geringer sind.

1.5.5 Rhythmus

Der Rhythmus ist ein wesentliches Element von Musik und Sprache, allerdings wird der Begriff häufig uneinheitlich verwendet (z. B. bei der Definition der Begriffe Biorhythmus, Puls und Hirnfrequenz). Rhythmus wird dabei mit Periodizität gleichgesetzt, aber obwohl alle periodischen Muster rhythmisch sind, sind nicht alle rhythmischen Muster periodisch. Für Patel (2008) sind Sprache und Musik als systematische zeitliche, akzentuierte und phrasale akustische Muster gekennzeichnet und damit rhythmisch analysierbar. Ein wesentliches rhythmisches Merkmal ist die Gruppierung von sprachlichen oder musikalischen Einheiten innerhalb von Phrasen. Diese lassen sich sowohl in der Musik aufzeigen als auch in der Sprache. In der Sprache spricht man von prosodischer Hierarchie oder prosodischer Gruppierung (Nespor/Vogel 1983). Diese Gruppierung ist natürlich von der phonologischen und syntaktischen Struktur eines Satzes oder einer Wortgruppe beeinflusst, geht zum Teil aber auch darüber hinaus. Säuglinge sind bereits sehr früh sensibel für diese Gruppierungen und bevorzugen sowohl in der Sprache als auch in der Musik Pausen am Ende von Phrasen im Gegensatz zu Pausen, die an willkürlichen Stellen innerhalb der Phrasen gesetzt wurden (Jusczyk 2002). In der Musik hat jedes Musikstück eine bestimmte Taktart und ein vorgegebenes Tempo (Metrum). Durch die Taktart ergeben sich Töne, die stärker betont sind (Hauptzählzeiten) und unbetonte Töne (Nebenzählzeiten). Musikalische Phrasen sind neben melodischen und harmonischen Zusammenhängen auch durch diese rhythmische Besonderheiten und Pausen gekennzeichnet. Durch den sprachspezifischen Wechsel von betonten und unbetonten Silben ergeben sich unterschiedliche Sprachrhythmen, wie Jambus oder Trochäus. Bereits direkt nach der Geburt sind Säuglinge in der Lage, Sprachen auf Grund dieser rhythmisch-prosodischen Besonderheiten zu unterscheiden. Sprachen werden aufgrund ihrer rhythmischen Besonderheiten in die drei Rhythmusklassen stress-timed (z. B. Deutsch, Englisch), syllable-timed (z. B. Spanisch, Französisch) und mora-timed (z. B. Japanisch) eingeteilt. Stress-timed bedeutet dabei die Betonung einer Silbe (starke Silbe, Akzent), gefolgt von schwachen Silben (unbetonte Silben, Schwa). Diese Folge wird auch als prosodischer Fuß bezeichnet, die Sprachen dieser Klasse auch als akzentzählende Sprachen. Die Zeitdauern von einem Akzent zum nächsten sind dabei gleich lang. Im Gegensatz dazu werden syllable-timed-Sprachen als silbenzählend bezeichnet. Bei ihnen sind die Silbendauern gleich lang, aber die Zeiten zwischen den Akzenten unterschiedlich. Der Rhythmus der mora-timed-Sprachen bezieht sich dagegen nicht auf die Silbenstruktur, sondern auf die subsyllabische Einheit der Mora. Diese haben die gleiche Zeitdauer. Ähnlich wie für die Sprachwahrnehmung aufgezeigt, ist auch die Fähigkeit zur Wahrnehmung von musikalischen Metren und Rhythmen von Entwicklung, Lernen und kulturellem Einfluss abhängig. So erkennen beispielsweise sechs Monate alte nordamerikanische Säuglinge metrische Brüche (auf den Takt bezogen) in Volksliedern vom Balkan ebenso gut wie rhythmische Fehler in amerikanischen Liedern. Nordamerikanische Erwachsene erkennen diese Fehler in den Liedern vom Balkan nicht mehr, erwachsene Bulgaren hingegen sofort (Patel 2008).

1.5.6 Wahrnehmung von Klang und Invarianz

Für den Klang von Sprache und Stimme (Stimmklang unterschiedlicher Sprecher oder Sänger) und für Klangfarben von Musik (Instrumente, Interpretation) sind das Oberton- oder auch Formantenspektrum sowie der Beginn der Tonerzeugung von besonderer Bedeutung (Patel 2008). In Abhängigkeit von der Anatomie des Vokaltraktes haben Stimmen einen individuellen Klang. Ebenso klingen Instrumente infolge unterschiedlicher Tonerzeugung und unterschiedlicher Klangkörperstruktur verschieden. In der Sprache hilft die Voice Onset Time dabei, verschiedene Konsonanten, aber auch Stimmen voneinander zu unterscheiden. Als Voice Onset Time wird die „Einschwingzeit“ in der Artikulation von der Öffnung des Verschlusses der Lippen (bei b/p), Zahndamm (bei d/t) oder Gaumen (bei g/k) bis zum Einsatz der Stimme bezeichnet. So unterscheiden sich die Konsonanten /d/ und /t/ hauptsächlich durch die Einschwingzeit, bis der Laut zu hören ist (Friedrich et al. 2013). Dies ist vergleichbar zur Musik, wo die Wahrnehmung von unterschiedlichen Klängen ebenfalls vor allem auf den Einschwingungsvorgang zurückzuführen ist. Beispielsweise klingt ein rückwärts abgespielter Klavierton eher wie ein Akkordeonton, da das Klavier auf Grund des Hammerschlags bei der Tonerzeugung einen kurzen Einschwingungsvorgang hat, nach dem der Ton langsam ausklingt. Im Gegensatz dazu hat das Akkordeon durch die Tonerzeugung, mittels eines durch Luft in Schwingung versetzten Metallblättchens, eine längere Toneinsatzzeit. Für einen Überblick über die psychoakustischen Grundlagen des Musikhörens siehe Fricke/Louven (2008).

Grundlegend für das Verständnis von Sprache und Musik ist die Wahrnehmung von Invarianzen (Unveränderbarkeiten). So werden Wörter als invariant und mit der gleichen Bedeutung wahrgenommen, obwohl sich ihr akustisches Muster bei unterschiedlichen Sprechern sehr deutlich bezüglich Stimmlage, Stimmklang, Akzent etc. unterscheiden kann. Ebenso werden Lieder und Melodien unabhängig von der Tonhöhe oder dem Tempo wiedererkannt und sind als invariante Einheiten gespeichert. Grundlegend für diese Verarbeitungs- und Wiedererkennensleistungen ist die kategoriale Wahrnehmung. Verändert man die Voice Onset Time des Konsonanten /d/ allmählich zu einem /t/, so werden die Versuchspersonen trotzdem sehr lange weiter /d/ wahrnehmen und nur in einem sehr kleinen Bereich (kritische Schwelle) zu uneinheitlichen Bewertungen kommen und anschließend deutlich /t/ hören. Kategorial wahrgenommen werden u.a. Artikulationsart (Stimmeinsatzzeit) und Artikulationsort (Einsatzfrequenz des zweiten und dritten Formanten), sie kennzeichnen Phonemkontraste (Friedrich et al. 2013). Ebenso funktioniert die Wahrnehmung zwischen Halbtönen kategorial, sonst wäre es beispielsweise unmöglich, einem a cappella singenden Chor zuzuhören oder in ihm selbst zu singen, da sich hier immer wieder feine Tonhöhenverschiebungen im Verlauf eines Musikstückes ergeben. Menschen mit absolutem Gehör sind hier „im Nachteil", da sie diese oft nur wenige Megahertz großen „Verstimmungen" nicht tolerieren können. Die meisten Menschen können Tonhöhen nur relativ unterscheiden. Menschen mit absolutem Gehör erkennen jedoch die exakte Tonhöhe von jedem Geräusch oder von jedem Ton. Ebenso haben sie eine klare Vorstellung der Tonhöhe, wenn sie gedruckte Noten lesen.

1.5.7 Neurokognitive Verarbeitung

Die Verarbeitungsprozesse für Sprache und Musik sind an vielen Stellen vergleichbar und finden in den gleichen Hirnregionen statt (Koelsch 2012; Patel 2008). Die Untersuchungen der letzten Jahre haben gezeigt, dass das Musikverstehen kein ganzheitliches Geschehen ist, sondern durch eine Vielzahl kleinteiliger, interagierender kognitiver Prozesse gekennzeichnet ist, die durch eine Hirnläsion selektiv gestört sein können (für eine Zusammenfassung Koelsch 2012; Koelsch / Siebel 2005; Peretz / Coltheart 2003). Defizite in der Wahrnehmung von Tonhöhe, Klangfarbe oder musikalischen Emotionen können relativ isoliert auftreten. Anders verhält es sich bei der Wahrnehmung von Tonfolgen. Sie erfolgt zum einen *lokal* bei der Beurteilung von zwei aufeinanderfolgenden Tönen und zum anderen *global* bei der Beurteilung von Melodieverläufen. Ebenfalls wird der Rhythmus eher *lokal* wahrgenommen, währenddessen das Metrum (die Taktart) *global* analysiert wird. In der Kombination von Störungen auf einer dieser Wahrnehmungs- und Verarbeitungsebenen können musikalische Teilstörungen komplexe amusische Störungsbilder ergeben, aus denen die neuroanatomischen Grundlagen der spezifischen Subprozesse schwer zu identifizieren sind (Stewart 2008). Auf der Grundlage der vergleichenden Untersuchung von Klienten mittels der „Montreal Battery of Evaluation of Amusia" unterscheiden Peretz / Coltheart (2003) Module für die Zeitverarbeitung (Rhythmus; Takt / Tempo) und Module für die Tonhöhenorganisation (Kontur, Intervall, Tonhöhe). Diese Module sind sowohl bei der Musik- als auch bei der Sprachverarbeitung eingebunden. Lediglich das Modul für akustische und phonologische Konversation/Analyse ist allein für die Sprachverarbeitung zuständig.

Ein wichtiges Verarbeitungszentrum scheint das Broca-Areal zu sein. Es ist vor allem bei der sprachlichen Grammatikverarbeitung von Bedeutung. In Untersuchungen mittels funktioneller Magnetresonanztomographie (fMRT) konnte die Beteiligung des Broca-Areals beim Musikhören, beim Singen und beim Klavierspielen nachgewiesen werden (Baumann et al. 2007; Koelsch et al. 2002a; Meister et al. 2004; Özdemir et al. 2006).

Zur Beschreibung und Erforschung der neurokognitiven Verarbeitung von Musik wurden häufig vergleichbare Komponenten Ereigniskorrelierter Potentiale (EKP) wie bei der Sprachverarbeitung untersucht (Tab. 5). EKP-Komponenten unterscheiden sich je nach Verarbeitungsaufgabe bezüglich der Zeit und der Hirnregionen, in denen die Verarbeitung stattfindet. Die Studien betreffen vorrangig die Syntaxverarbeitung und die semantische Verarbeitung.

Nach der „Shared Syntactic Integration Resource Hypothesis" (SSIRH) (Patel 2008) werden für die Verarbeitung von sprachlicher und musikalischer Grammatik die gleichen neuronalen Areale und Prozesse genutzt, da das Gehirn sowohl die sprachlichen als auch die musikalischen Zeichen in einen grammatischen Kontext integriert. Daher sind die EKP-Komponenten für die musikalische Grammatikverarbeitung vergleichbar mit den Komponenten der sprachlichen Grammatikverarbeitung. So wiesen Patel et al. (1998) die EKP-Komponente P600 auch für Musik nach (Reanalyse und Reparatur). Die P600 stand bis dahin nur für sprachliche Integrationsprozesse von Wörtern in den Gesamtkontext in einem Zeitbereich von 600 Millisekunden nach dem Erklingen des Wortes (Tab. 5). Ebenso konnte Koelsch (2000) mit der Early Right Anterior Negativity (ERAN) eine EKP-Komponente als Reaktion auf Verletzungen der musikalischen Strukturerwartung nach 200 Millisekunden nachweisen. Die Verletzung war ein falscher Akkord am Schluss einer Sequenz. Die ERAN ist vergleichbar mit der Early Left Anterior Negativity (ELAN), welche eine Reaktion auf sprachliche Strukturverletzungen widerspiegelt (Friederici 2002; Tab. 5). Schon bei zwei- und fünfjährigen Kindern konnten diese Reaktionen auf Verletzungen der musikalischen Strukturerwartung (ERAN) nachgewiesen werden. Hierbei zeigten sich geschlechtsspezifische Unterschiede, da Jungen musikalische Strukturverletzungen hauptsächlich linkshemisphärisch registrierten, Mädchen jedoch bilateral (Jentschke 2007; Koelsch et al. 2003). Da in dieser Studie die Kinder im Gegensatz zu Erwachsenen Musik und Sprache in den gleichen Hirnregionen verarbeiteten, vermuten die Autoren, dass Kinder Musik und Sprache ähnlich verarbeiten.

Für die semantische Bedeutungsverarbeitung wurde die N400 untersucht. Je weniger die Bedeutung eines Zielwortes zu dem vorhergehenden Kontext passt,

Tab. 5: Zeitliche Verarbeitung von Sprache und Musik mit EKP-Komponenten (nach Friederici 2002; Koelsch/Siebel 2005)

Sprache	**EKP-Komponenten: Zeit in ms**	**Musik**
Identifikation von Phonemen	N1: 100 ms	Merkmals-Extraktion (Tonhöhe, Tonchroma, Klangfarbe, Intensität, Rauhigkeit) ab 10 ms
Identifikation der Wortform	100–150 ms	Gestalt / Formation (melodische & rhythmische Gruppierung) Intervallanalyse (Akkorde, Melodien, Zeitintervall)
Identifikation der Wortkategorie / syntaktische Struktur	ELAN (Sprache: early left anterior negativity) ERAN (Musik: early right anterior negativity) 150–250 ms	Struktur-Bildung (musikalische Syntax: Harmonie, Metrum, Rhythmus, Klangfarbe)
Lemma-Information, Morphologie		Bedeutung
Integration von semantischen und morphologisch-syntaktischen Informationen; thematische und inhaltliche Struktur	LAN / N400 (300–500 ms)	Bedeutung (Themen und Emotionen in Musik erkennen)
Reanalyse und Reparatur	P600 (600 ms)	strukturelle Reanalyse

desto größer ist die Reaktion des Gehirns (Negativierung) mit einem Höhepunkt um 400 Millisekunden nach Erklingen des Wortes. Durch den vorhergehenden Kontext wird ein Bedeutungsrahmen festgelegt, gegen den das Zielwort mit seiner Bedeutung abgeglichen wird. Koelsch et al. (2004) konnten zeigen, dass auch Musik einen solchen Bedeutungsrahmen für Wörter herstellen kann. Die dabei verwendeten Musikstücke waren den Probanden, allesamt Nichtmusiker, nicht bekannt und konnten trotzdem einen semantischen Bezugsrahmen erzeugen. Des Weiteren beschrieben die gewählten Worte nicht nur Emotionen. Dies deutet auf implizit erworbenes Wissen über Bedeutungen in der Musik und auf universelle Fähigkeiten des Menschen hin. So erklären die Befunde zum Beispiel, wie es Komponisten möglich ist, bestimmte Bedeutungen und Gefühle über die Musik zu vermitteln und warum auch musikalisch untrainierte Menschen Musik „verstehen“ können.

1.5.8 Kommunikation mit Sprache und Musik

Die Dimensionen der sprachlichen Kommunikation wurden bereits in den vorangegangenen Kapiteln beschrieben. Auch durch oder mit Musik findet Kommunikation statt. Zunächst kann man die Musik als möglichen Code für Kommunikation ansehen. Damit wird klar, dass die beschriebenen Kontexte ebenso für die Musik gelten. Eine wichtige Unterscheidung ist, dass sich die Sender-Empfänger-Zuordnung in der Musik zum Teil anders darstellt. So hat man in der Kommunikation durch Musik drei Akteure (Komponist, Interpret, Hörer). Der Komponist (Sender) hat sein Werk mit der Absicht geschrieben, beim Zuhörer ein bestimmtes Gefühl auszulösen. Es gibt jedoch keine direkte Interaktion zwischen ihm und dem Hörer (Empfänger). Eine direkte Interaktion hat der Komponist in seltenen Fällen zum Interpreten. Ansonsten hat der Komponist nur den schriftlichen Code (Noten, Aufführungshinweise, Dynamikanweisungen) zur Verfügung. Sein Medium ist in diesem Fall der Interpret (Solist, Ensemble, Chor, Orchester, Dirigent). Der Interpret wiederum nutzt die niedergeschriebene Musik, um die darin enthaltenen Themen und Emotionen an den Hörer zu transportieren. Diese Sender (Interpret)-Hörer-Interaktion wird maßgeblich vom Raum (Kirche, Konzertsaal, Open Air, Kammermusik) sowie von den Spielfähigkeiten des Musikers und dem Erfahrungswissen des Hörers beeinflusst. Auf dieser Grundlage werden beim Hörer subjektiv unterschiedlich empfundene Emotionen ausgelöst. Altenmüller und Bernatzky sprechen daher von Musik als einem Modell akustischer Kommunikation von Emotionen (Altenmüller/Bernatzky 2015). In der musikalischen Improvisation (Kap. 1.2.3) gibt es ein direkteres Sender-Empfänger-Verhältnis. Hierbei kommt es zu direktem dialogischem Handeln durch musikalische, aber auch durch körperliche und soziale Zeichen (Bewegungen, Mimik, Gestik).

1.5.9 Emotionen in Sprache und Musik

Bereits in Kapitel 1.1.3 wurde auf Transfereffekte und Wirkungen im Bereich Emotion eingegangen. Beim Hören von bestimmter Musik werden Emotionen besonders deutlich empfunden. Die emotionale Reaktion auf den musikalischen Reiz ist dabei zum einen vom Reiz selbst (Klang, Lautstärke, Harmonie, Tempo, Dissonanz/Konsonanz etc.) abhängig. Hinzu kommen aber auch unsere Erfahrungen und Prägungen, unser Wissen. In der Folge kommt es zu Reaktionen auf vier Ebenen: [1] subjektives Gefühl, [2] motorische Äußerung (Mimik, Gestik, Stimme), [3] physiologische Reaktion des Nervensystems (Gänsehaut, Herzrasen, Tränen), [4] bewusste Bewertung (Altenmüller/Kopiez 2005). Das Empfinden von Emotionen ist demnach sehr stark individuell geprägt und subjektiv unterschiedlich. Trotzdem gibt es ein kulturell geprägtes Erfahrungswissen sowie natürliche Reaktionen des menschlichen Körpers, sodass vergleichbare Emotionen bei einer bestimmten Art von Musik zu erwarten sind. Sonst wäre die Verwendung von Musik in MusikMedizin, Musiktherapie oder als Verstärkung in Filmen (Filmmusik) nicht denkbar (Thaut/Wheeler 2011). In der musikpsychologischen Forschung werden Emotionen häufig über das Chill-Erleben untersucht. Dies sind sogenannte Gänsehaut-Erlebnisse, die über psychophysiologische Messungen (körperliche Reaktionen von Probanden beim Musikhören) untersucht werden. Das Chill-Erleben ist stark vom Kontext abhängig. Nicht jedes Musikstück löst an immer den gleichen Stellen die gleichen Chill-Reaktionen aus. Einflussgrößen: Bekanntheit des Stückes; hört man allein oder in einer Gruppe, persönliche Neigung zu Chills; Erwartungshaltung; musikalische Biographie; assoziierte Erlebnisse und Erfahrungen (Altenmüller/Bernatzky 2015; Altenmüller/Kopiez 2014).

Welches sind aber die musikalischen Merkmale, die unterschiedliche Emotionen (Affekte) auslösen? Die musikalische Affektebene in Kompositionen ist durch ein unterschiedliches Maß an Spannung (tension) und Energie (energy) gekennzeichnet. Sie resultieren aus der Kombination von Harmonie, Klangfarbe, Rhythmus, Tempo, Melodie, Lautstärke und Taktart in der Musik mit der persönlichen Interpretationsebene des Hörers (Zentner/Eerola 2011). Interpretationsaspekte (Merkmale) von Emotionen in der Musik können ebenso durch eine unterschiedliche Ausprägung von positiver oder negativer Valenz sowie von unterschiedlich starker Aktivierung beschrieben werden (Kap 1.1.5; Kap. 3).

Auch die Beschreibung von Emotionen in der Stimme folgt weitestgehend vergleichbaren Beschreibungskategorien. Der individuelle Stimmklang von Personen resultiert aus den körperlichen Gegebenheiten des Resonanzraumes (Anatomie) und der Funktion der an der Phonation (Lautgebung) beteiligten Strukturen. Zudem ist die körperliche und psychische Konstellation einer Person grundlegend für den Klang der Stimme. Dadurch werden Emotionen direkt über die Stimme der Person transportiert (Spiecker-Henke 2014) und wir können vor allem bei Bekannten und Freunden schon nach wenigen Worten einen Rückschluss über den emotionalen Zustand der Person treffen.

2 Störungsspezifisches Arbeiten in der Musiktherapie

2.1 Sprachentwicklungsstörungen

Sprachentwicklungsstörungen sind deutliche zeitliche und qualitative Abweichungen in der Sprachentwicklung von Kindern (Kannengieser 2012). Können Kinder im Alter von zwei Jahren noch nicht die für den Wortschatzspurt und die grammatikalische Entwicklung notwendigen 50 Wörter aktiv verwenden, so spricht man von einer Sprachentwicklungsverzögerung. Die betroffenen Kinder tragen ein erhöhtes Risiko, eine Sprachentwicklungsstörung auszubilden (Grimm 2012). Etwa ein Drittel der Kinder holt den Rückstand bis zum dritten Lebensjahr auf. Sie werden als Spätzünder (late bloomer) bezeichnet. Ein weiteres Drittel zeigt Sprachleistungen am unteren Niveau der Altersnorm und weitere 33 % sind mit ihren sprachlichen Leistungen auf einer oder mehreren linguistischen Sprachebenen deutlich unterhalb der Altersnorm. Diese letzte Gruppe wird als sprachentwicklungsgestört bezeichnet (Sachse / Suchodoletz 2009). Bei diesen Kindern ist der Spracherwerb nicht nur verzögert, sondern es zeigen sich sprachliche Phänomene, die im normalen Spracherwerb nicht vorkommen. Sprachentwicklungsstörungen können in Folge von primären außersprachlichen Störungen auftreten (z. B. Hörstörungen, Intelligenzminderung, organischen Störungen). Sie werden in diesem Fall als sekundäre Sprachentwicklungsstörungen bezeichnet. Bei ca. 5 – 7 % aller Kinder ist jedoch die Sprache primär und ohne verursachende organische, emotionale und mentale Schädigungen betroffen. Sie haben dann eine umschriebene (primäre) Sprachentwicklungsstörung (Langen-Müller et al. 2012). Auch wenn bei Kindern mit Sprachentwicklungsstörungen zumeist mehrere linguistische Sprachebenen betroffen sind, wird in der Folge auf die Bereiche [1] phonetisch-phonologische Störungen (Aussprache) und Lese-Rechtschreibstörungen, [2] semantisch-lexikalische Störungen (Wortschatz), [3] morphologisch-syntaktische Störungen (Grammatik) sowie pragmatisch-kommunikative Störungen (Sprachgebrauch) separat eingegangen. Diese Differenzierung soll die unterschiedlichen Analyse- und Vorgehensweisen in der Sprachtherapie deutlich machen. Sie sollten aber auch die Grundlage für den zielgerichteten Einsatz von Musik in Förderung und Therapie sein. Da jedoch für den Bereich Sprachentwicklungsstörungen Erkenntnisse aus Musikpsychologie und Musiktherapie bislang nicht in dieser differenzierten sprachebenenbezogenen Betrachtungsweise vorliegen, werden die Ergebnisse und die Ableitungen für Möglichkeiten der musikalischen Intervention bei Sprachentwicklungsstörungen gemeinsam dargestellt. Zum Schluss werden Empfehlungen für den Einsatz von Musik zur Förderung der Fähigkeiten in den Sprachebenen abgeleitet.

2.1.1 Phonetisch-phonologische Störungen (Aussprache)

Klassifikation

Kindliche Aussprachestörungen werden in orofaziale Dysfunktionen (auch myofunktionelle Störungen), phonetische Störungen, phonologische Störungen sowie verbale Entwicklungsdyspraxie und Dysarthrophonie unterteilt (Fox-Boyer 2014; Fox-Boyer 2015; Jahn 2007).

Orofaziale Dysfunktionen (myofunktionelle Störungen) sind Fehlfunktionen in den knöchernen, muskulären und sensorischen Strukturen von Mimik, Kauorgan, Zunge und Gaumensegel. Infolge eines Ungleichgewichtes im Zusammenspiel, der Funktion und der Innervation (Aktivierung durch Nerven) von mimischer Muskulatur, Kaumuskulatur, Zungenmuskulatur und Gaumensegelmuskulatur kommt es zu Aussprachestörungen, die beispielsweise mit einer unphysiologischen Zungenruhelage, einem unphysiologischen Schluckmuster und Mundatmung einhergehen.

Von einer *verbalen Entwicklungsdyspraxie* spricht man, wenn die Aussprachestörung aus einer Störung der zentralnervösen Planung und/oder Steuerung der für die sprachliche Äußerung notwendigen motorischen Abläufe und Elemente resultiert.

Bei *phonetischen Störungen* ist das Sprechen betroffen – es können bestimmte Laute oder Lautverbindungen nicht oder nur falsch gebildet werden. Bei betroffenen Kindern zeigt sich die sprechmotorische Kontrollfähigkeit nicht altersgemäß entwickelt, ohne dass zentralnervöse oder myofunktionelle Ursachen vorliegen.

> Die phonetische Störung ist eine **Sprechstörung**.
> Die phonologische Störung ist eine **Sprachstörung**.

Bei *phonologischen Störungen* zeigt sich eine verzögerte Entwicklung oder eine abweichende Organisation des phonologischen Systems bei intakter Artikulationsfähigkeit. Die sprachlichen Laute können isoliert gebildet werden, allerdings gelingt die Umsetzung in Wörter nicht. Da bei diesen Störungen die lautliche (phonologische) Analyse und Repräsentation ursächlich ist (die Laute und Silben eines Wortes werden nicht korrekt erkannt), nicht aber die motorische Planung, wird die phonologische Störung als Sprachstörung bezeichnet.

Prävalenz und Ätiologie

Für das Deutsche gibt es bislang keine Studien zur Prävalenz, also zur Häufigkeit von Aussprachestörungen (Fox-Boyer 2014). In einer 2009–2010 durchgeführten Studienarbeit mithilfe eines Sprachscreenings zeigten ca. 16 % der Kinder im Alter von 3;6 Jahren bis zur Einschulung Aussprachestörungen – ohne isolierten Sigmatismus (Fox-Boyer 2014). Die Zahlen unterscheiden sich jedoch unter anderem nach dem Alter der Kinder. So fanden Campbell et al. (2003) 15,3 % aller dreijährigen Kinder betroffen. Im Gegensatz dazu berichten Broomfield/Dodd (2004) von Aussprachestörungen bei 6,4 % aller Kinder. Die Zahlen und Zuordnungen sind neben dem Alter auch von der Definition der Störungen abhängig. Von den betroffenen Kindern haben 86–98 % phonetisch-phonologische Störungen, ca. 2 % eine Dysarthrophonie und weniger als 1 % eine verbale Entwicklungsdyspraxie (Fox-Boyer 2014).

Obwohl die zu beobachtenden Symptome ähnlich sein können, ist die Ätiologie (Ursache) sehr vielfältig. So können Aussprachestörungen aus organischen (peripher, zentral), funktionellen, sensorischen, kognitiven und psychosozialen Ursachen resultieren.

Die *organischen Ursachen* können in Störungen, Fehlbildungen oder Fehlfunktionen der peripheren Organe (Gehör, Sprechwerkzeuge, Mund/Zähne, Nase) oder in häufigen Infekten begründet sein. Sind die an der Sprechmotorik beteiligten Hirnnerven und Hirnstrukturen geschädigt, spricht man von zentral-organischen Ursachen.

Als *funktionelle Ursachen* werden motorische Entwicklungsdefizite und myofunktionelle Störungen (Zusammenspiel von Kau-, Zungen-, mimischer Muskulatur und Gaumensegel) diskutiert.

Sensorische Ursachen sind Störungen im Bereich der auditiven Wahrnehmung und Verarbeitung. Die Kinder können Sprachkontraste, die zur Unterscheidung von Phonemen (Lauten) notwendig sind, nicht wahrnehmen und differenzieren. Konsonanten und Vokale und damit Laute/Silben unterscheiden sich durch den Einschwingunsvorgang (Voice Onset Time, im Millisekundenbereich), durch unterschiedliche Länge (langer/kurzer Vokal) sowie durch unterschiedliche Frequenzspektren (Formanten).

Die *kognitiven Ursachen* können einerseits eine Intelligenzminderung oder eine geistige Behinderung sein, oder sprachspezifische kognitive Leistungen wie das sprachliche Arbeitsgedächtnis (phonologisches Arbeitsgedächtnis) bzw. sprachliche Speicher- und Abrufprozesse betreffen.

Als *psychosoziale Ursachen* werden habituelle oder imitierende Verhaltensweisen angesehen. Die Kinder übernehmen die falsche Lautbildung aus ihrem Umfeld. Ebenso ist eine psychogene Ursache möglich, wenn Kinder aufgrund von Entwicklungskonflikten in einer kleinkindhaften Sprechweise verharren.

Symptomatik

Die beobachtbaren und hörbaren Fehlbildungen müssen immer unter Berücksichtigung des Alters betrachtet werden, in dem das Kind den betreffenden Laut erworben hat.

Die *Symptomatik einer phonetischen Störung* zeigt sich durch Abweichungen in der Aussprache mit einer zumeist konstanten Fehlbildung eines oder mehrerer Laute – die Laute werden immer auf die gleiche Art falsch gebildet. Inkonstante Fehlbildungen zeigen sich nur bei hoher Anforderung (Mehrfachkonsonanz / Konsonantenverbindungen). Die fehlerhafte Aussprache hat keine Auswirkung auf die Bedeutungsunterscheidung von Wörtern. Die häufigsten Fehlbildungen im Deutschen sind der Sigmatismus (Lispeln – Fehlbildung des /s/-Lautes), der Schetismus (Fehlbildung des /sch/) sowie die interdentale Bildung (zwischen den Zähnen) der alveolaren Laute (z. B. /n/, /t/, /d/, /ts/).

Im Gegensatz dazu ist die *Symptomatik der verbalen Entwicklungsdyspraxie* dadurch gekennzeichnet, dass die Lautbildungsfehler variabel und nicht vorhersagbar sind. Die Fehlerquote steigt bei längeren Äußerungen an. Auch sind artikulatorische Suchbewegungen vor und während der Sprachäußerung beobachtbar. Ebenfalls können sich Laut- und Silbenwiederholungen sowie Vokalveränderungen zeigen.

Ebenfalls neurologisch bedingt ist die *Dysarthrophonie* – eine Kombination aus Dysarthrie (neurogene Sprechstörung) und Dysphonie (Stimmstörung). Sie ist als Störung von Sprechmotorik und Sprechkoordination mit Auswirkungen auf Artikulation, Stimmbildung und Sprechatmung verbunden.

Bei *orofazialen Dysfunktionen* gehen die Aussprachestörungen oft mit Störungen der Atmung und der Nahrungsaufnahme (Saugen, Beißen, Kauen, Schlucken) einher.

Die *Symptomatik der phonologischen Störungen* ist dadurch gekennzeichnet, dass alle Laute der Zielsprache isoliert, also außerhalb von Worten produziert werden können. In Worten oder in bestimmten Wortpositionen (An-, In-, Auslaut) ist die Artikulation des Lautes (Phonems) jedoch nicht möglich. Es kann aber auch sein, dass einige Laute noch nicht im phonologischen System des Kindes etabliert sind. Dies führt dazu, dass den Betroffenen die bedeutungsunterscheidende Funktion der Phoneme nicht bekannt sind. Somit kommt es neben den Problemen in der phonologischen Repräsentation auch dazu, dass ähnlich klingende Wörter als gleich abgespeichert werden (fehlerhafte semantische Repräsentation). Bei phonologischen Störungen zeigen sich pathologische Prozesse, die im normalen Spracherwerb nicht vorkommen: Ersetzungsprozesse (Velarisierung – *Teddy/Keggy*; Öffnung/Glottalisierung – *Feder/Heder*; Entstimmlichung – *baden/paten*; Denasalierung – *Nase/Dase*; Lateralisierung – *Nadel/Ladel*; Vokalprozesse – *Löwe/Lewe*; Plosivierung – *Vogel/Pogel*) und Strukturprozesse (Addition – *Haus/Haust*; Elision initialer Konsonanten – *Dach/Ach*; Elision finaler Konsonanten – *Baum/Bau*; Elision betonter Silben – *Tomate/Tote*).

Sprachtherapeutische Intervention

In der sprachtherapeutischen *Intervention bei orofazialen Dysfunktionen* wird über passive oder aktive Methoden an der Wiederherstellung des orofazialen Gleichgewichts gearbeitet. So werden myofunktionelle Übungen (Lippenspannungsübungen, Mundschluss, Zungenspannungsübungen) ebenso wie Atemübungen und Übungen zur Gesamtkörperhaltung und zum Trainieren eines physiologischen Schluckmusters durchgeführt. Ebenfalls kommen orofaziale Verfahren zum Einsatz, die komplexer auf die Zusammenhänge von orofazialem Bereich und dem Gesamtkörper ausgerichtet sind und aus der Physiotherapie und Neurorehabilitation entlehnt sind.

Therapieansätze bei orofazialen Dysfunktionen: *myofunktionelle Therapie* (Kittel 2014); *orofaziale Muskelfunktionstherapie (OMF)* (Clausnitzer 2004).

Tab. 6: Phonemerwerb – Produzieren des Lautes an der korrekten Stelle (Fox 2011, 64)

Altersgruppen	Alter	75%-Kriterium	90%-Kriterium
1	1;6 – 1;11	m b p d t n	m p d
2	2;0 – 2;5	v h s/z*	b n
3	2;6 – 2;11	f l j ŋ x ʁ g k pf	v f l t ŋ x h k s/z*
4	3;0 – 3;5	ç ts*	j ʁ g pf
5	3;6 – 3;11	ʃ	ts*
6	4;0 – 4;5		ç
7	4;6 – 4;11		ʃ
8	5;0 – 5;5		

In der *Therapie der phonetischen Störungen* kommen myofunktionelle und weitere motorische Übungen unterstützend zum Einsatz. Ein zusätzlicher Ansatzpunkt sind Übungen zur Lautwahrnehmung und Lautdifferenzierung (phonologische Verarbeitung). Hier gelingt es zunächst besser, den Laut bei einer fremden Person wahrzunehmen, die Eigenwahrnehmung ist schwerer. Auf dieser Grundlage wird ein Laut zunächst isoliert angebahnt und gebildet. Anschließend erfolgt die Lautverwendung auf Silbenebene, in unterschiedlichen Wortpositionen und auf Satzebene. Die neu erworbenen Artikulationsmuster müssen intensiv geübt und gefestigt werden. Dies passiert zumeist in unterschiedlichen Spielformen. Das Ziel ist der Transfer in alltägliche Sprechsituationen. Begleitend können neben den Übungen zur phonologischen Bewusstheit (z.B. Laute/Reime erkennen) auch Übungen für die generelle auditive Wahrnehmung/Differenzierung sowie zu Konzentration und Aufmerksamkeit durchgeführt werden. Weitere wichtige Hilfen sind Lautgebärden und bei älteren Kindern schriftsprachliche Zeichen.

Therapieansätze bei phonetischen Störungen: *patholinguistische Therapie bei Sprachentwicklungsstörungen* (Siegmüller/Kauschke 2006); *Artikulationstherapie nach van Riper* (van Riper/Irwin 1976), *Erlanger Konzept zur bewegungsunterstützten Lautanbahnung – BULA* (Weinrich/Zehner 2008).

Eine wichtige Hilfe bei phonetisch-phonologischen Störungen ist der Einsatz von **Lautgebärden**, die mit einem Handzeichen Artikulationsort und -art kennzeichnen. Die visuelle und motorische Unterstützung hilft den betroffenen Kindern, die Laute auditiv besser zu differenzieren und in der eigenen Produktion zu kontrollieren. Ebenfalls hilft bei älteren Kindern die schriftsprachliche Unterstützung. Im Zuge des Schriftspracherwerbs sollten bei Kindern mit phonetisch-phonologischen Störungen Lautgebärden und vielfältige Übungen zur auditiven Wahrnehmung Berücksichtigung finden.

In der *Therapie phonologischer Störungen* sollten, ebenso wie in der phonetischen Therapie, Übungen zur auditiven Wahrnehmung und Differenzierung, zur phonologischen Bewusstheit (z.B. Laute/Reime erkennen) und zu Konzentration und Aufmerksamkeit die Therapie unterstützen. Weitere wichtige Hilfen sind Lautgebärden und bei älteren Kindern schriftsprachliche Zeichen. Da bei phonologischen Störungen die Laute von den Kindern isoliert gebildet werden können, liegt der Schwerpunkt in der Therapie zunächst auf der Rezeption und dem Unterscheiden der relevanten phonologischen Merkmale (Artikulationsart:

plosiv, frikativ, nasal etc.; Artikualtionsort: labial, dental, alveolar etc.). Hierfür muss das Sprachmaterial durch den Sprachtherapeuten gezielt aufbereitet werden. Visualisierungen und Schrift können unterstützend eingesetzt werden. Sind dem Kind die phonologischen Merkmale des Lautes bewusst, dann wird auf Wort- und Satzebene sowie durch einen Wechsel von Produktion und Rezeption weitergearbeitet. Übungen zur phonologischen Bewusstheit (Laute erkennen und differenzieren, Silben segmentieren, Laute zu einem Wort zusammenfassen – synthetisieren) sind ein wesentliches Element.

Therapieverfahren bei phonologischen Störungen: *Minimalpaartherapie* (Hacker/Wilgermein 2001); *Metaphon* (Jahn 2007); *psychologisch orientierte Phonologietherapie (P.O.P.T.)* (Fox-Boyer 2015).

In der *Therapie der verbalen Entwicklungsdyspraxie* werden häufig alternative Kommunikationsformen angebahnt (Unterstützte Kommunikation, Gebärden), da die Therapiemethoden zur Behandlung phonetischer und phonologischer Störungen aufgrund der neuronalen Komplexität der verbalen Entwicklungsdyspraxie nicht wirksam sind (Schulte-Mäder 2015).

Lese-Rechtschreibstörungen (LRS)/Dyslexie

Eng mit den phonetisch-phonologischen Fähigkeiten und Störungen sind Auffälligkeiten und Störungen im Schriftspracherwerb verbunden (Steinbrink/Lachmann 2014). Da die Analyse der Lautsprache eine Grundvoraussetzung für die Umsetzung der Laut- in Schriftsprache ist, sind Kinder mit Aussprachestörungen besonders gefährdet, auch im Schriftspracherwerb Probleme oder Störungen auszubilden. Aufgrund ihrer Verarbeitungsauffälligkeiten im phonologischen Bereich ist bei ihnen das Risiko für Probleme im Schriftspracherwerb erhöht (Bishop/Snowling 2004; Klicpera et al. 2013). Die Schwierigkeiten können sich bei diesen Kindern auch noch bei einem überwundenen äußeren Störungsbild ergeben (Schnitzler 2015). Die Prävalenzangaben zu Störungen im Lesen und Schreiben sind von den zugrundeliegenden Diagnosekriterien abhängig, die meisten Angaben liegen bei ca. 4–8 % (Steinbrink/Lachmann 2014). Es sind auch isolierte Formen (reine Rechtschreibstörung, reine Lesestörung) möglich. Als verursachende Faktoren werden Störungen in der phonologischen Bewusstheit, Auffälligkeiten in der auditiven Verarbeitung (z. B. Frequenz- und Zeitverarbeitung) sowie geringe Arbeitsgedächtnisleistungen und Defizite im Lernverhalten diskutiert. Auch gibt es Hinweise auf genetische und biologische Faktoren. In der Therapie wird der Schwerpunkt auf die Förderung der phonologischen Bewusstheit, auf auditive Wahrnehmungsförderung sowie auf die Förderung des Arbeitsgedächtnisses gelegt. Unterstützend werden Lautgebärden und Handzeichen eingesetzt. Da die Symptomatik an vielen Stellen Gemeinsamkeiten aufweist, wird auf Befunde zur Musikverarbeitung und musikalischen Förderung bei LRS in den Abschnitten zu den phonetisch-phonologischen Störungen mit eingegangen.

2.1.2 Semantisch-lexikalische Störungen (Wortschatz)

Klassifikation

Bei Sprachentwicklungsstörungen, die den Bereich des Wortschatzes betreffen, spricht man von semantisch-lexikalischen Störungen. Darunter werden erhebliche nicht altersgemäße, häufige und anhaltende Schwierigkeiten verstanden, die eigenen Äußerungsintentionen angemessen lexikalisch auszudrücken oder die Äußerungen anderer lexikalisch zu interpretieren (Glück 2011).

Die Störung kann nur die semantische Verarbeitung (Wortbedeutung, Bedeutungserwerb), nur die lexikalische Verarbeitung (Produktion und Rezeption von Wörtern, Strukturierung des mentalen Lexikons) oder beide Bereiche betreffen (Glück / Elsing 2014; Kannengieser 2012).

Prävalenz und Ätiologie

Semantisch-lexikalische Störungen treten meist im Rahmen von Entwicklungsstörungen auf. Besonders hoch ist die Problematik im Rahmen von spezifischen Sprachenwicklungsstörungen (SSES). So haben nach einer Studie der Gruppe um van Weerdenburg 64 % der SSES-Kinder Auffälligkeiten im semantisch-lexikalischen Bereich (van Weerdenburg et al. 2006). An allgemeinbildenden Grundschulen werden von den Lehrern etwa 30 % der Kinder als wortschatzschwach eingeschätzt, an Förderschulen liegt die Zahl höher (Schulen zur Lernförderung 40 %, Sprachheilschulen 60 %) (Glück 2010). Die Ursachenhypothesen für das Entstehen von semantisch-lexikalischen Störungen fassen Glück und Elsing in einem multikausalen Ätiologiemodell zusammen (Glück / Elsing 2014). Sie unterscheiden dabei drei Prozessbereiche, die gestört sein können: Erwerb, Speicherung und Abruf sowie als vierten Bereich Einflüsse des sozialen bzw. soziokulturellen Umfeldes. Diese Einflüsse können sowohl präventiv wirken als auch ursächlich für die semantisch-lexikalische Störung sein. Für den *Prozessbereich des Erwerbs* zeigt sich, dass die Kinder Erwerbsmechanismen wie das Fast Mapping (schnelles Erkennen und Übernehmen von Wörtern in das Lexikon), das phonologische Arbeitsgedächtnis und die prosodische Verarbeitung nicht altersgemäß nutzen können. Demzufolge können die Wörter und ihre Bedeutung in Sprachlern- / Sprachverarbeitungssituationen nicht erfasst werden. Folglich kommt es zu fehlerhaften oder unzureichenden Lexikoneinträgen. Für den *Prozessbereich Speicherung* gilt, dass die Kinder Probleme haben, die mit dem Wort verbundenen Informationen (Bedeutung – *Semantik*; Silben- und Lautstruktur – *Phonologie*) zu erkennen und angemessen abzuspeichern. Sie zeigen demnach eine geringe semantische und phonologische Elaboration. Aufgrund dieser Defizite sind die Qualität der Speicherung des Wortschatzes und die Vernetzung mit anderen Wörtern und deren semantischer und phonologischer Informationen unzureichend. Die Folge sind geringere Speicherorganisationsprinzipien und eine schwächere Organisationsstruktur. Für den *Prozessbereich Abruf* wird beschrieben, dass die Kinder Probleme haben, Wortformen korrekt aus dem Lexikon abzurufen. Aufgrund geringer Leistungen im sprachlichen (phonologischen) Arbeitsgedächtnis können die Wortformen und die Lautstruktur der Wörter (phonologische Repräsentation) nicht oder nur mit zeitlicher Verzögerung aktiviert werden.

Symptomatik

Der rezeptive (passive) und/oder expressive (aktive) Wortschatz ist eingeschränkt bzw. nicht altersgemäß. Diagnostisch kann man Wortfindungsstörungen (Wörter sind produktiv zeitweise nicht verfügbar), ein generelles Wortschatzdefizit (sowohl rezeptiv als auch produktiv) und ein rein rezeptives Wortschatzdefizit unterscheiden (Kannengieser 2012). In der Folge werden einige typische Symptome vorgestellt: Die Kinder verwenden nur wenige Wörter, lernen neue Wörter nur langsam dazu, vertauschen ähnlich klingende Wörter, haben Probleme mit der Wortfindung und machen Benennfehler, umschreiben Begriffe, anstatt sie eindeutig zu benennen, benutzen Passepartout-Wörter (*machen, Dings, geil*), verwenden viele Floskeln (*ja, mache ich/das ist gut so …*) und antworten oft unspezifisch mit *ja* oder *ich weiß nicht*. Ein Teil der Symptome sind dabei als Bewältigungsstrategien anzusehen. Auch können bei einigen Kindern Blockaden, Hilflosigkeit, Schweigen und Satzabbrüche beobachtet werden. Aufgrund der semantisch-lexikalischen Probleme ist das Verstehen von Situationen, Anweisungen, Aufgaben, Texten etc. erschwert oder unmöglich (Glück/Elsing 2014).

Sprachtherapeutische Intervention

In Ansätzen der sprachtherapeutischen Intervention wird zumeist in drei miteinander verwobenen Schwerpunkten am Wortschatz gearbeitet (Glück/Elsing 2014). So ist der erste Schwerpunkt die *Elaboration des semantisch-lexikalischen Wissens auf den beiden Ebenen des mentalen Lexikons* nach Levelt (1989), Lemma und Lexem (Kap 1.3.2).

Dabei werden dem Kind in der Therapie Informationen zur Wortform vermittelt (*Lexem-Ebene*). So werden die phonologischen Aspekte mit der Analyse der Phoneme im Wort, der Silbenanzahl, dem Anfangs- oder Auslaut etc. ebenso bewusst gemacht wie Aspekte des morphologischen Wissens (z. B. Pluralbildung, Flektion). In Bezug auf die *Lemma-Ebene* geht es um das semantische Wissen, das mit einem Wort verbunden ist (Bedeutung, Ober-/Unter-/Nebenbegriffe, Erfahrungswissen) und das syntaktische Wissen über Wortart, grammatikalisches Geschlecht, Stellung im Satz etc.

Als zweiter therapeutischer Schwerpunkt werden *Übungen zur Verbesserung von Wortabrufprozessen und Sprachverarbeitung* durchgeführt. Hier können beispielsweise Memoriertechniken, Ableitungshilfen für Informationen aus dem Kontext, das Nutzen von prosodischen Hinweisreizen sowie das Nutzen visueller und motorischer Erinnerungshilfen geübt werden.

Im dritten Schwerpunkt geht es um die Nutzung von *Wortschatzerwerbsstrategien*. Sie sollen den Aufbau und Ausbau des Wortschatzes verbessern:

- **Hinterfragen von Wörtern:** Ableiten der Wortbedeutung aus Wortbausteinen, Ableiten der Wortbedeutung aus dem Kontext, dreiteiliges Frageschema: Wie hört sich das Wort an? Was bedeutet das Wort? Welches Wort fällt mir dazu noch ein?
- **Wörter sammeln:** unbekannte Wörter sind bedeutsam, erfragen von Wörtern zu einem semantischen Feld, Detailbeschreibungen, Ausdifferenzierung von Interessengebieten
- **bewusster Umgang mit Störung:** nachfragen, Kompensationsmöglichkeiten trainieren (Umschreibungen, Synonyme)

Therapieansätze im Bereich der semantisch-lexikalischen Störungen sind das *begriffsorientierte Vorgehen nach Grohnfeldt* (Grohnfeldt 1997), der *patholinguistische Ansatz (PLAN) nach Kauschke und Siegmüller* (Siegmüller/Kauschke 2013), der *Wortschatzsammler nach Motsch* (Motsch et al. 2016) und das *EAST-Konzept (Elaboration-Abruf-Strategie-Therapie) nach Glück* (Glück 2003a, 2003b).

2.1.3 Morphologisch-syntaktische Störungen (Grammatik)

Klassifikation

Bei der morphologisch-syntaktischen Störung (auch: Dysgrammatismus, spezifische Sprachentwicklungsstörung) ist im Rahmen der Sprachentwicklungsstörung die grammatische Verarbeitung leitsymptomatisch betroffen.

Prävalenz und Ätiologie

Die Prävalenzangaben für umschriebene (spezifische) Sprachentwicklungsstörungen liegen bei 5–7% aller Kinder. Darüber hinaus zeigen sich auch im Rahmen von anderen Primärstörungen morphologisch-syntaktische Störungen. Diskutiert werden verschiedene Ursachenhypothesen oder auch Risikofaktoren (linguistisch, kognitiv, perzeptuell, biologisch), die allerdings jede für sich allein das Zustandekommen der Störung nicht erklären können. Die Ätiologie von spezifischen Sprachentwicklungsstörungen wird deshalb derzeit als unzureichend und unbekannt angesehen. Unter anderem werden eine Verzögerung der Hirnreife, Defekte im angeborenen Spracherwerbsmechanismus, Störungen der auditiven Wahrnehmung oder Verarbeitung, unzureichende Nutzung der rhythmisch-prosodischen Gliederungsmerkmale, abweichende Lernstrategien bedingt durch die Unfähigkeit, Hypothesen angemessen zu testen, Beeinträchtigungen des Sprachprozessors sowie generelle Gedächtnisdefizite und ein defizienter Sprachinput bedingt durch mangelhaftes Sprachmilieu für das Entstehen von spezifischen Sprachentwicklungsstörungen verantwortlich gemacht (Dannenbauer 2004; Grimm 2012; Langen-Müller et al. 2012).

Auf einen Ursachenbereich soll an dieser Stelle kurz näher eingegangen werden, da er ein Ansatzpunkt für die musiktherapeutische Arbeit ist. Eine ausführlichere Darstellung findet sich im Kapitel 2.1.6 bei den Darstellungen zur prosodischen Verarbeitung. Bereits im Jahr 1973 konnten Tallal und Piery Probleme bei dysgrammatischen Kindern (Kindern aus Risikofamilien) in der auditiven Verarbeitung von zwei aufeinander folgenden, durch Pausen im Millisekundenbereich (interstimulus interval) unterbrochenen Tönen aufzeigen. Auch Folgestudien fanden Schwierigkeiten bei der Diskriminierung von Tonhöhen und Frequenzen sowie bei der Erfassung von schnellen Frequenzübergängen (Benasich/Tallal 2002; Tallal 1999; Tallal/Piercy 1973; Zhang/Tomblin 1998). Bisher ist jedoch unklar, ob die auditive Verarbeitung ein generelles Problem bei Sprachentwicklungsstörungen ist (Bishop/McArthur 2005; McArthur/Bishop 2004). Für Cumming, Wilson und Goswami sind die akustischen Verarbeitungsprobleme grundlegend für die gestörte grammatische Entwicklung. Nach ihrer *Prosodic Phrasing Hypothesis* führen Probleme in der Verarbeitung von akustischen Parametern wie Amplitudenanstiegszeit und Amplitudendauer zu geringeren morphologisch-syntaktischen Fähigkeiten, da die Kinder Phrasengrenzen oder Endungen von Wörtern nicht so gut erkennen können wie Kinder mit einer typischen Sprachentwicklung (Cumming et al. 2015).

Ein weiterer wichtiger Bereich, der ebenfalls von einer möglicherweise gestörten akustischen Verarbeitung betroffen ist, ist das phonologische Arbeitsgedächtnis. Die Leistungsfähigkeit des sprachlichen (phonologischen) Arbeitsgedächtnisses ist eine wesentliche Voraussetzung für den Spracherwerb (Baddeley 2003). Kinder mit spezifischen Sprachentwicklungsstörungen zeigen geringere Leistungen beim Nachsprechen von Wortfolgen, Kunstwörtern oder Sätzen. Bei ihnen scheint die Verarbeitungsqualität des phonetischen Speichers bzw. der Inputqualität akustischer Informationen im phonetischen Speicher gestört zu sein. Dies hat negative Auswirkungen auf das Lernen von Wörtern und morphologisch-syntaktischen Regeln (Baddeley 2003; Hasselhorn/Grube 2003).

Auch Sallat vermutet ähnliche Verursachungsfaktoren und verbindet beide Problembereiche (auditive Wahrnehmung, Arbeitsgedächtnis). Da die Musikverarbeitung bei Kindern mit spezifischen Sprachentwicklungsstörungen gestört ist, sieht er die unzureichende Automatisierung der Verarbeitung von grundlegenden musikalischen Parametern (Tonhöhe, Kontur, Klangfarbe, Tempo, Lautstärke, Betonung), die in der prosodischen Analyse des sprachlichen Inputs vor allem im frühen Spracherwerb von besonderer Bedeutung sind, als Ursache des verspäteten Spracherwerbs. Diese Prozesse müssen automatisiert werden, damit die sprachentwicklungsgestörten Kinder mehr Verarbeitungskapazität für die Entdeckung und Verarbeitung von Sprachstrukturen (Laute, Silben, Wörter, Phrase, Sätze, grammatikalische Regeln) zur Verfügung haben (Sallat 2008; Sallat 2011a).

Symptomatik

Zunächst erkennt man eine verspätete Sprachentwicklung an einem deutlich späten Sprechen des ersten Wortes und einem deutlich verspäteten Beginn der Kombination von Wörtern zu Zwei- und Mehrwortäußerungen (Grimm 2012).

Die Leitsymptome der morphologisch-syntaktischen Störung im Vorschulalter betreffen die Stellung des Verbs, einfache Satzstrukturen und morphologische Auffälligkeiten (Siegmüller 2015). So bilden die Kinder Sätze mit Verbendstellung (flektiert oder unflektiert) und die Verbzweitstellung, in der das Verb mit Bezug zum Subjekt flektiert wird, bleibt aus. Die produzierten Satzmuster sind starr und verkürzt, häufig mit dem festen Muster Subjekt–Prädikat–Objekt. Die betroffenen Kinder produzieren keine Fragen, keine Nebensätze und keine Satzstrukturen mit anderen Wortreihenfolgen als Subjekt–Prädikat–Objekt. Im Bereich der Morphologie zeigen sich Auffälligkeiten bei Kasus, Tempus und Plural und/oder in der Herstellung von Subjekt-Verb-Kongruenz.

Sprachtherapeutische Intervention

Überholt sind Methoden, die in der Therapie mit pattern drill arbeiten: korrekte Sätze und grammatische Formen durch Nachsprechen üben, Auswendiglernen,

Aufsagen von Flexionsreihen, Satzbildung nach vorgegebenen Mustern (Kannengieser 2012).

Die sprachtherapeutische Vorgehensweise bei morphologisch-syntaktischen Störungen beruht inzwischen vielmehr auf einer differenzierten Analyse der vorhandenen und gestörten grammatischen Zielstrukturen. Die grammatische Entwicklung wird in der Therapieplanung nachvollzogen (entwicklungsproximales Vorgehen). Das Angebot für das Kind muss dem nächsten Entwicklungsschritt entsprechen, damit die neue Sprachstruktur gelernt werden kann (Kannengieser 2012; Siegmüller 2015).

In den Ansätzen wird das Sprachangebot für das Kind in natürliche und bedeutsame Kommunikations- und Handlungskontexte eingebunden (entwicklungsproximaler Ansatz) (Dannenbauer 2002). In der sprachlichen Interaktion mit dem Kind versucht der Therapeut, dem Kind die Zielstrukturen durch Formen der sprachlichen Modellierung darzubieten. Die vorgelagerten, begleitenden und nachfolgenden sprachlichen Modellierungen sollen dem Kind dabei helfen, die grammatischen Strukturen und Regeln im Input zu entdecken. In der Kontextoptimierung nach Motsch (2010) wird das therapeutische Vorgehen in strukturierte, an den Interessen und Formaten des Kindes orientierte Kontexte eingebettet. Die Kontextoptimierung arbeitet mit einer Kombination aus Input (Darbietung der Zielstruktur), reflexiven Elementen und der Produktion der Zielstruktur durch das Kind. Neben der Darbietung der zu lernenden Zielstruktur wird in der Kontextoptimierung den beschränkten Arbeitsgedächtnisleistungen sowie den Problemen in der akustischen/phonologischen Verarbeitung Rechnung getragen (Ressourcenorientierung).

Generativ orientiert wird nach dem patholinguistischen Ansatz nach Siegmüller und Kauschke vorgegangen (Siegmüller/Kauschke 2013). Die Grundlage ist auch hier eine differenzierte Analyse der Fähigkeiten auf den linguistischen Sprachebenen, um die Zielstrukturen entwicklungsproximal am Entwicklungsstand des Kindes ausrichten zu können. Das Ziel der Intervention ist, dass das Kind die Sprachreize aus dem Input neu/anders analysiert. So geht es um die Aktivierung und Umorientierung des kindlichen Lernpotentials. Ebenfalls sollen die vereinfachten Strukturen des Kindes flexibilisiert werden. Die Vorgehensweise beruht sowohl auf für das Kind unbewussten Vorgehensweisen (Aufbereitung/Spezifizierung des Inputs, Modellierung, Übungen) als auch auf bewussten Methoden wie Kontrastierungen und metasprachlichen Reflektionen und Übungen.

2.1.4 Pragmatisch-kommunikative Störungen (Sprachgebrauch)

Klassifikation

Pragmatisch-kommunikative Störungen sind rezeptive oder produktive Beeinträchtigungen auf der intrapersonellen (Verständnis von Situationen, Texten, Sprachäußerungen) oder interpersonellen Ebene (Kommunikation zwischen Personen). Als Folge sind die betroffenen Kinder nicht in der Lage, in Situationen oder Kontexten sprachlich angemessen zu handeln.

Prävalenz und Ätiologie

Da pragmatisch-kommunikative Störungen erst seit der DSM-V Klassifikation ein eigener Störungsbereich sind (Falkai / Döpfner 2015) gibt es keine Angaben zu Prävalenzen. Pragmatisch-kommunikative Störungen können als Primärstörung und als Sekundärproblematik im Rahmen von anderen Entwicklungsstörungen oder erworbenen Störungen auftreten.

Wie bereits im Kapitel 1.4.2 dargestellt beschreibt Perkins (2010) pragmatisch-kommunikative Fähigkeiten als das Zusammenspiel semiotischer, kognitiver, motorischer und sensorischer Elemente. Diese Elemente der Pragmatik müssen erworben und korrekt verwendet werden. Sie interagieren in der Kommunikation, sie stärken oder hemmen einander (Perkins 2010, 62). Störungen gibt es als Sekundärfolge von Problemen bei einem dieser Elemente (sprachliche und nichtsprachliche Entwicklungs- und Verarbeitungsstörung), da sie zu einem Ungleichgewicht führen. Die betroffenen Personen versuchen, trotz des Ungleichgewichtes der pragmatischen Elemente, weiter zu kommunizieren und zu interagieren. Die Folge sind rezeptive oder produktive Beeinträchtigungen auf der intrapersonellen (Verständnis von Situationen, Texten, Sprachäußerungen) oder interpersonellen Ebene (Kommunikation zwischen Personen). Damit kann die Person Kommunikationssituationen nicht mehr angemessen verstehen oder in diesen Situationen nicht mehr selbst als Kommunikationspartner agieren.

Symptomatik

Kommunikative Störungen werden in unterschiedlichen Teilen von Kommunikation und Interaktion sichtbar. Sie sind nur im Kontext der individuell vorhandenen sprachstrukturellen Fähigkeiten (Aussprache, Wortschatz, Grammatik) sowie eingebunden in situative, soziale und kulturelle Kontexte und unter Berücksichtigung der Fähigkeits-, Verarbeitungs- und Persönlichkeitsmerkmale der Person analysierbar. Ebenso ist die Symptomatik pragmatisch-kommunikativer Störungen vom Alter der Kinder abhängig. Die altersspezifischen Aspekte pragmatisch-kommunikativer Störungen wurden im Kapitel 1.4.3 erläutert.

Im Folgenden werden häufige Symptome bei pragmatisch-kommunikativen Störungen (Achhammer et al. 2016) vorgestellt.

Sprachlicher Bereich:

- Defizite im Gebrauch von Kommunikation für soziale Zwecke (Grüßen, Austausch von Informationen) in einer für den sozialen Kontext angemessenen Form
- Einschränkungen im Wechseln und Anpassen des Sprachgebrauchs an unterschiedliche Kontexte
- Schwierigkeiten, sich an Regeln für Gespräche und Erzählen zu halten
- Probleme bei Sprechakten (Turn Taking; Inferenzziehung, unangemessener Rededrang, Beharren auf besonderen, eigenen Themen oder Sprunghaftigkeit in Themen, feste Phrasen und Perseverationen)
- Schwierigkeiten beim Verständnis nichtwörtlicher Äußerungen sowie von Witz und Ironie
- Probleme in Bezug auf Kohärenz und Kohäsion
- unangemessene Berücksichtigung von Präsuppositionen
- Sprachverständnisprobleme und Probleme aufgrund der Verwendung eines situations- oder kontextunangemessenen Wortschatzes
- repetitive Sprachäußerungen

Nichtsprachlicher Bereich:

- Auffälligkeiten durch mangelnde nonverbale Kommunikation und Emotionsdeutung oder Verwendung (Mimik und Gestik)
- Probleme bei sozialer Interaktion und ggf. ein negatives Selbstwertgefühl
- Einschränkungen in der sozialen Teilhabe, der Schul- oder beruflichen Leistung
- physische Zustände (Zittern, Erröten)
- repetitive Bewegungen

Sprachtherapeutische Intervention

Da die Diagnose pragmatisch-kommunikative Störung neu ist, konnten sich noch keine Therapieansätze etablieren. Grundlegend für die Arbeit auf der pragmatisch-kommunikativen Sprachebene ist das Vorhandensein der Basiskompetenzen Motorik, Sensorik, Kognition sowie von sprachstrukturellen Fähigkeiten (Wortschatz, Grammatik, Phonologie). Für das therapeutische Vorgehen können nach Achhammer et al.(2016) die drei Bereiche [1] Kommunikationsverhalten/Gesprächsführung, [2] Textverarbeitung/Textverständnis und [3] Situations- und Kontextverhalten unterschieden werden. In diesen Förder- und Therapiebereichen wird zudem in die intrapersonelle Ebene (Verstehen/Erkennen) und in die interpersonelle Ebene (Produzieren/Anwenden) unterschieden.

Auch in der Therapie von Sprachentwicklungsstörungen mit einer Leitsymptomatik auf den anderen Sprachebenen sollte an pragmatisch-kommunikativen Aspekten gearbeitet werden. Das Ziel der Sprachtherapie bei Sprachentwicklungsstörungen liegt häufig auf der Arbeit an Sprachstrukturen und damit auf der korrekten Verwendung von Lautbildung, Wortschatz und Grammatik. Im Sinne der Entwicklung pragmatisch-kommunikativer Fähigkeiten sollte allerdings viel stärker der Ausbau an inhaltlicher, situativer und personeller Komplexität und Flexibilität in den sprachlichen Handlungen und Äußerungen des Kindes in den Mittelpunkt gerückt werden (Sallat/Spreer 2014). Die Sprache muss an unterschiedliche Kontexte flexibel angepasst werden. Es empfiehlt sich daher, nicht nur starre Rollen und Muster einzuüben, sondern immer wieder die flexible Sprachverwendung anzustreben.

Alle sprachtherapeutischen Übungen auf den Sprachebenen (Laute, Wörter, morphologisch-syntaktische Regeln) müssen dafür zunehmend in kurze Äußerungen (Phrasen, Sätze, Kurzdialoge) eingebunden werden. Auf diese Weise erfolgt zunächst ein Sprachtransfer. Wenn auf dieser Ebene das Sprachhandeln des Kindes gesichert ist, kann über den Transfer in „Als-ob-Situationen" (Rollenspiele wie Einkaufen, Einsatz von Handpuppen etc.) der Wechsel in lebensweltbezogene Situationen und Kontexte erfolgen. Auf der höchsten Stufe erfolgt schließlich der Transfer in Realsituationen mit dem Ziel, das Sprachhandeln in vorher nicht klar festgelegten Situationen und Kontexten zu verbessern (Sallat/Spreer 2014). Für die Therapie bei pragmatisch-kommunikativen Störungen konnte der Nutzen von Übungen des Improvisationstheaters belegt werden (Achhammer 2014).

2.1.5 Erkenntnisse aus Musikpsychologie und Musiktherapie

Obwohl seit vielen Jahren rhythmisch-prosodische Defizite als Ursache von Verzögerungen und Störungen der Sprachentwicklung diskutiert werden, gibt es wenig Forschungsarbeiten, die sich detailliert mit den Zusammenhängen zwischen musikalischen Fähigkeiten und Fertigkeiten bei der Sprachentwicklung auseinandersetzen (Sallat 2008). Bei Kindern ohne sprachlichen Förderbedarf gab es in den letzten Jahren einige Studien zum Einfluss eines verstärkten Musikunterrichts oder von rhythmisch-musikalischer Förderung im vorschulischen Bereich auf die Entwicklung sprachlicher, nichtsprachlicher und schulischer Fähigkeiten (Degé/Schwarzer 2011; Maier-Karius 2010). Da sich die Sprachverarbeitungsleistungen von Kindern mit Verzögerungen aber von denen ohne Störungen unterscheiden, muss man Rückschlüsse auf den Einsatz in der Musiktherapie vorsichtig ziehen (Kap 1.1.1).

> Von **Transfereffekten** bei Kindern und Erwachsenen mit einer unauffälligen Entwicklung oder Verzögerung kann nicht auf vergleichbare Transfereffekte bei Menschen mit Behinderungen oder Entwicklungsstörungen geschlossen werden, da bei ihnen kognitive, motorische und wahrnehmungsbezogene Verarbeitungsprozesse anders ablaufen.

Probleme in der Prosodieverarbeitung

Die prosodischen oder suprasegmentalen Elemente können auch als die musikalischen Parameter im Sprachsignal bezeichnet werden. Probleme sprachentwicklungsgestörter Kinder in der prosodischen Verarbeitung werden seit einigen Jahren untersucht und diskutiert (Sallat 2011a; Spreer 2012; Weinert 2000). Bereits kurz nach der Geburt zeigen sich bei Kindern mit und ohne Sprachentwicklungsstörungen Unterschiede in der Verarbeitung. In Kap 1.5.4 wurde beschrieben, dass Säuglinge in den Schreiäußerungen (Kontur-/Melodieverläufe) schon kurz nach der Geburt Bezüge zu ihrer Muttersprache zeigen. In den Studien zeigte sich ebenso, dass Kinder, die mit drei Jahren eine Sprachentwicklungsstörung aufwiesen, als Säugling einfacher/monotoner geschrien haben als Kinder, die sich sprachlich typisch entwickelt haben (Mampe et al. 2009; Wermke 2008). Im Verlauf der Sprachentwicklung ist es dann notwendig, dass Kinder prosodische Hinweisreize im Sprachsignal nutzen. Man spricht in diesem Fall von prosodischem Bootstrapping. Die Kinder nutzen im Spracherwerb die Prosodie (Betonungen/Akzente, Melodieverläufe, Klangfarbe der Stimme, Pausen etc.), um sprachliche Einheiten wie Laute, Silben, Wörter, Phrasen und Sätze, aber auch morphologische Veränderungen von Wörtern zu erkennen. Die Rolle der Prosodie im Spracherwerb wurde im Kapitel 1.3.3 beschrieben. Auch ältere Kinder und Erwachsene erzielen in Experimenten zum Erlernen einer Kunstsprache oder zur Festigung von neuen grammatischen Regeln bessere Leistungen, wenn die Sprache eine deutliche prosodische Gliederung beinhaltet. Im Gegensatz dazu sind Kinder mit Sprachentwicklungsstörungen nicht in der Lage, prosodische Zusatzinformationen für eine bessere Sprachverarbeitung zu nutzen. Sie profitieren nicht von einer prosodisch überhöhten Darbietung beim Erwerb einer Kunstsprache (Weinert 1991, 2000). Weitere Auffälligkeiten zeigten sich beim Lernen von grammatischen Regeln. So profitierten Kinder mit spezifischen Sprachentwicklungsstörungen beim Lernen nicht von Pausen, die vor den Satzteilen mit neuen zu lernenden grammatikalischen Strukturen eingefügt wurden (Bishop et al. 2006). Auffälligkeiten in der Verarbeitung des prosodischen Parameters Pause bei sprachlichen Lernaufgaben, bei der Reproduktion von Silben-, Phrasen- und Satzstrukturen mit Pausen sowie bei der Diskrimination von Silbenfolgen-Paaren wurden von Spreer für sieben- bis neunjährige Kinder belegt (Spreer 2012). In einer Studie, die eher den Fokus auf Konturverläufe (Satzprosodie) legt, schnitten sprachentwicklungsgestörte Kinder ebenfalls schlechter ab. Sie konnten im Alter von 4;11 Jahren Low-Pass-gefilterte Sätze (aufgrund des Filters sind die Inhalte der Wörter nicht erkennbar) schlechter als gleichaltrige Kinder dem Originalsatz zuordnen (Fisher et al. 2007). Auch im Nachsprechen von Sätzen mit spezifischen Intonationsverläufen zeigten sie schlechtere Leistungen als sprachlich typisch entwickelte Kinder (van der Meulen et al. 1997).

Auffälligkeiten in der auditiven Verarbeitung, die dann auch die prosodische Verarbeitung betreffen, werden bereits seit einigen Jahren als Ursache bei Sprachentwicklungsstörungen und Lese-Rechtschreibstörungen diskutiert. So berichten Studien von Schwierigkeiten bei der Diskriminierung von Tonhöhen und Frequenzen, beim Erkennen von Pausen zwischen Tönen und bei der Erfassung von schnellen Frequenzübergängen (Benasich / Tallal 2002; Tallal 1999; Tallal / Piercy 1973; Zhang / Tomblin 1998). Es ist aber bislang unklar, ob dies ein generelles Problem bei Sprachentwicklungsstörungen ist, da einige Studien diese Auffälligkeiten nur für eine Teilgruppe der sprachentwicklungsgestörten Kinder belegen konnten (Bishop / McArthur 2005; McArthur / Bishop 2004) und weitere Studien die Auffälligkeiten in der auditiven Verarbeitung bei nichtsprachlichen musikalischen Stimuli nicht fanden (Bishop et al. 2005; Jentschke et al. 2008). Cumming et al. fanden Auffälligkeiten in der akustischen Verarbeitung sowohl bei sprachlichem als auch bei nichtsprachlichem Material und stellen sie in ein Verhältnis zur gestörten grammatikalischen Entwicklung der Kinder. In der *Prosodic Phrasing Hypothesis* kommen sie zu dem Schluss, dass Auffälligkeiten in der Verarbeitung von akustischen Parametern (wie Amplitudenanstiegszeit und Amplitudendauer) eine Ursache für die geringen morphologisch-syntaktischen Fähigkeiten der sprachentwicklungsgestörten Kinder sind, da sie dadurch Phrasengrenzen oder Endungen von Wörtern nicht so gut erkennen können wie Kinder mit einer typischen Sprachentwicklung (Cumming et al. 2015).

Geringere prosodische Leistungen bei Kindern mit Sprachentwicklungsstörungen und bei Kindern mit LRS fanden Mashall et al. nur im Vergleich mit einer nach Alter vergleichbaren Kontrollgruppe, nicht jedoch im Vergleich zu einer Kontrollgruppe mit jüngeren typisch entwickelten Kindern mit gleichen laut- und schriftsprachlichen Fähigkeiten (Marshall et al. 2009). Daher schließen sie die prosodischen Defizite als Ursache der sprachlichen Fähigkeiten aus.

Probleme in der Musikverarbeitung

Für die Musikverarbeitung von Kindern mit Sprachentwicklungsstörungen gibt es weniger Studien als für die Prosodieverarbeitung (Sallat 2011b). Dies steht im Gegensatz zu den vielen Studien, die Transfereffekte einer intensiven Beschäftigung mit Musik auf die Sprachverarbeitung von sprachlich typisch entwickelten Kindern und Erwachsenen untersuchen. So zeigen sich für Menschen ohne Sprachstörungen Transfereffekte von Musik auf sprachliche Bereiche wie Arbeitsgedächtnis, Grammatik, Prosodie, phonologische Bewusstheit und schriftsprachliche Fähigkeiten (Koelsch 2012; Patel 2008, Kap 1.1.4; Kap 1.1.5).

Vor allem die verbesserten Leistungen im sprachlichen Arbeitsgedächtnis (Chan et al. 1998; Ho et al. 2003) sind in Bezug auf Sprachentwicklungsstörungen interessant, da die Leistungsfähigkeit des sprachlichen (phonologischen) Arbeitsgedächtnisses eine wesentliche Voraussetzung für den Erwerb von Wörtern und grammatischen Regeln ist (Baddeley 2003).

Wichtig für die Betrachtung der Musikverarbeitung bei Kindern mit phonetisch-phonologischen Störungen und Lese-Rechtschreibstörungen ist zudem der enge Zusammenhang von Fähigkeiten zur phonologischen Bewusstheit mit schriftsprachlichen Fähigkeiten (Steinbrink/Lachmann 2014). In Folge eines verstärkten Musikunterrichts beziehungsweise einer verstärkten musikalischen Förderung konnte die phonologische Bewusstheit bei Kindern mit einer typischen Sprachentwicklung verbessert werden und es zeigten sich Zusammenhänge mit den Lesefähigkeiten (Degé/Schwarzer 2011; Gromko 2005; Tsang/Conrad 2011). Für Kinder mit Lese-Rechtschreibstörungen wurden Probleme und Auffälligkeiten in der zeitlichen Verarbeitung nachgewiesen, zum Beispiel bei Rhythmusaufgaben wie Nachklopfen oder Klopfen zu einem vorgegebenen Rhythmus (tapping, timing). Die Verarbeitung von Tonhöhen ist für sie im Gegensatz dazu kein Problem (Huss et al. 2011; Overy 2003). Ein verstärkter Musikunterricht verbesserte bei den Kindern mit Lese-Rechtschreibstörungen die phonologische Verarbeitung und die Rechtschreibung. Die Lesefähigkeit verbesserte sich dagegen nicht (Overy 2003).

Corriveau/Goswami (2009) fanden bei zehn Jahre alten Kindern mit Sprachentwicklungsstörungen geringere Leistungen im Nachklopfen (Rhythmus, tapping), die mit den sprachlichen und schriftsprachlichen Fähigkeiten korrelierten. Clément et al. untersuchten die Sangesleistungen von elf Jahre alten Kindern mit spezifischen Sprachentwicklungsstörungen. Im Vergleich zur Kontrollgruppe konnten sie bekannte und unbekannte Melodien ebenso schlechter nachsingen wie Einzeltöne. Clement et al. führen dies auf auditiv-motorische Dysfunktionen zurück (Clément et al. 2015).

In eigenen Untersuchungen konnten zum einen Störungen in der Verarbeitung musikalischer Syntax gezeigt werden. So erkennt das Gehirn von sechsjährigen Kindern mit Sprachentwicklungsstörungen nicht, wenn am Ende einer Akkordfolge ein unpassender Akkord gespielt wurde (Jentschke et al. 2008). Dies ist bei gleichaltrigen und selbst schon bei zwei- und fünfjährigen sprachlich typisch entwickelten Kindern ein hochautomatisierter Prozess (Jentschke 2007).

Eine umfangreiche Gegenüberstellung der sprachlichen und musikalischen Fähigkeiten bei Kindern mit Sprachentwicklungsstörungen findet sich bei Sallat (Sallat 2008, 2011b; für einen Überblick: Sallat 2011a). Untersucht wurden die Bereiche Melodieverarbeitung, rhythmisch-melodische Verarbeitung, Melodieerkennung, Rhythmusreproduktion, Liedersingen (Korrektheit von Melodie, Kontur, Rhythmus), das Nachsingen einfacher Tonfolgen sowie Aufgaben zum musikalischen Arbeitsgedächtnis. Damit konnten Auffälligkeiten der Kinder mit spezifischen Sprachentwicklungsstörungen (SSES) nicht nur für die rhythmischen Aufgaben, sondern auch für Melodieaufgaben (Veränderungen in Tonhöhe und Kontur) gezeigt werden (siehe auch Sallat/Jentschke 2015). Lediglich im Nachsingen einfacher Tonfolgen fanden sich bei fünf- bis sechsjährigen Kindern mit spezifischen Sprachentwicklungsstörungen keine Unterschiede zu gleichaltrigen sprachlich typisch entwickelten Kindern. In allen anderen Bereichen der Musikverarbeitung zeigten sie geringere Leistungen als die Alterskontrollgruppe. Die Leistungen der sprachentwicklungsgestörten Kinder waren vergleichbar zu den Leistungen von jüngeren Kindern (vier Jahre) mit gleichen sprachlichen Fähigkeiten. Es gab nur einen Bereich, in dem die jüngeren Kinder besser abschnitten. Dies war der Bereich Melodieerkennung. Die vierjährigen Kinder konnten bekannte Melodien von Kinderliedern besser als die älteren Kinder mit SSES einem Bild zuordnen. In Tabelle 7 sind die Ergebnisse überblicksartig vorgestellt.

Die Effekte von musikalischen oder musiktherapeutischen Interventionen bei Kindern mit Sprachentwicklungsstörungen wurden bislang nicht systematisch untersucht (Howland 2015). Notwendig für Aussagen über den Nutzen

Tab. 7: Musikverarbeitung bei Kindern mit spezifischen Sprachentwicklungsstörungen im Vergleich mit gleichaltrigen und jüngeren Kindern (Sallat 2008)

Verarbeitungsaspekt	**Aufgabe**	**Vergleich mit gleich alten und jüngeren Kindern ohne spezifische Sprachentwicklungsstörung (SSES)**
Melodieverarbeitung	Im Bereich Melodieverarbeitung wurde geprüft, ob die Kinder falsche Töne in der Melodie eines bekannten Kinderliedes („Es war eine Mutter, die hatte vier Kinder") bemerken. Präsentiert wurde die mit dem Liednamen identische Anfangsphrase des Liedes als Klavierklang.	SSES < gleich alt SSES = jünger (sprachlich gleich)
Rhythmisch-melodische Verarbeitung	Bemerken Kinder mit SSES, wenn in der Anfangsphrase eines bekannten Kinderliedes („Alle Vögel sind schon da") der Rhythmus verändert wird? Präsentiert wurde die mit dem Liednamen identische Anfangsphrase des Liedes als Klavierklang.	SSES < gleich alt SSES = jünger (sprachlich gleich)
Melodieerkennung	Können Kinder mit SSES bekannte Melodien unterscheiden und jeweils dem richtigen Bild zuordnen? Verwendet wurden die Anfangssequenzen der Lieder „Hänschen klein", „Der Kuckuck und der Esel", „Weil heute dein Geburtstag ist" und „Hänsel und Gretel".	SSES < gleich alt SSES < jünger (sprachlich gleich)
Rhythmusreproduktion	Wie gut können Kinder mit SSES Rhythmen unterschiedlicher Komplexität und Länge nachsprechen und nachklopfen?	SSES < gleich alt SSES = jünger (sprachlich gleich)
Liedersingen Korrektheit von Melodie, Kontur, Rhythmus	Unterscheiden sich von Kindern mit SSES gesungene Lieder bezüglich der Korrektheit von Melodie, Kontur und Rhythmus von denen gleich alter und jüngerer Kontrollkinder?	SSES < gleich alt SSES = jünger (sprachlich gleich)

Verarbeitungsaspekt	Aufgabe	Vergleich mit gleich alten und jüngeren Kindern ohne spezifische Sprachentwicklungsstörung (SSES)
Nachsingen einfacher Tonfolgen	Wie gut können sie einfache Tonfolgen nachsingen?	Keine Unterschiede zu den Kontrollgruppen
Musikalisches Arbeitsgedächtnis bei SSES	Wie gut können Kinder mit SSES in Paarvergleichsaufgaben Tonfolgen unterschiedlicher Länge als gleich oder verschieden einschätzen? Die 4 Untertests für das melodische Arbeitsgedächtnis umfassten Tonfolgen mit 1–4 Tönen gleicher Länge. Das rhythmisch-melodische Arbeitsgedächtnis wurde mit Hilfe von Tonfolgen mit einer Länge von 3 und 4 metrischen Schlägen abgeprüft.	SSES < gleich alt SSES = jünger (sprachlich gleich) Beim Vergleich von Einzeltönen keine Gruppenunterschiede.

der Musik in Bezug auf die sprachlichen Probleme wäre die Berücksichtigung unterschiedlicher sprachlicher Störungsphänomene in den Untersuchungsgruppen. Trotzdem gibt es jahrelange Erfahrungen mit dem Einsatz von Musik in der sprachheilpädagogischen Arbeit (Elstner 1972; Gringmuth-Dallmer 2004; Meixner 1994a). So wurden und werden Elemente der rhythmisch-musikalischen Förderung in interdisziplinären Frühförderstellen, Sozialpädiatrischen Zentren, heilpädagogischen Kindertagesstätten (Sprachheilkindergärten) und Sprachheilschulen seit vielen Jahren eingesetzt (Amrhein 2000; Goll 1993; Nebelung/Sallat 2016; Plahl/Koch-Temming 2005; Schögler 2012). Sie ergänzen dort die sprachtherapeutischen Maßnahmen und werden von den handelnden Fachkräften als wirksam erlebt. Die Ausrichtung des Einsatzes ist an heilpädagogischen Zielen (allgemeine Entwicklungsförderung) orientiert und verwendet Elemente der Rhythmik (Plahl/Koch-Temming 2005; Tischler 2013; Voigt 2005). Die Musik wird in der Entwicklungsförderung eingesetzt, um Aspekte der Motorik (Bewegung), Sensorik (Wahrnehmung), Emotionalität (personale Identität), Soziabilität (soziale Identität) und Kognition (Denken, Aufmerksamkeit, Konzentration) zu fördern. Ebenso können sprachliche Aspekte selbst im Zentrum der musikalischen Förderung stehen. Die Übungen beruhen im Sinne der Rhythmik auf der Kombination von Musik, Bewegung und Sprache. Es werden immer mindestens zwei der Elemente kombiniert (z.B. Tanz = Musik + Bewegung; Lied = Musik + Sprache). Diese Erfahrungen sind beispielsweise in das Konzept der sprachheilpädagogischen Rhythmik eingeflossen (Meixner 1994a).

2.1.6 Musiktherapeutische Möglichkeiten

Bereits im vorangegangenen Abschnitt wurde angeführt, dass es seit vielen Jahren Erfahrungen mit musikalischer Förderung in heilpädagogischen und sprachheilpädagogischen Einrichtungen gibt. Eine differenzierte Analyse oder evidenzbasierte Evaluation von musiktherapeutischen Therapieeffekten bei Sprachentwicklungsstörungen liegt bislang nicht vor (Howland 2015). Daher werden im folgenden Abschnitt auf der Grundlage der bisherigen musikpsychologischen Forschung zu Auffälligkeiten in der prosodischen und musikalischen Verarbeitung der sprachentwicklungsgestörten Kinder, aber auch angelehnt an die sprachtherapeutischen Vorgehensweisen Möglichkeiten der musikalischen Förderung und Therapie vorgestellt. Es erfolgt zunächst eine Beschreibung von zwei Therapieansätzen. Anschließend werden Möglichkeiten der Förderung von Basisfähigkeiten beschrieben und schließlich musiktherapeutische Möglichkeiten in Bezug auf die Sprachebenen erörtert. Hier fließen Aspekte aus der sprachheilpädagogischen Rhythmik sowie der Musikpädagogik mit ein.

> ! Bei der **musikalischen/musiktherapeutischen Arbeit** mit sprachentwicklungsgestörten Kindern sollte darauf geachtet werden, dass die Kinder durch die Kombination von Aufgaben in Bezug auf die Arbeitsgedächtniskapazität nicht überlastet werden. Häufig sollen die Kinder gleichzeitig Klatschen, Tanzen, Singen, Instrument spielen. Dies führt zu einer Überforderung und verhindert das Lernen. Soll eine Fähigkeit (z.B. Tonhöhenunterscheidung) erlernt werden, müssen daher die Übungs- und Spielformen (Kontexte) so gewählt werden, dass nur diese Verarbeitungsleistung im Fokus steht. Ablenkungen müssen weitestmöglich reduziert werden. In der Sprachtherapie spricht man bei diesem Vorgehen von Ressourcenorientierung.

Sprachheilpädagogische Rhythmik

In der sprachheilpädagogischen Rhythmik werden Aspekte von Kommunikation und Sprachanbildung (Anbilden von Sprachstrukturen: Laute, Wörter, grammatische Elemente) in rhythmisch-musikalische Elemente eingebunden. Das Ziel ist ein ganzheitliches Erfassen und eine komplexe Förderung. Die sprachheilpädagogische Rhythmik wird dabei nicht als Sprachförderprogramm oder Behandlungsansatz verstanden. Vielmehr ist die Rhythmik ein Medium zur Vermittlung von sprachheilpädagogischen Inhalten. Mit ihrer Hilfe können die speziellen therapeutischen Fördermaßnahmen ganzheitlich durchgeführt werden (Meixner 1994b). Die Hauptelemente der sprachheilpädagogischen Rhythmik sind *Wahrnehmungsaktivitäten*, der *taktil-kinästhetischer Bereich* (Fühlen, Spüren, Empfinden, Berühren), *intermodale Leistungen* (sensorische Integration – die Wahrnehmung in einem Sinnesbereich wird mit der Reaktion in einem anderen Sinnesbereich beantwortet, z. B. wird das Hören eines bestimmten Klanges mit einer bestimmten Bewegung verbunden) und *seriale Leistungen* (Reihenfolge sprachlicher und musikalischer Handlungsabläufe, z. B. Reime, Bewegungsfolgen, Rhythmusfolgen. Schließlich gibt es in der sprachheilpädagogischen Rhythmik Empfehlungen für die Arbeit in ausgewählten sprachtherapeutischen Bereichen (Artikulation, Sprachaufbau), die dem Bereich Sprachentwicklungsstörungen entsprechen. Sie fließen in die Darstellungen dieses Kapitels ein. Eine Evaluation des Effektes dieser musikalischen Förderung auf die Sprachverarbeitung ist nicht erfolgt.

Das Konzept der sprachfreien Musiktherapie bei Sprachentwicklungsstörungen

In einem eigenen Musiktherapieprojekt wurde eine *sprachfreie Musiktherapie* als Möglichkeit der Intervention bei Kindern mit spezifischen Sprachentwicklungsstörungen erprobt und evaluiert (Nebelung/Sallat 2016; Sallat 2010; Sallat 2011a). Grundlage für das sprachfreie Vorgehen in der Musiktherapie ist die Annahme, dass die Verarbeitungskapazität des sprachlichen Arbeitsgedächtnisses bei Kindern mit Sprachentwicklungsstörungen aufgrund fehlender Automatisierung der Verarbeitung musikalischer Parameter im Sprachsignal (Akzente, Klangfarben, Konturverläufe, Rhythmus) reduziert ist (Sallat 2008; Sallat 2011a; Abb. 8).

Im Gegensatz dazu ist bei Kindern mit typischer Sprachentwicklung die Verarbeitung dieser Parameter automatisiert, das heißt, sie benötigen weniger Verarbeitungskapazität und die Kinder können einen größeren Teil der Kapazität für die sprachstrukturelle Verarbeitung (Laute, Silben, Wörter, Sätze erkennen)

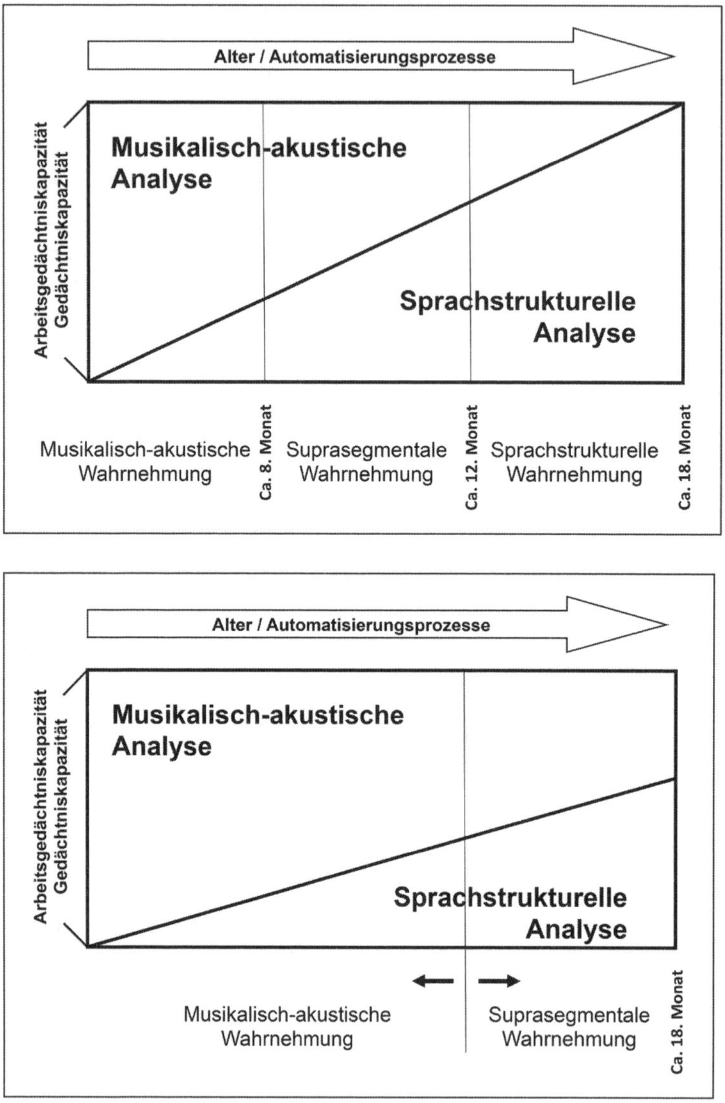

Abb. 8: Modelle der Entwicklung der Perzeptions- und Segmentierungsmechanismen unter Berücksichtigung der Verarbeitung der musikalischen Parameter des Sprachsignals in den ersten 18 Lebensmonaten; oben: typische Entwicklung, unten: Entwicklung bei Kindern mit Sprachentwicklungsstörungen (Sallat 2008; Sallat 2011a)

nutzen. Bei Kindern mit spezifischen Sprachentwicklungsstörungen bleibt dagegen aufgrund fehlender Automatisierung für die sprachstrukturelle Verarbeitung wenig Kapazität. Demzufolge sollte in der Musiktherapie bei Kindern mit Sprachentwicklungsstörungen nicht mit der Verbindung von Sprache und Musik (z. B. Singen von Liedern) gearbeitet werden, da dies die Verarbeitungskapazität der Kinder überfordert. Vielmehr sollte an der Automatisierung der Verarbeitung von musikalischen Aspekten wie Tonhöhe, Klangfarbe, Melodie/Kontur, Länge, Tempo etc. gearbeitet werden. Im Projekt erhielt eine Gruppe eine *melodisch orientierte Musiktherapie* und die andere Gruppe eine *rhythmisch orientierte Musiktherapie*. Bei beiden Gruppen konnten im Vergleich zu einer Kontrollgruppe ohne Musiktherapie nicht nur Verbesserungen im musikalischen Arbeitsgedächtnis, sondern ebenso Verbesserungen im sprachlichen Arbeitsgedächtnis gezeigt werden. Die Förderung in einem nichtsprachlichen Bereich führte damit bei den Kindern mit Sprachentwicklungsstörungen zu einer Verbesserung im sprachlichen Arbeitsgedächtnis, das als wichtiger Faktor für die Sprachentwicklung und sprachliches Lernen beschrieben ist (Baddeley 2003). Damit ist ein Weg aufgezeigt, wie Musik für die Förderung und Therapie dieser Kinder nutzbar gemacht werden kann. In der sprachfreien Musiktherapie liegt viel Potential für die musiktherapeutische Arbeit mit sprachentwicklungsgestörten Kindern. Diese Vorgehensweise sollte in weiteren Studien weiterentwickelt und entsprechend evaluiert werden.

Förderung von Basisfähigkeiten – Wahrnehmung

In der musikalischen Förderung bei und Therapie von Sprachentwicklungsstörungen steht zunächst die *auditive Wahrnehmung und Verarbeitung* im Vordergrund. Kinder mit Sprachentwicklungsstörungen und Kinder mit Lese-Rechtschreibstörungen zeigen Auffälligkeiten in Bezug auf Klangwahrnehmung (Frequenz, Tondauer), Tonhöhen und Konturwahrnehmung sowie bei der Wahrnehmung zeitlicher Dimensionen (Tempo, Synchronisation). So sollten in der Therapie Instrumente, Stimmen und Musikstücke bezüglich ihrer klanglichen Charakteristika (Parameter) unterschieden und beurteilt werden (Dauer, Stärke, Höhe, Tempo, Klangfarbe). Durch die gezielte Auswahl an Instrumenten oder Musikstücken lassen sich so Beschreibungsaspekte erarbeiten, die später auf die sprachliche Analyse (phonologische Bewusstheit: Silbenanalyse, Silbensegmentierung, Akzentwahrnehmung) oder die Beurteilung von Stimmen und Intonation (Emotionalität, Aussagesatz/Fragesatz) übertragen werden können. So können Klänge und Klangfarben als hell (Xylophon, Flöte, Triangel) und dunkel (Kontrabass, Tuba, Konga) beschrieben werden. Ebenfalls ist die Unterscheidung in Bezug auf Tondauern eine gute Möglichkeit. Metallophone oder Saiteninstrumente klingen lang, während Holzinstrumente und Trommeln kurz klingen. Ohne die Kinder durch die Verwendung verschiedener Instrumente zu verwirren, kann am Klavier, mit der Gitarre, mit einem Xylophon oder einem anderen Melodieinstrument die Unterscheidung von Tonhöhen (hoch/tief) erarbeitet werden. Eine Erweiterung erhalten diese Übungen durch die Verbindung der Töne zu Tonfolgen, Melodien oder Konturen. So lernen die Kinder die Richtung einer Melodie (aufwärts/abwärts) zu unterscheiden.

Weitere Förderbereiche der auditiven Wahrnehmung sind Übungen zum räumlichen Hören (Richtungshören), Signal- und Reaktionshören (spezifische Tonfolge erkennen), identifizierenden Hören (Erkennen und Zuordnen von Geräuschen, Instrumenten), memorisierenden Hören (Erinnern von Klängen/Klangfolgen, Tönen/Tonfolgen, Themen). Tischler (2013) spricht darüber hinaus von prosodischem Hören (Emotionalität einer Stimme) sowie von körperbezogenem Hören (Spüren von Vibrationen).

> **!** Die **auditiven Wahrnehmungsübungen** lassen sich in **sprachunspezifische Übungen** (Geräusche, Klänge erkennen/diskriminieren) und **sprachspezifische Übungen** (Einbezug von Sprache im Singen oder rhythmischen Sprechen) unterscheiden.

Mit Hilfe von Musik lassen sich jedoch auch *Aspekte der taktil-kinästhetischen Wahrnehmung* fördern (Fühlen, Spüren, Empfinden, Berühren). Musikinstrumente stellen aufgrund ihrer Bauweise und Beschaffenheit (Material, Größe des Schallkörpers, Art der Tonerzeugung etc.) beim Halten und Spielen unterschiedliche Anforderungen an Muskeln, Sehnen, Kraftsinn, Spannung (kinästhetische Wahrnehmung) sowie an den Tast- und Berührungssinn oder den Drucksinn (taktile Wahrnehmung).

In der Verbindung mit Tanz- und Bewegungselementen oder -übungen kann der Schwerpunkt in der Förderung auch auf die *vestibuläre Wahrnehmung* (Gleichgewicht, Raum-Lage, Bewegungssinn) ausgerichtet werden.

Die sprachheilpädagogische Rhythmik sieht bei der auditiven Wahrnehmungsförderung einen Schwerpunkt bei Basalstörungen. Die Förderung konzentriert sich demnach auf sprachunspezifische und sprachspezifische auditive Wahrnehmungsübungen, Übungen zur Serialität sowie auf die Förderung der Wahrnehmung von zeitlichen Abfolgen im visuellen, auditiven und kinästhetischen Bereich (Meixner 1994b). Wichtig sind zudem *Übungen zur sensorischen Integration*. Dabei wird die Wahrnehmung in einem Sinnesbereich mit Reaktionen in einem anderen Sinnesbereich beantwortet (Reaktion auf Geräusche, Klänge, Musikinstrumente durch Körperbewegungen oder visuelle Reizen).

Förderung von Basisfähigkeiten – Kognition

Da die aktive und rezeptive Beschäftigung mit Musik ein multimodales Ereignis darstellt (auditive, visuelle, motorische, taktil-kinästhetische Verarbeitung), bieten sich Anknüpfungspunkte für die Förderung von kognitiven Aspekten. Die sprachheilpädagogische Rhythmik sieht hier vor allem Fördermöglichkeiten bei den serialen Leistungen. So müssen in der Musik Reihenfolgen sprachlicher und außersprachlicher Handlungsabläufe erinnert werden (Lieder, Reime, Abzählverse, Bewegungsfolgen / Rhythmen erinnern und wiedergeben). Dadurch wird an der Merkfähigkeit ebenso gearbeitet wie an der Leistungsfähigkeit des Arbeitsgedächtnisses (Automatisierung).

Das Wiedererkennen und Unterscheiden von Melodien (Lieder, Themen, Musikstücke) oder von Instrumenten geschieht durch den Zugriff auf das Langzeitgedächtnis. Hierbei werden Speicher- und Abrufprozesse gefördert, die bei semantisch-lexikalischen Störungen verursachend sein können.

Eine besondere kognitive Herausforderung ist zudem das Singen. Die notwendige Muskelspannung (motorische Planung) und die stimmlichen Anforderungen sind im Vergleich zum Sprechen erhöht (Seidner / Wendler 2010), zudem ist die sprachliche Information mit einer Information über Tonhöhe und Tondauer verknüpft. Die Synchronisierung von Text und Melodie verbessert sich bei Kindern mit zunehmender sprachlicher Fertigkeit. Auch werden die Intervalle sicherer getroffen (Stadler Elmer 2002).

Förderung von Basisfähigkeiten – Aufmerksamkeit / Konzentration

Für das musikalische Handeln muss das Kind musikalische / spielerische Abläufe und Strukturen wahrnehmen, analysieren, nachvollziehen, speichern, erinnern, in eigenes Handeln überführen etc. Dies sind komplexe kognitive Prozesse (Rezeption, Speicherung, Abruf, Produktion), welche Aufmerksamkeit und Konzentration voraussetzen. Gleichzeitig kann der Musiktherapeut oder ein Musikpädagoge die Entwicklung dieser Leistungen durch eine Reduktion des Angebots und den gezielten Aufbau an Komplexität beeinflussen. Komplexität entsteht durch die Anzahl der Personen, die Anzahl der Instrumente, die Klangfarbe der Instrumente, die motorischen Anforderungen zum Spielen der Instrumente, die Art der musikalischen Spielformen, die Verknüpfung mit hohen sprachlichen Anforderungen, die Schwierigkeit der Rhythmusvorgaben / der Melodievorgaben, etc.

Förderung von Basisfähigkeiten – Motorik

Basisfähigkeiten im Bereich der Motorik lassen sich musikalisch durch Bewegungslieder und Tänze fördern. Ausgehend von einfachen Übungen wie Stoptanz oder der Übernahme des Tempos eines Musikstückes in die Bewegungsgeschwindigkeit beim Gehen, können Bewegungsfolgen einstudiert, weiterentwickelt, ausdifferenziert und variiert werden. Ebenso stellt das Spielen von Instrumenten unterschiedliche grob- und feinmotorische Anforderungen an den Spieler, die in der Musiktherapie bewusst im Fokus stehen können. Beim Spielen von Blasinstrumenten wird zudem die Mundmotorik (orofaziale Muskulatur) und die Atemmuskulatur gefestigt. Dies bietet sich vor allem bei Aussprachestörungen an (nächster Abschnitt). Grob- und feinmotorische Übungen können aber auch der Spannungsregulation (Abbau von hypertonen oder hypotonen Zuständen) in bestimmten Muskelbereichen oder der Förderung des Gesamttonus des Kindes dienen.

Musiktherapeutische Möglichkeiten für die phonetisch-phonologische Sprachebene

Die Anbahnung von Lauten muss in der Sprachtherapie erfolgen. In der Musiktherapie bei Kindern mit phonetisch-phonologischen Störungen können die Übungen der Sprachtherapie jedoch aufgegriffen und durch die Verknüpfung mit musikalischen und rhythmischen Spielformen vertieft und in hoher Frequenz angeboten werden. Ein Vorteil ist dabei sicher das lustvolle, freudbetonte Tun in der Musik. Den Kindern ist so nicht bewusst, dass sie an der Artikulation eines Lautes oder an motorischen/rezeptiven Vorübungen arbeiten.

In der Musiktherapie bei Kindern mit phonetisch-phonologischen Störungen können Lieder gesungen werden, die bestimmte Laute/Lautverbindungen beinhalten oder evozieren (*RI, RA, RUTSCH, wir fahren mit der Kutsch, SUMM SUMM SUMM, Bienchen summ herum*). Eine weitere Möglichkeit sind Lieder, welche die Aufmerksamkeit der Kinder auf phonologische Aspekte (Laute, Silben) richten. So bietet das Lied *Drei Chinesen mit dem Kontrabass* in seinen Variationen mit der Ersetzung der Vokale (z.B. *Dro Chonoson mot dom Kontroboss; Dra Chanasan mat dam Kantrabass*) ebenso Erfahrungen in der phonologischen Bewusstheit wie das Lied *Auf der Mauer auf der Lauer*, bei dem immer ein Laut weggelassen oder hinzugefügt wird. Das Prinzip dieser beiden Lieder lässt sich aber ebenso auf weitere Lieder, Texte, und Melodien übertragen. Viel zu wenig wird das Umdichten von Liedern genutzt. Man muss nicht immer ein neues Lied suchen. Ein neuer Text auf einer bekannten Melodie hilft dem Kind, seine Aufmerksamkeit gleich auf die sprachlichen (phonologischen) Aspekte richten zu können.

Eine weitere Möglichkeit ist das rhythmisierte Sprechen von Versen, Reimen, Silben- und Wortfolgen. Im rhythmisierten Sprechen oder Rapgesang werden Silben-, Betonungs- und Akzentstrukturen der deutschen Sprache besonders deutlich wahrnehmbar und produzierbar.

Einen wichtigen Beitrag kann die Musiktherapie als Ergänzung und Vertiefung von myofunktionellen und orofazialen Übungen leisten. So beinhaltet das Nachahmen der Klänge von Musikinstrumenten, von Geräuschen und von Tierlauten mit der eigenen Stimme ein Training der Muskel- und Nervenfunktion im Mund- und Rachenraum (orofazialer Bereich) sowie ein Training der Atemfunktion. Auf spielerische Weise oder eingebunden in ein musikalisches/rhythmisches Spiel werden die Muskelfunktionen geübt. Die eigene Tonerzeugung muss dabei immer auch durch die Eigenwahrnehmung geprüft werden. Eine weitere Möglichkeit stellt auch das Beatboxing (Produzieren von Rhythmusfolgen durch Nachahmen eines Schlagzeugs) dar. Auch hier werden sowohl die Muskelfunktionen und die Bewegungsplanung als auch die auditorische Kontrolle gefördert. Die Verwendung eines Mikrofons hat für Kinder dabei ein großes Anregungspotential.

Empfehlungen für die Therapie bei Aussprachestörungen bietet auch die sprachheilpädagogische Rhythmik (Meixner 1994b): *Lautanbildung nur in der Einzelsituation der Sprachtherapie*, die Rhythmik kann ergänzend durch Spielformen ein oftmaliges Wiederholen und Üben sicherstellen. Weitere Aspekte sind: *motorische Vorübungen* (Grob-, Fein- und Artikulationsmotorik, Beweglichkeit, Geschicklichkeit); *sensorische Vorübungen* (Klänge aufnehmen, differenzieren, gliedern), *Silbenübungen* (spielerisch, in Verbindung mit Bewegungen), Wort- und Satzübungen. Des Weiteren wird die *Nutzung von Blasinstrumenten* zur Förderung von Mundmotorik, Atemfunktion und Velumverschluss empfohlen. Die Erfahrung, bestimmte Instrumente in den Mund zu nehmen, um zu musizieren, regt zudem die Eigenwahrnehmung an.

Musiktherapeutische Möglichkeiten für die semantisch-lexikalische Sprachebene

Grundsätzlich bietet die Musik Förder- und Therapiemöglichkeiten bei Störungen auf der semantisch-lexikalischen Sprachebene vor allem in der Förderung und Entwicklung der Basiskompetenzen (Wahrnehmung, Motorik, Kognition), die dann Auswirkungen auf Wahrnehmung, Speicherung und Abruf sowie die Produktion von Wörtern haben sollten.

Die Wortschatzarbeit selbst kann durch Lieder für bestimmte Anlässe (z. B. *Geburtstag, Morgenkreis, Essen*), Jahreszeiten (z. B. *Schneeflöckchen, Bunt sind schon die*

Wälder) oder Geschichtenlieder (z. B. *Dornröschen, Klein Häschen wollt spazieren geh´n*) unterstützt und ausdifferenziert werden. Themenlieder unterstützen den Aufbau von semantischen Wortfeldern. Durch das mehrfache Singen und die damit verbundene häufige Wiederholung der Wörter werden zudem Speicher- und Abrufprozesse gefördert. Gleiches gilt für die Verwendung von Reimen und Abzählversen. Kollegen aus der Praxis berichten immer wieder vom Nutzen von Liedern für die Sicherstellung von Fachwortschatz, Regeln und Merksätzen. Auch gibt es Lieder, welche bestimmte Wortarten (z. B. Präpositionen oder Adjektive) gehäuft beinhalten (Plenzke 2004). Auf der anderen Seite sind Lieder als einzige Kompensation von semantisch-lexikalischen Störungen nicht ausreichend, da der Aufwand für die dann tatsächlich neu gelernten und gefestigten Wörter zu hoch ist. Ein Wortschatzdefizit kann auf diese Weise nicht ausgeglichen werden. Wie im Abschnitt zur Sprachtherapie dargelegt, werden für den Bereich der semantisch-lexikalischen Störungen Strategietherapien vorgeschlagen. Die Kinder erlernen dabei, dass es wichtig ist, Wörter oder Wortbedeutungen inhaltlich oder phonologisch zu elaborieren. Die inhaltliche Elaboration ist nicht im Fokus der Musiktherapie, sondern ggf. an manchen Stellen im Fokus der Musikpädagogik (Beschreibung, Benennung der Instrumente, Musikgattungen, Tonerzeugung etc.). Die phonologische Elaboration ist jedoch sehr stark mit musikalischer Verarbeitung verknüpft. So kann man in der Arbeit mit Kindern mit semantisch-lexikalischen Störungen einen Schwerpunkt auf das Beschreiben von Musik, von Klängen, Tönen, Tondauern etc. legen. Ebenso sollte rhythmisiertes Sprechen (Akzentuierungen, Rap) zu einer Verbesserung der phonologische Elaboration (Silbensegmentierung) von Wörtern führen.

Eine weitere Möglichkeit ist die Förderung von Speicher- und Abrufprozessen durch Übungen zum Erkennen von Klängen, Klangfarben, Themen, Rhythmen, Motiven und Stimmungen. So können sich z. B. in der Arbeit mit Gruppen immer zwei Kinder, deren Instrument gleich klingt, suchen und zusammenfinden. Ebenfalls kann man in einem Telefonspiel die Kinder anrufen. Statt einer Telefonnummer haben sie einen bestimmten Klang, eine bestimmte Erkennungsmelodie oder einen Erkennungsrhythmus. Damit müssen sie sich ein klanglich-musikalisches Muster merken und wiedererkennen – vergleichbar mit dem lautlich-klanglichen Muster eines Wortes oder einer Silbenfolge. Wird nun ihre Musik gespielt, so werden sie angerufen und müssen reagieren. Anschließend dürfen sie jemanden anrufen. Zur Steigerung der Komplexität und Schwierigkeit können die gleichen Rhythmen auch von unterschiedlichen Instrumenten gespielt werden. Dann müssten sich zwei Kinder melden: Das Kind, dem der Rhythmus gehört und das Kind, dessen Instrument gespielt wurde.

Bei der Liedauswahl sollte darauf geachtet werden, dass neue Strophen sprachlich nicht zu umfangreich sind. Im Idealfall unterscheiden sich die Strophen nur durch einzelne Wörter. Dadurch schaffen es die sprachentwicklungsgestörten Kinder, die Bedeutung und das Lautbild (Phonologie) der neuen Wörter zu erfassen und richtig abzuspeichern. Auch an dieser Stelle möchte ich noch einmal auf die Möglichkeit des Umdichtens von Liedern verweisen.

Musiktherapeutische Möglichkeiten für die morphologisch-syntaktische Sprachebene

Kinder mit morphologisch-syntaktischen Störungen zeigen Probleme im Nutzen von prosodischen Hinweisreizen. So können sie Pausen, Akzente, Konturverläufe, Betonungen etc. nicht in gleichem Maße für die Sprachanalyse und für das Erkennen und Ableiten grammatischer Regeln nutzen. Demzufolge bietet sich auch hier die intensive Arbeit im Bereich der auditiven Wahrnehmung und Differenzierung (Basiskompetenzen) an. Gleiches gilt für die Arbeit an den Basiskompetenzen Kognition, Aufmerksamkeit und Konzentration.

Es gibt auch für diesen Bereich Lieder, die bestimmte grammatikalische Regeln fokussieren (Plenzke 2004) und die zur Unterstützung der sprachtherapeutischen Bemühungen herangezogen werden können. Das häufige Wiederholen dieser Lieder ist einerseits sicher positiv. Auf der anderen Seite gleicht es aber dem pattern drill, der als Therapiemethode bei morphologisch-syntaktischen Störungen als nicht zielführend angesehen wird, da es um die Übertragung von grammatischen Regeln in das alltägliche Sprachhandeln geht. Um dies zu gewährleisten, sind, vergleichbar zur Kontextoptimierung (Motsch 2010), Übungen denkbar, in denen die Spielformen und Kontexte für bestimmte grammatikalische Regeln in musikalisches Spielhandeln eingebunden sind.

In der sprachheilpädagogischen Rhythmik wird die musikalische Förderung bei morphologisch-syntaktischen Störungen unter dem Bereich Sprachausbau beschrieben. Als Elemente beschreibt Meixner das *Wahrnehmungstraining* und die *Bewegungserziehung* (Meixner 1994b). Wichtige Elemente sind des Weiteren der *syntaktische und grammatikalische Sprachaufbau*, vergleichbar zu dem oben beschriebenen Vorgehen. So werden Sprachstrukturen, die das Kind noch nicht erworben hat, in musikalische Spiele und Übungen eingebaut und so über das Tätigsein erworben. Ein weiterer Bereich ist die *Sozialerziehung*. Hier geht es um Aspekte der nonverbalen Kommunikation (Pantomime, Gestik, Mimik, Körpersprache) und elementare Bewegungen im Raum sowie die Förderung des Bewegungs-, Gesichts- und Tastsinns.

Eine weitere Möglichkeit des Vorgehens bietet die sprachfreie Musiktherapie nach Sallat. Sie wurde eingangs ausführlich beschrieben.

Musiktherapeutische Möglichkeiten für die pragmatisch-kommunikative Sprachebene

In der Förderung und Therapie bei pragmatischen Störungen liegen die Schwerpunkte auf der Eigen- und Fremdwahrnehmung in kommunikativen Situationen. Dafür können die Prinzipien und Methoden der klassischen Musiktherapie zum Einsatz kommen. In der musikalischen Improvisation können kommunikatives Handeln und dialogische Prinzipien gefördert und therapiert werden (Rede-Antwort, Rede-Gegenrede, Fortführung, Begleitung, gemeinsam sprechen/singen). Im sprachfreien Raum werden Fähigkeiten erworben und vertieft, die dann zunehmend auf sprachliches Handeln übertragen werden. Ein wichtiger Bereich ist hier auch das Erkennen des emotionalen Gehaltes von Musikstücken, Liedern, Melodien und sprachlichen Äußerungen (Basiskompetenz Emotionalität). Die Bedeutung der Instrumentenauswahl, der klanglichen Komplexität, emotionaler Aspekte, Nähe-Distanzverhalten etc. wurden in Kapitel 1.2.3 ausführlich beschrieben. Ein weiterer Bereich ist die Sozialerziehung oder Soziabilität (Meixner 1994b). Gemeint sind hier das Erkennen und Verwenden nonverbaler Ausdrucksweisen wie Pantomime, Gestik, Körpersprache, lautliche Äußerungen, aber auch Aspekte der Bewegung im Raum.

Elemente der Pragmatik als Ansatzpunkt für die Musiktherapie:

- verbale, nonverbale und paraverbale Kommunikation
- soziale Aufmerksamkeit
- Turn Taking
- Imitation
- Blickkontakt
- soziale Interaktion
- gestische Kommunikation

> **Empfehlungen für die Musiktherapie bei Kindern mit Sprachentwicklungsstörungen (Übungen: Kap. 3.2)**
>
> - Förderung von Basisfähigkeiten
>   - Wahrnehmung
>   - Kognition
>   - Aufmerksamkeit/Konzentration
>   - Motorik

- Erprobung von Stimme und Sprache (z. B. Nachahmen der Klänge von Musikinstrumenten, von Geräuschen und von Tierlauten mit der eigenen Stimme)
- rhythmisiertes Sprechen von Versen, Reimen, Silben- und Wortfolgen, Rapgesang (Ergänzung und Vertiefung von myofunktionellen und orofazialen Übungen; Verdeutlichung der Silben-, Betonungs- und Akzentstrukturen der deutschen Sprache)
- Themenlieder, Lieder mit speziellem Wortschatz
- Lieder, die bestimmte grammatikalische Regeln fokussieren
- Erkennen des emotionalen Gehaltes von Musikstücken, Liedern, Melodien, sprachlichen/stimmlichen Äußerungen

Konzepte

- sprachheilpädagogische Rhythmik (Wahrnehmungsaktivitäten, taktil-kinästhetischer Bereich, intermodale Leistungen, seriale Leistungen)
- sprachfreie Musiktherapie (Arbeit an der automatisierten Verarbeitung musikalischer Parameter)

2.2 Redeflussstörungen – Stottern

2.2.1 Klassifikation

Redeflussstörungen sind Störungen des Sprechens, die durch Unterbrechungen des Sprechablaufs sowie durch Pausen, Wiederholungen und Einschübe gekennzeichnet sind. Zu den Störungen des Redeflusses gehören das *Stottern* (Störung des Redeflusses mit Pausen, Einschüben, Wiederholungen von Lauten, Silben oder Wörtern) und das *Poltern* (verwaschene Aussprache durch zu schnelles Reden und Verschlucken von Lauten, hohe Sprechgeschwindigkeit). In einigen Definitionen werden auch der Mutismus (partielles oder vollständiges Nichtsprechen in bestimmten Situationen, mit bestimmten Personen) und die Logophobie (übersteigerte Angstreaktion in Sprechsituationen) zu den Redeflussstörungen gerechnet (Glück/Baumgartner 2015; Sandrieser/Schneider 2015; Sick 2004). In der Folge wird nur auf das Stottern eingegangen. Über den Mutismus wird im Abschnitt zu den psychogenen Sprachstörungen berichtet.

2.2.2 Prävalenz und Ätiologie

Stottern tritt als alterstypische Erscheinung im Verlauf des Spracherwerbs bei ca. 80 % der kinder im Vorschulalter auf (2. – 4. Lebensjahr – Entwicklungsstottern). Die Symptome gehen bei ca. 75 % bis zum Schuleintritt und dem frühen Schulalter wieder zurück. Krankheitswert hat das Stottern für 5 – 8 % der Kinder und im Erwachsenenbereich für ca. 1 %.

Die Geschlechterverteilung liegt im frühen Kindesalter (2-Jährige) bei 1.65m:1w, bei Fünfjährigen bei 3m:1w und im Erwachsenenalter bei 5m:1w.

Die Ätiologie des Stotterns ist unklar. Stottern ist ein multifaktorielles Ereignis mit einer Überlagerung der eigentlichen Symptomatik der Sprechunflüssigkeit durch individuelle Kompensationen, Reaktionen, Vermeidungsverhalten etc. Das Stottern ist damit das Ergebnis neuromotorischer, sprechsensorischer, (sprach-)kognitiver, emotionaler und interaktiv kommunikativer Leistungen, die sich gegenseitig beeinflussen. Für Stottern werden genetische Prädispositionen vermutet, da Stottern bei Zwillingen und in Familien gehäuft auftritt. Weitere Ursachen sind hirnmorphologische Besonderheiten und sprechmotorische Funktionsstörungen (Packman / Attanasio 2004; Sandrieser / Schneider 2015). Conture et al. (2001) sehen Stottern als Folge einer komplexen gegenseitigen Beeinflussung in der Entwicklung von linguistischen und motorischen Fähigkeiten (Langsamkeit, Verzögerung, Ineffektivität). Stottern ist kein Resultat erzieherischer Fehler der Eltern, Folge psychopathologischer Probleme des Kindes oder von traumatischen Ereignissen (Glück / Baumgartner 2015; Hansen / Iven 2007). Psychosoziale Faktoren begleiten das Stottern, sie sind jedoch nicht als auslösende Faktoren anzusehen. Da sich Stottern im Entwicklungsverlauf verändert und die eigentliche Primärsymptomatik von unterschiedlichen Kompensationen und daraus folgenden Sekundärsymptomatiken beeinflusst wird, können disponierende, auslösende sowie stabiliserende, chronifizierende und generalisierende Bedingungen unterschieden werden (Hansen / Iven 2007; Johannsen / Schulze 2001).

2.2.3 Symptomatik

Das Stottern ist dem Sprecher bewusst und bewirkt oft einen hohen Leidensdruck. Die Störung ist gekennzeichnet durch tatsächliche oder vorausempfundene Wiederholungen, Dehnungen und Blockierungen der artikulatorischen Bewegungen. Neben der individuellen Verarbeitungsebene beeinflussen auch die tatsächlichen oder vermuteten Reaktionen der Kommunikationspartner die Symptomatik.

- **Aussprache (Phonetik/Phonologie):** Wiederholung (Repetitionen, Iterationen) und Dehnung (Prolongationen) von Sprechlauten und Silben; evtl. mit Schwa-Laut-Einfügung (be-be-be-Boden)
- **Wortschatz (Semantik/Lexik):** Vermeidung bestimmter Wörter (Lautkombinationen) – Umschreibungen, Abbrüche und Umformulierungen (vergleichbar zu Wortfindungsstörung)
- **Grammatik (Morphologie/Syntax):** Abbrüche, Umformulierungen von Sätzen
- **Pragmatik/Kommunikation:** Blockierungen – „stumme Pausen" ohne rhetorische Funktion; Unflüssigkeiten im Wort; Blockierungen am Wortanfang und im Wort; Betonungs- und Rhythmusveränderungen; sprachliches Vermeidungsverhalten
- **Nichtsprachliche Symptome:** Anspannungen im Gesicht (Grimassierungen, Erröten); Redeanstrengung; mimische und grobmotorische Mitbewegungen; fehlender Blickkontakt; auffällige Sprechatmung
- **Verdeckte Symptome:** Störungsbewusstsein; verändertes Selbstkonzept; Leidensdruck; veränderte Situationswahrnehmung und -bewertung; Angst; Kontrollverlust; Misserfolgserwartung; Vermeidungsverhalten

2.2.4 Sprachtherapeutische Intervention

Die Intervention selbst und der Erfolg der Intervention werden durch die dispositionellen und sprachlichen (psycholinguistischen) Kompetenzen der Betroffenen sowie durch psychische (psychische Konstitution, Bewältigungsverhalten) und soziale Faktoren (Umfeld, Interaktionsstile) beeinflusst. Für die Stottertherapie werden personenorientierte und umfeldorientierte Verfahren unterschieden. Die personenorientierten Verfahren zielen auf: [1] Modifikation des Sprechens, [2] Modifikation des Stotterns, [3] Modifikation des kognitiven, sozialen, emotionalen Verhaltens und Erlebens. Die umfeldorientierten Verfahren zielen auf die Eltern (Beratung und Interaktionsschulung) oder auf das pädagogische Personal (Beratung, Anleitung, Schulung) (Glück/Baumgartner 2015; Hansen/Iven 2007; Sandrieser/Schneider 2015).

Modifikationen des Sprechens: Das Ziel dieses Ansatzes ist der Aufbau eines Sprechens ohne Stottersymptomatiken. Dafür werden verhaltenstherapeutische und lösungsorientierte Maßnahmen ergriffen. So werden neue Sprechmuster bzw. Sprechtechniken erarbeitet, modelliert und trainiert, die dann auf Wort-, Satz- und Textebene sowie auf unterschiedliche Kommunikationsformen und Situationen (Monologe, Dialoge) übertragen werden. Als Ausgangspunkt wird mit der bereits vorhandenen Fähigkeit und Erfahrung für stotterfreies Sprechen gearbeitet. Dieses wird als Modell genommen und über Techniken verstärkt. Die Änderungen sind kleinschrittig und systematisch umsetzbar.

> **!** Techniken für die Modifikation: z.B. Reduktion der Sprechgeschwindigkeit, Umsetzung eines weichen Stimmeinsatzes und einer Entspannung der Muskulatur (smooth oder easy speech), prolongiertes Sprechen (Wörter durch Silbendehnung und Silbenbindung verbinden), Verstärken stotterfreier Äußerungen.
> Therapieprogramme für Modifikation des Sprechens: Lidcombe-Programm; Kasseler Stottertherapie KST

Modifikation des Stotterns: Das Ziel dieser Ansätze ist es, bei den Betroffenen Kompetenzen zur Kontrolle des Stotterns aufzubauen. Sie sollen eigenes und fremdes Stottern identifizieren können und durch das Erlernen eines bewussten „flüssigen“ Stotterns über alternative sprachliche Handlungsoptionen verfügen. Dies geschieht einerseits über die Schulung der Selbstwahrnehmung (eigene Problemlage, Analyse des eigenen Stotterns) anhand der *Identifikation* des Stotterns und zum anderen über die bewusste *Modifikation* des eigenen Stotterns durch eine bewusste Steuerung der Symptomatik. Der Betroffene lernt, sein Stottern bewusst zu modellieren (selber blockieren, stoppen, nachbessern, herauszögern). Als drittes Ziel wird die *Stabilisierung* des sprachlichen Verhaltens unter der Verwendung des erlernten selbstgesteuerten gestotterten Sprechens angestrebt.

Modifikation des kognitiven, sozialen und emotionalen Verhaltens und Erlebens: Bei diesen Interventionsansätzen geht es um die Arbeit an den Begleitsymptomen des Stotterns. Das Ziel ist der Aufbau eines positiven Selbstkonzeptes, der Abbau von Angst (vor dem Stottern, vor den Reaktionen der Umwelt auf das Stottern), der Abbau von Vermeidungsverhalten (sprachlich, sozial), ein gelassener Umgang (emotional, kognitiv) mit dem eigenen Stottern und der Aufbau von Problemlösestrategien bei Stottersituationen. Die Vorgehensweise in der Therapie ist an der Verhaltens- und Psychotherapie orientiert. So wird über kognitives Umstrukturieren und Maßnahmen der Selbstkontrolle eine systematische Desensibilisierung angestrebt. Ebenso wird mit Verstärkung, Selbstverstärkung und Konfrontation gearbeitet, werden Angstreduktionstechniken eingesetzt und die Eigen- und Fremdwahrnehmung verbessert. Das Ziel ist die Stärkung des Selbstregulationssystems und der Motivation. Durch das Aufdecken und Modifizieren interner Zustände sollen die Zunahme des persönlichen Wohlergehens und eine Stärkung der subjektiven

Zustimmung und Annahme durch den Klienten erreicht werden. Die damit verbundene Stärkung des Selbstkonzeptes soll sich dann auch positiv auf neue Stottersituationen auswirken.

Beratung von Eltern und pädagogischen Institutionen: Das häusliche und schulische Umfeld kann eine ganze Reihe an Barrieren bieten, die das Stottern negativ beeinflussen. Über Beratung, Aufklärung sowie Anleitung und ggf. Interaktionsschulungen für Eltern und das Fachpersonal in Kindergärten und Schulen sind jedoch Entlastungen für das stotternde Kind möglich.

Beratungsaspekte: entspanntes Reagieren auf das Stottern; konsequente positive Rückmeldung (Verstärkung, Lob) der Sprechflüssigkeit und der sprachlichen Stärken; Reduzierung von interpersonalem Stress wie Angst, Scham, Schuld oder unrealistischen Anforderungen; Enttabuisierung des Stotterns (offener, einfühlsamer Umgang)

Hansen/Iven (2002) definieren 13 Bausteine für das therapeutische Handeln mit unflüssig sprechenden Kindern. Im Gegensatz zu starren Therapiekonzepten bieten sie die Möglichkeit der individuellen Ausrichtung der sprachtherapeutischen Intervention. Ebenfalls zeigen sie Therapieaspekte auf, die auch von anderen therapeutischen und (sonder-)pädagogischen Fachkräften übernommen werden können. Gerade die Musiktherapie bietet hier einige Möglichkeiten (Bausteine 1, 2, 3, 5, 6, 9, 12). Die eigentlich getrennten Bausteine müssen in interdisziplinärer Absprache sinnvoll zu einem Gesamttherapiekonzept kombiniert werden.

13 Bausteine für das therapeutische Handeln mit unflüssig sprechenden Kindern (Hansen/Iven 2002, 60)

1. Kontaktaufnahme und Beziehungsaufbau
2. Begriffe begreifen können (sprachliche und gesamtkörperliche Charakteristika: weich vs. hart, leicht vs. schwer, langsam vs. schnell, lange vs. kurz)
3. weiches, leichtes und langsameres Sprechen (ggf. Ruheübungen)
4. Ausdehnung und Automatisierung der flüssigen Sprechanteile (Erfahrung von Sprechflüssigkeit, Verstärkung)
5. konkrete und offene Auseinandersetzung mit Unflüssigkeiten und Stottern (Abbau von Angst, Anstrengungs- und Vermeidungsverhalten; Desensibilisierung; Selbstwahrnehmung; Reflexion)

6 Stimme, Atmung und Entspannung (Ganzkörperwahrnehmung, -entspannung, und -handlung; Fantasiereisen, Entspannungsrituale)
7 Selbstaktualisierung und Kreativität (stabiles Selbstwertgefühl, Selbstwahrnehmung, Flexibilität)
8 Einstellungen und Selbstkonzept (positives Selbstkonzept; Abbau von Problemfokussierung, Problembewusstsein, Vermeidungsverhalten)
9 Frustrationstoleranz (Umgang mit Frustration und Niederlagen; positives therapeutisches Modellverhalten)
10 Reduzierung der kommunikativen Verantwortung (Reduktion des Anforderungsniveaus, ausgiebiges Erproben und Spielen mit nonverbalen Kommunikationsformen)
11 Aufgreifen weiterer (Sprach-) Entwicklungsrückstände (Aussprache-, Grammatik-, Semantik-, und Kommunikationskompetenzen)
12 Transfer (Verstärkung, entlastende Erfahrungen, Einführung von Stressoren zur Desensibilisierung und Stabilisierung, Nutzen von natürlichen Situationen / In-Vivo-Situationen)
13 Nachsorge und Beenden der Therapiestunden (Partizipation, sind individuelle subjektive Therapieziele erreicht?, Wünsche, Werthaltungen)

2.2.5 Erkenntnisse aus Musikpsychologie und Musiktherapie

Es gibt immer wieder viel beachtete Berichte über Stotterer, die beim Singen nicht stottern oder die durch Berücksichtigung von Rhythmus und Melodie ihre Stottersymptome reduzieren. So begeisterte vor einigen Jahren der britische Scatman John mit seiner Musik und landete mit *Scatman* einen Riesenhit. Auch auf Youtube finden sich ähnliche Beispiele dafür, dass Stotterer durch Musik oder in der Musik nicht mehr stottern oder ihre Symptome reduzieren können. Stottern wird von einigen Autoren als Störung des Körperrhythmus aufgefasst. Es werden neben dem unrhythmischen Sprechen auch unrhythmische Bewegungen und Probleme in der Synchronisation von Rhythmen beobachtet. Daher liegt eine therapeutische Hilfe durch rhythmische und musikalische Elemente nahe. Bereits Ende des 19. Jahrhunderts wurde das Stottern in einen Zusammenhang zu Störungen in musikalischen Verarbeitungsbereichen (Rhythmus, Bewegung, Fähigkeit zur Synchronisierung) gestellt (z. B. Blume 1841). Doch auch schon in dieser Zeit gab es Kritik an gesangeinbindenden Methoden, da die Erfolge nicht auf das Sprechen übertragbar sind (Gutzmann 1879, 1907). Trotzdem sind in einigen Ansätzen für Stottertherapie im 20. Jahrhundert weiterhin musikalische Elemente (Singen, Rhythmus, rhythmische Bewegung/Tanz) in die logopädische und sprachheilpädagogische Arbeit integriert (Maschka 1986; Meixner 1994b, 1994a). So integrierte Griner in seinem Ansatz zur logopädischen Rhythmik Gesang, ganzkörperliche Rhythmus-Raum-Übungen, eutonisierende Übungen sowie Übungen zur Förderung des Rhythmusgefühls und Ruheübungen und verbindet damit, wie in der Rhythmik gefordert, die Elemente Bewegung, Musik und Sprechen (Griner 1960). Die vielfältigen Berichte zum Einsatz von Elementen der Rhythmik in heilpädagogischen und therapeutischen Bereichen entsprachen dem damaligen Zeitgeist. Analysen nach evidenzbasierten Maßstäben sehen diese Therapieansätze kritisch. So wird in der interdisziplinären Leitlinie zu Pathogenese, Diagnostik und Behandlung von Redeflussstörungen (Neumann et al. 2016) darauf hingewiesen, dass die Symptomatik z.B. beim Sprechen von automatisierten Wendungen und Texten (Sprichwörter, Schimpfwörter, Gedichte) ebenso beim Singen, Chorsprechen oder bei veränderter/verstellter Sprechweise (Flüstern, Schreien, verlangsamtes/rhythmisches Sprechen) zwar schwächer wird oder zum Teil ganz verschwinden kann, dass diese vorübergehende Sprechflüssigkeit (situative Effekte) jedoch nicht mit einem Therapieerfolg verwechselt werden sollte. Hierfür müsste die Stottersymptomatik auch im alltagssprachlichen Handeln verschwunden sein. Gleiches gilt für vorübergehende Effekte von Atemtherapien. Trotzdem sind mit diesen Befunden mögliche Anknüpfungspunkte für die musiktherapeutische Arbeit aufgezeigt. Für die Arbeit mit stotternden Kindern vermutet van Riper, dass die gleichen Techniken, „die beim Erwachsenen nur eine vorübergehende Verminderung des Stotterns bewirken und die einen nur geringen Transfereffekt auf die alten traumatischen Situationen zeigen, [...] beim Kind oft zu einer vollständigen und dauerhaften Befreiung vom Stottern führen" können (van Riper 1999, 216).

Da sich Musiktherapie wesentlich als Psychotherapie versteht, ist ein wesentliches Element der Arbeit die Bewusstmachung und Bearbeitung von psychischen und seelischen Zuständen. Emotionen sind in der Musik besonders intensiv erlebbar (Hunter/Schellenberg 2010; Peretz 2011). Musik kann richtig eingesetzt zu Entspannung sowie zu Stress- und Angstabbau führen. Entspannende Klänge (gehört oder selbst produziert) führten bei erwachsenen Stotterern zu einer Abnahme der Stotterrate und Stotterintensität. Auch wurde die Atmung hin zu einer natürlichen Atmung beinflusst. Aktives musikalisches Improvisieren führte zum Lösen von Spannungen und Blockierungen. Man kann folglich die musiktherapeutische Arbeit in sprachspezifische Elemente und sprachunspezifische Elemente unterscheiden.

2.2.6 Musiktherapeutische Möglichkeiten

Gleich zu Beginn der folgenden Darstellung muss, wie schon im Abschnitt für die Sprachentwicklungsstörungen, klargestellt werden, dass die Musiktherapie oder die sprachheilpädagogische Rhythmik die Sprachtherapie nicht ersetzen kann. Sie stellt eine Ergänzung dar, die entweder Aspekte der Sprachtherapie aufgreift und verstärkt oder aber vor allem für die Bereiche Emotion, Psyche und Selbstwahrnehmung Möglichkeiten bietet, die über den sprachtherapeutischen Ansatz hinausgehen und ihn sinnvoll ergänzen können. Wie eben ausgeführt, kann man demzufolge sprachspezifische Elemente und sprachunspezifische Elemente unterscheiden.

Sprachorientierte musikalische Methoden zur Modifikation des Stotterns

Bereits oben wurde ausgeführt, dass in der interdisziplinären Leitlinie darauf hingewiesen wird, dass gesangsorientierte oder rhythmisch orientierte Verfahren (z. B. Metronomsprechen) nur zur vorübergehenden Symptomfreiheit, nicht aber zu therapeutischen Erfolgen führen (Neumann et al. 2016). Dennoch gibt es m.E. trotzdem gute Gründe, solche Übungen und Ansätze in eine Stottertherapie einzubeziehen. So kann die Symptomfreiheit in Rhythmus und Singen zu einer positiven Selbstwahrnehmung in Bezug auf die eigene Sprach- und Kommunikationsfähigkeit führen. Auch könnte in zukünftigen Studien versucht werden, diese Ansätze durch einen systematischen Abbau der melodischen und rhythmischen Hilfen langsam in die Alltagssprache zu überführen. In der Folge werden zwei mögliche Vorgehensweisen (Rhythmic Speech Cuing und Therapeutisches Singen) näher beschrieben.

Rhythmic Speech Cueing

Rhythmic Speech Cueing (RSC, Rhythmischer Spracheinsatz, von einigen Autoren auch als Metronomsprechen bezeichnet) wird eingesetzt, um die Geschwindigkeit und den Rhythmus der Sprachproduktion bzw. der motorischen Umsetzung zu beeinflussen (Howland 2013; Thaut 2008). Sie finden auch eine Anwendung in der Neurorehabilitation (Thaut/Hömberg 2015). Hierfür wird entweder ein Metronom oder ein musikalischer Rhythmus eines Musikstückes genutzt. Diese Kombination hilft dem Stotterer, Sprecheinsätze stotterfrei zu initiieren und durchgängig ohne Blockierungen oder Dehnungen zu sprechen. Entweder beziehen sich die rhythmischen Schläge auf die Silbenstruktur (metrical cuing – jede Silbe) oder es werden rhythmische Muster vorgegeben (patterned cuing), die einen rhythmischen Rahmen spannen. Die metrischen Hilfen (vergleichbar zum Metronom) entsprechen zwar nicht dem natürlichen Zeitmuster der Sprache, da jede Silbe zu stark gewichtet wird, aber sie strukturieren die Sprachäußerung und gleichen Probleme in Timing und Sequenzierung aus. Die Unterstützung durch Rhythmusmuster ermöglicht dagegen die Berücksichtigung von betonten Silben und Sinneinheiten. Dadurch sind sie stärker an der natürlichen Sprache und an prosodischen Gliederungen orientiert. Über die Kombination mit Melodie könnten sie fließend in Singen und dann in natürliche Sprache überführt werden. Je nach individueller Stottersymptomatik könnten die metrischen Muster oder Rhythmusmuster-Hilfen unterschiedlich genutzt werden. Eine Verallgemeinerung der Vorgehensweise ist nicht möglich. Die Technik des Rhythmic Speech Cueing sollte durch Vor- und Nachsprechen/-singen (call and response) eingeführt werden. Aufbauend auf einfachen Grundmustern und Sätzen sollten dann die Produktionen auf Wort- und Satzebene ausgedehnt werden. Auch bekannte Reime, Gedichte und Liedtexte eignen sich, um sie zu rappen und auf diese Weise das Grundprinzip der Technik zu erlernen. Die Rhythmen können durch Instrumente (Trommel, Xylophon, Klavier) oder durch Bodypercussion (Klatschen, Patschen, Stampfen) erzeugt werden. Es ist aber zu beachten, dass das gleichzeitige Produzieren von Rhythmus und Sprache zu komplex ist. Der Therapeut sollte daher den Rhythmus als Begleitung zum stotternden Klienten spielen. Ebenso gibt es eine Vielzahl an (Rap-)CDs mit rhythmischen Loops oder Sequenzen, die als Unterstützung verwendet werden können. Wichtig ist, dass die Tonbeispiele rhythmisch orientiert und sprachfrei sind. Man sollte darauf achten, dass Rhythmen mit unterschiedlicher Komplexität und vor allem mit unterschiedlichem Tempo angeboten werden.

Therapeutisches Singen

Eine weitere Möglichkeit ist das therapeutische Singen (Howland 2013, 129; Thaut 2008, 175; Thaut/Hömberg 2015). Hierbei geht es nicht zwangsläufig um das Singen bekannter oder komponierter Lieder. Auch in einigen Stotteransätzen wird versucht, die Sprache dem Singen anzugleichen, da mit dieser Angleichung weiche Stimmeinsätze sowie eine bewusstere Planung von Intonation und Atmung verbunden sind. Beim Singen von bekannten Liedern sind wichtige Dinge vorgegeben, die der Sotterer bei einer freien Sprachäußerung selbst planen muss (Wörter, Sätze, Tonhöhe, Melodie, Ton-/Silbendauer, Rhythmus, Länge der Phrasen, Atempausen etc.). Durch die kontinuierliche Intonation werden Silben und Wörter verbunden und die Silbenrate verlangsamt. Ein weiterer Punkt, der möglicherweise die Verringerung der Stottersymptomatik erklärt, ist, dass man sich beim Singen auf das musikalische Gesamtergebnis konzentriert und damit die Aufmerksamkeit von den sprachlichen Einzelelementen abgezogen wird. Das therapeutische Singen von Liedern sollte zunehmend durch ein freies Singen und Intonieren von eigenen Textphrasen und Äußerungen in eine prosodisch-überhöhte Sprache münden und damit immer mehr der gesprochenen Sprache angeglichen werden.

Musikalische Arbeit an nichtsprachlichen Symptomatiken – Modifikation des kognitiven, sozialen, emotionalen Verhaltens und Erlebens

Sprachfreie Kommunikation und Interaktion

Mit Hilfe von musikalischer Improvisation können in einem sprachfreien Raum Kommunikation und Interaktion ohne Angst vor Blockierungen erfahren und geübt werden. Musikalische „Redebeiträge" (Themen) werden in der Improvisation aufgegriffen, imitiert, fortgeführt, kontrastiert und diskutiert. Damit werden kommunikativ-pragmatische Aspekte und Strukturen in den Fokus genommen (Dialogformen, Frage-Antwort, Wiederholen). Dazu können Improvisationen durch den Musiktherapeuten so gesteuert werden, dass der Einzelne mit seinem musikalischen Rede- und Kommunikationsbeitrag mehr oder weniger im Mittelpunkt steht und damit mehr oder weniger Stress ausgesetzt ist. Die gezielte Anzahl und Auswahl der Instrumente, das Tempo, der Klangteppich (musikalische Komplexität) können Stress und ggf. Angstzustände auslösen oder reduzieren. Auch wenn bereits alle „reden", kann man seinen Redebeitrag einbringen. Der musikalische Teppich bietet einem ein „sicheres Netz" zur eigenen Rede. Die Musik ermöglicht, auch eine ungewollte Pause zu überbrücken und Zeit zu gewinnen. Durch das Musizieren in Rondo-Form (A B A B` A), können mögliche angstbesetzte „Redebeiträge" und Kommunikationssituationen wiederholt geübt (bearbeitet, durchlebt) werden. Dazwischen gibt es für den Klienten sichere Muster, die ihn beruhigen. Das aktive Musizieren und Improvisieren zeigte in einer Gruppenmusiktherapie mit erwachsenen Stotterern positive Veränderungen der Stottersymptome. Thaut (2008; Thaut/Hömberg 2015) beschreibt für diesen Bereich das musiktherapeutische Konzept des symbolischen Kommunikationstrainings durch Musik (*Symbolic Communication Training in Music – SYCOM*) für Menschen ohne oder mit eingeschränkter Lautsprache. In der musikalischen Interaktion sollen nonverbale pragmatisch-kommunikative Fähigkeiten angesprochen und gefördert werden.

Arbeit an psychischen und physischen Belastungen

Kinder und Erwachsene, die stottern, sind stark durch ihre sekundären psychischen und sozialen Symptome belastet. Musik kann hier, rezeptiv und aktiv angewendet, zu Entlastungen führen, und zwar durch Entspannung und Stressreduktion. Das Hören von ruhiger Musik, Entspannungsreisen oder der Lieblingsmusik führt zu einem Abbau von körperlicher Anspannung – die Atmung und die vegetativen Funktionen beruhigen und entspannen sich. Aber auch durch eigenes aktives Musizieren (Einzel-, Gruppenimprovisation) kann Entspannung erreicht werden. Hierfür können lang klingende Instrumente (Klangschalen, Klangstäbe, Saiteninstrumente) oder ruhige ostinate (wiederholende) Rhythmusmuster genutzt werden. Auf der anderen Seite kann auch ein bewusst lautes, starkes, evtl. bewegungsintensives Musizieren und ggf. Tanzen zu einem aktiven Stressabbau und in der Folge zu einer Verbesserung des seelischen Wohlbefindens und Gleichgewichtes beitragen.

Verbesserung der Selbstwahrnehmung

Die Grundlage für einige sprachtherapeutische Vorgehensweisen (z. B. *Fluency Shaping*) ist eine Verbesserung der Selbstwahrnehmung bzw. ein verbessertes kontinuierliches Selbst-Monitoring. Hier kann die Musiktherapie wesentliche Beiträge leisten. Durch die Parallelen zwischen Sprache und Musik (gemeinsame Elemente, ähnliche Formen des emotionalen Ausdrucks und der Kommunikation), kann in der Auseinandersetzung und Beschäftigung mit Musik eine Sensibilisierung für Selbstwahrnehmung und die Schaffung einer positiveren Körperbeziehung erreicht werden. Durch die musikalische Improvisation und die anschließende gemeinsame Analyse der Erlebnisse durch den Therapeuten mit dem Klienten (z. B. Auswirkungen von bestimmten Klängen, Instrumenten, Rhythmen; Komplexität, Stress, Angst) können den Betroffenen die eigenen physischen und psychischen Zustände bewusst gemacht werden (Timmermann 2012a; Weymann 2001). Dies führt zu einer Verbesserung der Selbstwahrnehmung bzw. des Selbst-Monitorings. Timmermann berichtet über einen interessanten Zugang zur Selbst- und Umfeldwahrnehmung. Er verbindet in seiner musiktherapeutischen Arbeit die Methode der systemischen Familienaufstellung mit einer Zuordnung der Personen / Familienmitglieder zu Instrumenten (Timmermann 2010). Durch die mit dieser Vorgehensweise verbundenen Assoziationen (wie groß / klein ist das Instrument, wie laut / leise ist das Instrument, wie leicht / schwer lässt es sich spielen etc.) werden zusätzliche Dinge sichtbar, die der eigenen Wahrnehmung verschlossen sind. Es ist m.E. nach denkbar, dass bei stotternden Personen durch eine solche Vorgehensweise die psychischen und emotionalen Begleiterscheinungen reduziert und die Selbstwahrnehmung der Betroffenen in Kommunikationssituationen verbessert werden könnten.

Kombiniertes Vorgehen in der sprachheilpädagogischen Rhythmik

Im Konzept der sprachheilpädagogischen Rhythmik (Elstner 1994; Meixner 1994a) sind die Übungen und das Vorgehen bei Stotterern eingebettet in weitere ganzheitliche Maßnahmen, die hier nicht näher ausgeführt werden (soziale Übungen, Ordnungsübungen, motorische Übungen, fantasiebildende Übungen, begriffsbildende Übungen, Konzentrationsübungen, Gedächtnisübungen). Das Konzept der sprachheilpädagogischen Rhythmik für stotternde Kinder umfasst nach Meixner die Bereiche Metakommunikation, Atem und Stimme, Ausdrucksgestaltung, sprachliche Aussagen und Sprachhandeln (Meixner 1994b). Im Bereich *Metakommunikation* geht es um das Erleben von kommunikativen Situationen mit Instrumenten oder durch Körpersprache. Hier sollen in einem sprachfreien Raum die Grundlagen für die sprachliche Kommunikation gelegt werden. Im Bereich *Atem und Stimme* geht es um die Beeinflussung des Atemrhythmus durch ganzkörperliche Bewegungen. Durch Rennen, Springen etc. soll die Atemkapazität erweitert und gefestigt werden. Meixner betont, dass kein bewusstes Atemüben durchgeführt werden soll. Vielmehr sollen durch Rhythmik und Bewegung eine natürliche Atemregulierung sowie Lockerung und Festigung erreicht werden. Im Bereich *Ausdrucksgestaltung* soll die Verbesserung der Wirksamkeit in kommunikativen Situationen durch die Variation von Stimme, Sprachakzent, Körpersprache und Lautgebilden erreicht werden. Unter dem Punkt *sprachliche Aussagen* versteht Meixner, dass auch in den Übungen der sprachheilpädagogischen Rhythmik und in der musikalischen Arbeit mit Instrumenten Sprachäußerungen eingefordert und damit Worte und Sätze in Geschehen einbezogen werden. Den letzten Punkt bildet der Bereich *Sprachhandeln*. Hierbei geht es einerseits um die Entwicklung nonverbaler Ausdrucksformen, auf der anderen Seite sollen die musikalischen Erlebnisse, Erfahrungen und Handlungen versprachlicht und damit bewusst gemacht werden (Meixner 1994b).

Empfehlungen für musikalische Förderung bei Stottern (Übungen: Kap. 3.2)

- Synchronisation von Musik und Bewegung (später: Sprache und Bewegung, Musik und Sprache)
- improvisierte Bewegungen zu Musik, Tänze, Stoptanz (unterschiedliche Tempi)
- Rhythmusübungen, unterschiedliche Tempi, mit und ohne Sprache

- Einzel- oder Gruppenimprovisation
- Metakommunikation / Pragmatik in und durch Musik
- Dialoge / Kommunikation von Instrumenten
  (Rede–Antwort, Rede–Gegenrede; Fortführung, Begleitung),
  - Differenzierung durch Einsatz unterschiedlicher Instrumente
  - Variation von Stressoren (Tempo, Komplexität, Tempo)
  - Differenzierung der Komplexität
- Wahrnehmungsübungen (schnell–langsam, laut–leise, hoch–tief),
- Entspannungsübungen–Melodieübungen (Summen, auf Vokalisen),
- bei Kindern Bewegungslieder und Abzählverse

Musikalische und musiktherapeutische Maßnahmen können auch die 13 Bausteine für das therapeutische Handeln mit unflüssig sprechenden Kindern (Hansen / Iven 2002, 60) ergänzen (Kap 2.2.4**).**

2.3 Autismus-Spektrum-Störungen

2.3.1 Klassifikation

Die Autismus-Spektrum-Störung (Autism-spectrum-disorder ASD) ist eine komplexe, neurobiologisch bedingte, tiefgreifende Entwicklungsstörung. In den letzten Jahren hat es einige Veränderungen in der medizinischen Klassifikation gegeben. Daher werden sowohl die alte als auch die neue Klassifikation vorgestellt. In der alten Klassifikation werden nach der ICD-10 der WHO und der DSM-IV die drei Formen [1] *Frühkindlicher Autismus* (Kanner-Syndrom, F84.0), [2] *Asperger-Syndrom* (F84.5) und [3] *Atypischer Autismus* (F84.1) unterschieden (Remschmidt 2001). In allen Formen sind qualitative Beeinträchtigungen in drei Bereichen zu beobachten, die als *autistische Trias* bezeichnet werden. Dies sind *[a] die soziale Interaktion, [b] die Kommunikation* sowie [c] *ein eingeschränktes Verhaltens- und Interessensrepertoire in Form von repetitiven, stereotypen Verhaltensmustern, Manierismen und Spezialinteressen.*

In der DSM-V Klassifikation (American Psychiatric Association 2013; Falkai / Döpfner 2015) gibt es einige Änderungen in der Systematik von Autismus-Spektrum-Störungen (F84.0). So gibt es nun nur noch eine Diagnose (Autismus-Spektrum-Störung (ASS) / autism spectrum disorder (ASD)). Die bisherigen Unterteilungen in frühkindlichen Autismus, Asperger-Autismus und atypischen Autismus entfallen. Ebenfalls werden die Störungen nicht mehr durch die oben angeführte autistische Trias, sondern nur noch durch zwei Domänen charakterisiert. Die Bereiche *Soziale Interaktion* und Kommunikation werden zusammengefasst zur Domäne *Soziale-Kommunikation* und zusätzlich müssen Symptomatiken aus der Domäne *Stereotypien/Rituale* auftreten. Dafür werden die Domänen aber in je drei Schweregrade unterteilt: [1 mild] Unterstützung erforderlich, [2 mittel] umfangreiche Unterstützung erforderlich, [3 schwer] sehr umfangreiche Unterstützung erforderlich (Tab. 8).

Tab. 8: Domänen, Symptome und Schweregrade bei ASS

Domäne/Kriterium	Symptome, Störungen	Schweregrade
Soziale Kommunikation (Kriterium A)	sozial-emotionale Reziprozität (Erkennen und Produzieren sozial-emotionaler Signale) auffällige nonverbale Kommunikation Entwicklung, Aufrechterhaltung und Verstehen von Beziehungen	mild mittel schwer
Stereotypien/Rituale (Kriterium B)	stereotype oder wiederholende motorische Bewegungen Beharren auf gleichem, unflexiblem, ritualisiertem Verhalten stark beschränkte, fixierte Interessen Über- oder Unterreaktion bei sensorischem Input	mild mittel schwer
Beginn des Auftretens der Symptome: während oder nach der frühkindlichen Entwicklung *(Kriterium C)*		
Funktionsbeeinträchtigungen im Alltag/in der Lebensführung *(Kriterium D)*		

Die Beschreibung des Schweregrades der Störungen in den Domänen A und B werden mit zusätzlichen Diagnosen ergänzt, welche die ASS näher spezifizieren:

- mit oder ohne Beeinträchtigung der kognitiven Entwicklung
- mit oder ohne Beeinträchtigung der sprachlichen Entwicklung
- assoziiert mit medizinischen, genetischen oder umweltbezogenen Begleitfaktoren (Risikofaktoren)
- Komorbiditäten mit psychischen Störungen oder neurokognitiven Erkrankungen
- mit Katatonie (psychomotorisches Syndrom)

Ebenfalls ist der Beginn des Auftretens der Symptome einzuschätzen (Kriterium C: während oder nach der frühkindlichen Entwicklung) und die Funktionsbeeinträchtigungen im Alltag / in der Lebensführung (Kriterium D). Damit sind die Diagnosen genauer gefasst und auch untereinander besser vergleichbar als in der ICD-10 / DSM-IV. Zusätzlich gibt es nun zwei Differentialdiagnosen: *Social (Pragmatic) Communication Disorder* (isolierte Störung der pragmatisch-kommunikativen Fähigkeiten ohne andere Primärstörung) und *Stereotypic-movement-disorder*. Ebenso ist ab der DSM-V die Doppeldiagnose Autismus-Spektrum-Störung und Aufmerksamkeits-Defizit-Hyperaktivitäts-Störung (ADHS) zulässig (American Psychiatric Association 2013; Falkai / Döpfner 2015). Die neuen Klassifikationen werden in ihrer Umsetzung und Anwendbarkeit aktuell erprobt.

2.3.2 Prävalenz und Ätiologie

Die Prävalenzangaben haben sich in den letzten Jahren sehr verändert (Kamp-Becker / Bölte 2014). Während die Angaben zu den Geschlechterverhältnissen gleichgeblieben sind (auf fünf bis sechs betroffene Jungen kommt ein Mädchen; bei geringen kognitiven Fähigkeiten 2:1), sind die Prävalenzzahlen in den letzten 20 Jahren scheinbar angestiegen (früher: 4 – 5 pro 10.000; 2009: 60 – 100 pro 10.000) (Fombonne 2009). Vermutet wird, dass es ein gewachsenes Bewusstsein, mehr Experten und sensiblere Diagnostik-Kriterien gibt, sodass heutzutage geringe Ausprägungen oder Teilsymptome der ASS bei Kindern und Erwachsenen zur Diagnose führen. Ebenso zeigen sich große Unterschiede je nach Region (Land), in der die Zahlen erhoben wurden (Fombonne 2009; Kamp-Becker /Bölte 2014; Kusch / Petermann 2014).

Für die Entstehung von Autismus-Spektrum-Störungen gibt es unterschiedliche Ursachenhypothesen. So können prä-, peri- oder postnatale Hirnschädigungen ebenso ursächlich sein wie genetisch-bedingte Hirnschädigungen (Chromosomenanomalien). In Einzelfällen werden auch Infektionen oder Erkrankungen in der Schwangerschaft vermutet. Diese beeinflussen im weiteren Entwicklungsverlauf die Lern-, Kommunikations- und Entwicklungsmöglichkeiten der Personen.

Nach Kusch / Petermann (2014) gibt es eine ganze Reihe an Risikofaktoren sowie prädisponierenden, auslösenden und aufrechterhaltenden Bedingungen, die vor dem Hintergrund unterschiedlicher psychologischer, sozial-interaktions- und kognitiv-affekt-bezogener Erklärungsansätze je nach Autor verschieden beachtet und gewichtet werden (vgl. auch Remschmidt / Kamp-Becker 2006). Dabei interagieren genetische und Umweltfaktoren (große genetische Heterogenität, Komorbiditäten, komplexes Vererbungsmodell), die auch für sich allein zur ASS führen können, mit den neurobiologischen und neuropsychologischen Gegebenheiten der Person (körperliche Erkrankungen; genetische Syndrome; biochemische Anomalien; Schädigungen und Störungen in Bezug auf das Gehirn und weitere anatomische Strukturen). Ebenso können Auffälligkeiten im Bereich der Emotionsregulation und kognitive Defizite auftreten. Diese konfundieren auf vielfältige Weise mit dem Spiel-, Lern-, Sozial- und Kommunikationsverhalten der betroffenen Person. Als auslösende Bedingungen beschreiben Kusch / Petermann (2014) das Geburtsereignis und entwicklungsbedingte psychische Anforderungen zwischen dem achten und 14. Lebensjahr.

2.3.3 Symptomatik

Aus sprachlicher Sicht stellen die Auffälligkeiten und Störungen im Bereich Kommunikation / Pragmatik die Leitsymptomatik der ASS dar. Vor allem bei Personen, bei denen ASS im frühen Kindesalter auftritt, ist die Sprachentwicklung und Sprachverarbeitung massiv gestört oder in vielen Teilaspekten betroffen. Die sprachlichen Auffälligkeiten manifestieren sich dann in der weiteren Entwicklung. Tritt die ASS erst im späteren Entwicklungsalter auf, zeigen sich nur bei einem Teil der betroffenen Personen zusätzliche Probleme in den Bereichen Wortschatz und / oder Grammatik. Die sozial-kommunikativ-pragmatische Symptomatik wird auch von der gestörten sensorischen Verarbeitung (auditiv, visuell, taktil, olfaktiorisch) und von psychischen Komponenten (*Stereotypien / Rituale* – Kriterium B) beeinflusst.
In der Folge werden die nichtsprachlichen und sprachlichen Symptome aufgelistet. Diese sind bei den betroffenen Personen individuell unterschiedlich ausgeprägt vorhanden (Bölte 2009; Franke 2012; Kamp-Becker / Bölte 2014; Kusch / Petermann 2014):

Nichtsprachliche Symptome

- **Soziale Interaktion:** Beeinträchtigung im Verständnis und Gebrauch nonverbaler Signale zur Steuerung sozialer Interaktion (z. B.: Blickkontakt, Mimik, Gestik, Körperhaltung); Probleme, angemessene Beziehungen zu Gleichaltrigen aufzubauen (mangelnder Wunsch, Unfähigkeit); Freude, Interessen oder Erfolge (Emotion, soziales Interesse) werden selten spontan mit anderen geteilt oder ausgetauscht
- **Eingeengte Interessen:** ein oder mehrere stereotype und begrenzte Interessensmuster (Intensität / Inhalt abnorm hoch); Fixierung auf spezielle The-

men – bestimmte Aktivitäten werden abgelehnt; repetitives Verfolgen ausgewählter Aktivitäten; Interessen stellen eher Routinen dar
- **Repetitive Routinen:** repetitives Verfolgen (Festhalten) an spezifischen nonfunktionalen Routinen und Ritualen bei Aktivitäten und Handlungen
- **Motorik:** motorische Unbeholfenheit (Bewegung, Körpersprache); Manierismen
- **Wahrnehmung:** hyper- oder hypofunktionell gestörte Verarbeitung und Interpretation von Sinneseindrücken (auditiv, visuell, taktil, olfaktorisch)
- **Kognition:** z.T. kognitive Störungen oder Intelligenzminderung; Schwierigkeiten in Theory of Mind-Aufgaben (Gedanken, Vorstellungen, Gefühle und Interaktion von anderen Menschen verstehen) und bei exekutiven Funktionen (Gedächtnis, Aufmerksamkeit, Detail-Ganzes-Unterscheidung).
- **Spielverhalten:** meist kein symbolisches oder fantasievolles Spielen; Spielen bleibt auf sich ständig wiederholende Handlungsmuster beschränkt; keine Übernahme erwachsenentypischer Rollen oder Nachahmen von Tieren

Sprachliche Symptome

Aus sprachlicher Sicht liegt die Hauptsymptomatik im Bereich der Pragmatik, da sprachliche und nichtsprachliche Zeichen nicht oder nur unzureichend für Kommunikation und Interaktion genutzt werden können. Während 50–60% der Kinder mit ASS-Symptomatik vor dem dritten Lebensjahr starke Auffälligkeiten in der Sprachentwicklung zeigen, die Lautsprache nicht erlernen und/oder bereits im vorsprachlichen Bereich keinen gemeinsamen Aufmerksamkeitsfokus mit der Bezugsperson zeigen, ist die Sprachentwicklung bei Menschen, bei denen ASS nach dem dritten Lebensjahr auftritt (früher Asperger-Syndrom) nicht betroffen.

Phonetik/Phonologie: die phonologische Analyse ist nur zum Teil betroffen (ähnlich klingende Wörter werden nur selten vertauscht)

Semantik/Lexik: Idiosynkrasien (eigene Wortschöpfungen), Neologismen (bizarre Äußerungen, floskelhafte Sprache, Neuschöpfungen); vorwiegender Gebrauch von Nomina und Verben, keine Funktionswörter; Vertauschen von Pronomen: pronominale Umkehr (ich > du) wird nicht beachtet; Verwechseln von Verhältniswörtern, z.T. verspätete und langsamere Wortschatzentwicklung; Wortschatz in bestimmten Bereichen sehr elaboriert (Spezialinteressen)

Morphologie/Syntax: eingeschränkter Satzbau; eingeschränktes Verstehen von komplexen Sätzen; aber auch: z.T. formelle, pedantische Sprache mit genauem Beachten der Grammatik

Pragmatik / Kommunikation – verbaler Sprachgebrauch: Echolalie (Wiederholung der Wörter / Äußerungen des Kommunikationspartners statt Antwort); Perseverationen (häufiges Wiederholen von Redewendungen, Verboten, Liedabschnitten); eingeschränktes Verstehen von Metaphern und Sinnübertragungen(Verstehen an Situation geknüpft); Probleme im Turn Taking (Sprecherwechsel); Sprache oft nur zur Befriedigung eigener Bedürfnisse – nicht zur Kommunikation; Wissen des Kommunikationspartners wird nicht berücksichtigt (Präsupposition); mutistisches Verhalten in bestimmten Situationen bei bestimmten Themen; idiosynkratische Äußerungen (Bedeutung nur für Personen verständlich, die mit dem Kind und seiner Entwicklung vertraut sind)

Pragmatik / Kommunikation – nonverbaler Sprachgebrauch: Mimik, Gestik in Verstehen und Produktion eingeschränkt; fehlender Blickkontakt

Prosodie / Stimme: Intonation, Sprachrhythmus und Wortbetonung sind auffällig (Sprache klingt monoton, mechanisch, arrhythmisch) Verarbeitung prosodischer / emotionaler Merkmale ist erschwert. Stimmliche Symptome: Heiserkeit, Hypernasalität, unangebracht leises / lautes Sprechen

Differentialdiagnostisch müssen weitere (Teil-)Symptomatiken erfasst und beschrieben bzw. ggf. ausgeschlossen werden (z. B. Störung des Sozialverhaltens, ADHS, soziale Phobie, Zwangsstörung, Mutismus, Intelligenzminderung, Sprachstörungen, Schizophrenie). Sie sind eine wichtige Grundlage für die Ausrichtung und Planung der Förderung / Therapie und sind größtenteils bereits oben in der DSM-V-Klassifikation aufgeführt. Sie ergänzen die Symptome im Autismus-Spektrum (Kamp-Becker / Bölte 2014, 66).

2.3.4 Sprachtherapeutische Intervention

Allgemeines Vorgehen

Die ASS ist nicht ursächlich behandelbar. Demzufolge können die Interventionsansätze nur zu einem Abschwächen der Symptome sowie zum Auf- und Ausbau von Fähigkeiten führen. Die therapeutische Intervention bei Menschen mit ASS kann individuell sehr unterschiedlich ausgerichtet sein. Die Maßnahmen richten sich auf den Betroffenen selbst, beziehen die Familie ein oder beeinflussen das Umfeld (Amorosa 2010). Nach Kamp-Becker / Bölte (2014) lassen sich die Interventionsansätze der Psychoedukation, der Verhaltenstherapie und der Frühförderung pädagogischen und elternorientierten Ansätzen und Programmen zuordnen und können zum Teil auch medikamentös ausgerichtet / begleitet werden.

Die psychoedukativen Maßnahmen beinhalten die Information und Aufklärung von Eltern, Familie und dem weiteren familiären, schulischen und beruflichen Umfeld. Das Ziel ist ein besseres Verständnis der Beteiligten, was zur Entlastung und einem konstruktiven Umgang mit und für den/die Betroffenen führen soll. Im Bereich der Verhaltenstherapie richten sich die Maßnahmen auf die intrapersonelle Ebene (Wahrnehmung, Interpretation) und auf die interpersonelle Ebene (Interaktion mit dem Umfeld). Die verhaltenstherapeutischen Maßnahmen, die in der Intervention bei ASS zum Einsatz kommen, werden in Techniken der Stimuluskontrolle (z. B. Desensibilisierung, Reaktionsverhinderung, Angstbewältigung), Techniken der Konsequenzkontrolle (z. B. Verstärker-/Token-Systeme); Techniken des Modelllernens (z. B. Darbietung im symbolischen Spiel); Techniken der Selbstkontrolle (z. B. Selbstbeobachtung, Verträge) sowie in kognitive Verfahren (z. B. Training sozial-kommunikativer Kompetenz, Problemlösetechniken, Selbstinstruktion/Stressregulation) und körperorientierte Verfahren (z.B: Entspannungstechniken, Ergo-/Physiotherapie) unterschieden.

Um das Verhalten von Menschen mit ASS zu beeinflussen und dauerhaft zu verändern, werden zudem sämtliche lerntheoretischen Methoden verwendet. Zum Einsatz kommen: Konditionieren (Belohnen); Verstärken (materiell, sozial, handlungsbezogen); Prompting (Hilfe beim Erkennen und Umsetzen angemessenen Verhaltens); Shaping (Hilfen zum schrittweisen Vorgehen); Fading (schrittweiser Abbau von Hilfen) sowie Imitation und Modelllernen. Ein Problem bei der Umsetzung stellt das geringe Bedürfnis von Menschen mit ASS nach sozialen Verstärkern dar. Daher wird zunächst mit materiellen und primären Verstärkern gearbeitet (Lieblingsspielzeug, Süßigkeiten), die zunehmend von sozialen Verstärkern und Handlungsverstärkern abgelöst werden sollen.

Kurzbeschreibung ausgewählter spezifischer Therapieansätze/Methoden

TEACCH (Treatment and Education of Autistic and related Communication handicapped Children):

Das TEACCH-Konzept verbindet pädagogische und verhaltenstherapeutische Maßnahmen. Das Ziel ist es, die Umgebung und das Umfeld des Betroffenen so zu strukturieren, dass bestmögliche Kommunikation und Interaktion und damit auch Lernen und Übung mit geringen individuellen Störfaktoren möglich wird. Durch die Strukturierung sollen Reize und Anforderungen so reduziert werden, dass sie durch den Betroffenen besser verarbeitet und genutzt werden können (Raumstrukturierung, Aufstellen von Arbeitsplänen, Aufgliederung von Handlungen/Arbeitsaufträgen in Teilschritte, Visualisierung von Abläufen und Plänen z. B. durch Bildserien) (Häußler 2015).

Elternberatung und -training

Ansätze der Elternberatung und des Elterntrainings beruhen zum einen auf Maßnahmen der Aufklärung und Information. Als zweiter Schritt zielen Trainingsmaßnahmen mit den Eltern auf eine Verbesserung der Fähigkeiten zur Eltern-Kind-Interaktion, eine Sensibilisierung für Handlungen und Situationen sowie für die Bedürfnisse der betroffenen Kinder. So werden in den Trainings beispielsweise Methoden zur Förderung sozial-kommunikativen Verhaltens, Methoden zur Verstärkung und zum Abbau bestimmter Verhaltensweisen sowie Methoden der Problemanalyse, Problemlösung und Beobachtung, Methoden zum Aufbau gemeinsamer Aufmerksamkeit und Methoden zu Synchronizität, Sensibilität und Routinen vermittelt (Oono et al. 2013; Fröhlich et al. 2013).

Sprachtherapeutische Intervention

Grundsätzlich stehen bei ASS Maßnahmen der Verhaltenstherapie im Vordergrund und sollen zu einer Verbesserung der Kernsymptomatik führen. In der sprachtherapeutischen Arbeit bei Kindern mit ASS sollte grundlegend an der Entwicklung der Basiskompetenzen Aufmerksamkeit, Kommunikationsbereitschaft und an der Motivation zur Verwendung expressiver Sprache gearbeitet werden. Wie bereits oben ausgeführt sind diese Ziele ebenfalls über verhaltenstherapeutische Maßnahmen zu erreichen: Konditionieren – positiv und negativ verstärken (Buschbacher/Fox 2003).

Grundlage ist der Aufbau von *Joint Attention* (geteilte Aufmerksamkeit mit/zum Kommunikationspartner) sowie gestischer und verbaler Imitation (Paul 2007). Über die Entwicklung und Förderung des Symbolverständnisses im Spiel sollten im Zuge der Sprachtherapie zudem die Grundlagen für den Erwerb von Wortbedeutungen und für das Verständnis, dass Wörter zum Kommunizieren notwendig sind, gelegt werden (Böhning/Ringmann 2015). Ebenfalls sollten Sprachproduktionen eingefordert und verstärkt werden. Die Arbeit an expressiver natürlicher Sprache steht im vorschulischen Bereich im Vordergrund, da nach Howlin (2005) der Erwerb und die Verwendung von Lautsprache bis zum Schuleintritt neben dem IQ ein entscheidender Prädiktor für die weitere Entwicklung ist.

Sind grundlegende sprachliche Fähigkeiten vorhanden, dann können sie nach sprachebenenbezogenen Ansätzen der Sprachtherapie bei Sprachentwicklungsstörungen gefördert werden (Phonologie/Phonetik, Morphologie/Syntax, Semantik/Lexik). Auf der pragmatisch-kommunikativen Ebene, die den Schwerpunkt der sprachtherapeutischen Arbeit ausmacht, sollte ein Training funktionaler kommunikativer Situationen in natürlichen Interaktionen erfolgen und das Lexikon für soziale und mentale Wörter erweitert werden (Paul 2007). Gefühle und Geisteshaltungen können dabei zunächst auch durch Bilder oder Fotos transportiert werden. Wenn Kinder mit ASS expressive Sprache ablehnen oder noch nicht über sie verfügen, dann wird die Kommunikation über alternative Kommunikationsformen oder Unterstützte Kommunikation angebahnt und ausgebaut. Hierfür können Gebärden, Schriftsprache, Kommunikationstafeln oder Computer genutzt werden, um mit der Umwelt in Kontakt zu treten. Eine Möglichkeit zum systematischen Aufbau ist das Programm PECS.

PECS (Picture Exchange Communication System) ist ein spezifisches Programm zur Anbahnung von Sprache und Kommunikation bei Kindern und Erwachsenen mit ASS, die über keine expressive Sprache verfügen (Bondy/Frost 2001; Lerna et al. 2012). Mit Hilfe von Bildkarten werden sie im Laufe des Programmes in die Lage versetzt, Kommunikation zu initiieren und Wünsche auszudrücken. Dadurch werden die Annäherung an den Kommunikationspartner und die verbale Äußerung zunächst voneinander getrennt und erst im weiteren Therapieverlauf ausgebaut. Das Programm arbeitet in sechs aufeinanderfolgenden Phasen: [1] physischer Austausch (z. B. Bildkarten austauschen), [2] Erhöhung von Spontanität und Distanz (z. B. Bildkarten von Kommunikationsbrett holen), [3] Diskrimination und Unterscheidung (z. B. mit Hilfe der Bildkarten um Objekte oder Handlungen bitten), [4] Einführung von Satzstrukturen durch „Ich möchte"-Satzstreifen (mit Bildkarten Sätze bilden), [5] mit Bildkarten auf die Frage „Was möchtest du?" antworten, [6] mit Bildkarten Ereignisse spontan kommentieren.

2.3.5 Erkenntnisse aus Musikpsychologie und Musiktherapie

Die Musikverarbeitung von Menschen mit Autismus-Spektrum-Störungen wird ebenso wie musiktherapeutisches Vorgehen bei diesen Klienten bereits seit einigen Jahren intensiv erforscht und beschrieben. Die Erkenntnisse differieren dabei stark, was mit den unklaren und oben beschriebenen Klassifikationen im Autismus-Spektrum und der Verschiedenheit der musiktherapeutischen Ansätze zu tun hat. Die ersten Publikationen erschienen Ende der 1970er-Jahre. So beschrieb bereits Alvin (1984), dass Musik eingesetzt werden kann, um das nichtsprachliche kommunikative Verhalten und den sozialen Einbezug von Kindern mit ASS therapeutisch zu fördern. Mit einem Schwerpunkt auf der

Wirkung des musikalischen Klangs empfiehlt sie, die Kommunikationsfähigkeit und die musikalische Persönlichkeit des Kindes zu fördern (Alvin 1984, 10). Sie verwendet dazu hauptsächlich das Cello, ihre Stimme und das Klavier sowie Instrumente, die für die Kinder leicht zu spielen sind (Glockenspiele, Trommeln, Becken, Maracas, Flöten, Kazoos, Melodikas und Gitarren).

Ebenfalls aus dieser Zeit stammen Befunde, welche eine besondere Sensibilität und Präferenz von Kindern mit ASS für musikalische im Gegensatz zu nichtmusikalischen Reizen sowie eine verlängerte Aufmerksamkeit für Musik zeigen. Bei musikalischer Improvisation ist die Aufmerksamkeitsdauer jedoch vergleichbar mit gleichaltrigen Kindern (Kolko et al. 1980; Thaut 1987, 1988). Auch konnte gezeigt werden, dass das Hören von Musik bei Menschen mit ASS zu einer Abnahme von Stereotypien (Verhaltensweisen) und zu einer Zunahme von Relaxation (Entspannung der Muskeln) und Kontakt führen kann (Clarkson 1991).

Weitere Erkenntnisse gibt es aus experimentellen Studien, in denen unterschiedliche Aspekte der Musikverarbeitung bei Kindern, Jugendlichen und Erwachsenen mit ASS untersucht wurden. So berichten Heaton et al. von einer erhöhten Sensibilität in Bezug auf das Erkennen der Richtung von Tonhöhenveränderungen (Heaton 2005; Heaton et al. 1998) und der Veränderungen von Tönen innerhalb von Konturen (Heaton et al. 2008). Für eine Teilgruppe wurden ebenso bessere Leistungen in der Frequenzdiskrimination beschrieben. Die Beurteilung von Veränderungen der Musik auf lokaler und globaler Ebene bei Menschen mit hochgradigem Autismus wurden von Mottron et al. (2000) untersucht. Sie fanden zwar keine Unterschiede in der globalen Verarbeitung von Musik, jedoch eine stärkere Beachtung lokaler musikalischer Einzelaspekte in der autistischen Gruppe. So waren sie besser im Erkennen von Veränderungen bei nicht transponierten Melodien, wenn auch die Kontur unverändert blieb. Dies legt für die Autoren die Vermutung nahe, dass Menschen mit Autismus-Spektrum-Störung die Neigung einer zu starken Fokussierung und Beachtung von elementaren physikalischen Eigenschaften (z.B. Frequenzspektrum) ankommender auditiver/musikalischer Reize auf lokaler Ebene zeigen, die dann Auswirkungen auf die Verarbeitungen von Musik generell hat. Die verstärkte Beachtung von Einzelaspekten wird bei ASS auch für den visuellen Bereich beschrieben. Es gibt aber auch Studien, die zeigen, dass Musik für einige Personen mit ASS überhaupt keine Rolle spielt, beziehungsweise dass sie kein Interesse an Musik zeigen (Simpson/Keen 2011).

Ebenfalls gibt es Erkenntnisse zur Musiktherapie bei Menschen mit ASS. Zum großen Teil sind dies Einzelfallbeschreibungen. Kaplan/Steele (2005) haben in einer Analyse die Ausrichtung von 40 Einzeltherapien bei Menschen mit ASS im

Alter von 2–49 Jahren analysiert. Die Ausrichtung der Therapien lag zu 41% auf dem Bereich Sprache/Kommunikation, zu 39% auf Verhaltensaspekten, zu 8% auf kognitiven, zu 7% auf musikalischen und zu 5% auf motorischen und Wahrnehmungsaspekten. Die Symptomatik im Autismus-Spektrum war in der Gruppe mit dem Therapiefokus auf Verhaltensaspekten am heterogensten. Eine verbindliche Empfehlung für die Durchführung von Musiktherapie lässt sich aus der Analyse jedoch nicht ableiten. In der Analyse und Beschreibung des musiktherapeutischen Vorgehens in Einzelfallstudien spielen die musiktherapeutischen Schulen und die daraus resultierenden Menschenbilder sowie Annahmen zur Ätiologie von Störungen und damit verbundenen Wirkmechanismen eine bedeutsame Rolle (für eine Darstellung unterschiedlicher Ansätze der Tanz- und Musiktherapie bei ASS siehe Weber 1999). So stehen psychoanalytische, neurologisch-biologische und kombinierte Ansätze nebeneinander und es werden in der Therapie Hauptsymptome, Teilsymptome oder Umweltfaktoren fokussiert (Schumacher 1994; Smeijsters 1999, 167). Daher ist es zumeist schwierig, allgemeingültige Aspekte für die Musiktherapie abzuleiten. Ebenfalls sind die auf Einzelfallebene beschriebenen Vorgehensweisen von der Persönlichkeit des Musiktherapeuten geprägt und auch dadurch nur bedingt allgemeingültig. Die Musiktherapie bei ASS ist zudem häufig in einen breiteren psychotherapeutischen Behandlungsrahmen eingebettet. So wird mit Hilfe der Musik verstärkt, aktiviert oder deaktiviert (shaping, holding).

In den letzten Jahren gibt es verstärkt Bemühungen, über die Verknüpfung vorliegender Studien in Metaanalysen Standards für eine evidenzbasierte Praxis zu identifizieren (Accordino et al. 2007; Whipple 2004; Wigram/Gold 2006). Die vorliegenden Studien zur Musiktherapie bei ASS erfüllen jedoch nur selten Standards evidenzbasierter Praxis (Kap 1.1.1).

So berichtet Whipple (2004) in einem Review, dass Musiktherapie bei Menschen mit ASS unabhängig vom Alter der Probanden, der Art der Intervention und Methode oder der Profession der musikalisch fördernden Fachkraft wirkt. Allerdings waren nur bei drei der berücksichtigten Studien tatsächlich ausreichend Informationen vorhanden. Die anderen Studien wurden nicht mit Daten belegt und die Beispiele nur als Einzelfallbericht publiziert.

In einem systematischen Review von englischsprachigen Interventionsstudien im Zeitraum zwischen 1990 und 2010 konnten Simpson/Keen (2011) drei Hauptschwerpunkte der musikalischen Intervention bei Kindern und Jugendlichen mit ASS im Alter bis 18 Jahre identifizieren: [1] Schwerpunkt Sprache und Kommunikation, [2] Schwerpunkt Verhalten, [3] Schwerpunkt Sozialisation. In der Folge werden diese Studien, ergänzt um neuere und deutschsprachige Studien, vorgestellt.

Musiktherapeutische Studien bei ASS mit Schwerpunkt Sprache und Kommunikation

Buday (1995) verglich in einer Studie den Einfluss von Musik (Singen) und Rhythmus (Rap) auf das Zeichen- und Wortlernen (*signed words*). In der gesungenen Bedingung wurden mehr Zeichen und Worte korrekt nachgeahmt und die Teilnehmer waren aufmerksamer als in der Rhythmusbedingung. Die Nachhaltigkeit dieser Befunde (z. B. Follow-Up-Untersuchung nach einigen Wochen; Sprachtransfer in andere Bereiche) wurde jedoch nicht untersucht. Dies gelang Simpson/Keen (2010) zumindest für einen kurzen Zeitraum. Sie konnten den Vorteil einer gesungenen im Vergleich zu einer rein visuellen Präsentation auch drei Wochen nach der Intervention zeigen. Der Transfer in andere Bereiche und Kontexte wurde jedoch auch hier nicht untersucht.

Corbett et al. (2008) untersuchten bei elf Kindern im Alter von drei bis sieben Jahren den Effekt von klangveränderter Musik (Tomatis-Methode) auf Sprachverstehen/Sprachproduktion bzw. rezeptive und expressive Kommunikation. Es ließ sich kein Transfereffekt nachweisen.

Edgerton (1994) führte eine Studie mit musikalischer Improvisation durch. Die musikalische und nichtmusikalische Kommunikation verbesserte sich in den Einzelsitzungen bei Kindern im Alter von sechs bis neun Jahren. Bei der Verwendung von komponierter Musik waren dagegen ein Rückgang der kommunikativen Handlungen und Antworten bei allen Teilnehmern zu beobachten. Eltern, Lehrer und Logopäden berichteten von einer geringen Verbesserung der kommunikativen Verhaltensweisen in anderen Kontexten. Die Ergebnisse müssen jedoch stark eingeschränkt werden, da die Kontrollbedingung (komponierte Musik) nur in einer einzigen Sitzung präsentiert wurde.

Gattino et al. (2011) konnten Effekte von Musiktherapie (Relational Music Therapy) nur in nonverbaler, nicht jedoch in verbaler oder sozialer Kommunikation finden. Die Gesamtwerte einer Kommunikationsskala zeigten keine Unterschiede.

Lim (2010) untersuchte das Sprachlernen (Wörter) unter unterschiedlichen Bedingungen bei 50 Kindern mit ASS im Alter zwischen drei und fünf Jahren. Verglichen wurde das Lernen von 36 Zielwörtern bei einer Musikgruppe (Musikvideo mit sechs Liedern und Bildern), einer Sprachgruppe (Video mit sechs Geschichten und Bildern) und einer Kontrollgruppe ohne Intervention. Die Dauer der Intervention betrug drei Tage. Die Sprachproduktion (Beachtung von Semantik, Phonologie, Pragmatik und Prosodie) verbesserte sich sowohl in der Musik- als auch in der Sprachgruppe. Ein deutlicher Nutzen der Musik zeigte sich für die Kinder mit stärker ausgeprägten Autismus-Symptomen. Bei ihnen scheint die Verknüpfung von Wörtern mit Musik (Lieder) zu einem besseren Erkennen und Produzieren von Sprache zu führen.

Musiktherapeutische Studien bei ASS mit Schwerpunkt Verhalten

Im Bereich der Verhaltenstherapie und –regulation bei ASS gibt es die meisten musiktherapeutischen Studien. So konnte gezeigt werden, dass sich bei Kindern und Jugendlichen mit ASS durch Musik das Fehlverhalten in Stresssituationen oder in der Berufsausbildung reduzierte (Gunter et al. 1993; Orr et al. 1998), ebenfalls wurden in Spielsituationen bei einem neunjährigen Jungen mit ASS weniger stereotype Sprachäußerungen gezeigt, wenn dazu Musik von der CD gespielt wurde (Lanovaz et al. 2009; Rapp 2007). Im Gegensatz dazu war der Rückgang der stereotypen Sprachäußerungen beim Spielen in der Studie von Lanovaz et al. (2009) bei zwei von drei Kindern nicht in den musikalischen Klängen des Spielzeuges begründet. 2012 zeigten Lanovaz et al. (2012), dass Spielzeuge, die bei bestimmten Aktionen Musik erklingen lassen, bei drei von vier Kindern direkt die sprachlichen Stereotypien reduzieren. Bei zwei der Kinder war zudem der Einbezug in das Spiel durch die Musik besser.

In einigen Studien wurden Lieder verwendet, um das Verhalten der Kinder mit ASS zu beeinflussen. So entwickelte Pasiali (2004) für drei Kinder in der Therapie spezielle Lieder, welche ein von deren Eltern als unerwünscht identifiziertes Verhalten zum Inhalt hatten. Es zeigten sich zwar Verbesserungen, allerdings schränkt selbst die Forscherin ein, dass sich neben den im Alltag gesungenen Liedern durch den Einbezug der Eltern so viele Dinge im häuslichen Umfeld veränderten, dass die Effekte nicht klar auf die Lieder zurückzuführen sind. Einen ähnlichen Ansatz verfolgte Brownell (2002). Er untersuchte, ob Kurzgeschichten zu sozialen Themen (z. B. Gray 2000), die in der Therapie verwendet werden, um das soziale Verhalten und Verstehen von Menschen mit Autismus zu verbessern, verstärkt werden, wenn sie gesungen und nicht gelesen werden. Es zeigte sich nur bei einem der vier Probanden ein signifikanter Nutzen der gesungenen Variante.

Carnahan et al. (2009) konnten zeigen, dass der Einsatz von Musik in der interaktiven Arbeit mit Büchern in einer Schulklasse zu verbesserter Mitarbeit und Aufmerksamkeit bei Kindern mit ASS führte und im Klassensetting gut umsetzbar war.

Wie bereits oben ausgeführt empfinden nicht alle Menschen mit ASS das Hören von Musik als positive Erfahrung. Dies nutzten Devlin et al. (2008), um das Verhalten eines Sechsjährigen zu beeinflussen. Unterschiedliche Arten von Musik wurden in dieser Studie als negativer Verstärker zur Verhaltensregulation genutzt.

Musiktherapeutische Studien bei ASS mit Schwerpunkt Sozialisation

Viele Interventionsstudien untersuchten sozialkommunikative Effekte von Musiktherapie. Beispielsweise verglichen Kim et al. (2008) bei Vorschulkindern mit ASS die Improvisationsmusiktherapie mit Spielsequenzen. In der musikalischen Improvisation konnten mehr geteilte Aufmerksamkeit und positive emotionale Kommunikation gezeigt werden. Die nonverbale Kommunikation zeigte sich während der Sitzungen verbessert, mit deutlich mehr Blickkontakt und geringfügiger Verbesserung von Zeigegesten und längerem Schauen/Beobachten. In der Musik zeigten die Kinder zudem längere Phasen des Turn Taking (abwechselnde aufeinander bezogene Interkation/Kommunikation). In einer weiteren Studie konnten Kim et al. (2009) zeigen, dass bei Kindern mit ASS beim gemeinsamen Musizieren mehr und über einen längeren Zeitraum Freude, geteilte/synchrone Emotion und „Initiierung von Engagement" zu beobachten waren. Die Frequenz und Dauer dieser Verhaltensweisen war dabei in Phasen des ungerichteten Musizierens höher als in Phasen des gerichteten Musizierens. Musik kann folglich bei Kindern mit ASS die geteilte Aufmerksamkeit und affektive Verhaltensweisen verbessern, allerdings wurde der Transfer in andere Situationen außerhalb der Musiktherapie nicht untersucht.

Wimpory et al. (1995) konnten zeigen, dass sich durch Musik die Interaktion (Blickkkontakt, Initiieren von Interaktion) zwischen einem dreijährigen Kind mit ASS und seiner Mutter verbesserte und noch in einem Follow-up nach 20 Monaten nachweisbar war. Stephens (2008) untersuchte, ob sich durch Musik bei Kindern mit ASS Routinen für die Imitation von Wörtern oder Gesten in der Kommunikation mit Erwachsenen verbessern. In der sozialen Interaktion zeigten drei von vier Kindern eine Imitation, in der folgenden Testsituation jedoch nur zwei von vier (50 %). Damit sind auch hier keine verallgemeinerbaren Rückschlüsse auf Transfereffekte zu ziehen. Kern et al. (2007) nutzten selbst gedichtete Lieder auf bekannten Melodien, um die morgendlichen Abläufe bei zwei dreijährigen Kindern mit ASS zu begleiten. Die Lieder verbesserten die Selbständigkeit und die Peer-Interaktion in diesen morgendlichen Routinen. Ein Transfereffekt auf andere Situationen wurde nicht berichtet.

2.3.6 Musiktherapeutische Möglichkeiten

„Die verschiedenen Ansätze zeigen, daß es kein ‚Rezept' für eine musik- und/oder tanztherapeutische Behandlung autistischer Kinder gibt, wohl aber bestimmte Methoden, das Entstehen von Kontakt, Begegnung und Beziehung zu erleichtern, die Entwicklung eines Körperbildes zu unterstützen und Eigenaktivität in Form

von stimmlicher oder instrumentaler Äußerung zu fördern. Die innere Motivation muss das Kind selbst entwickeln. Der Therapeut / die Therapeutin kann lediglich die Bedingungen für eine Entwicklung verbessern" (Weber 1999, 51).

„So wie Musik über die Grenzen von Sprache hinaus Kontakt schaffen kann, birgt sie auch die Möglichkeit, Isolation und Rückzug des Kindes eher zu fördern als zu verhindern" (Weber 1999, 51).

Die Musiktherapie stellt bei Menschen mit ASS vor allem eine Ergänzung zu vorrangig verhaltenstherapeutischen Maßnahmen dar, die sich dann auch auf das Kommunikationsverhalten auswirken. Da die Ursachen für das Entstehen von ASS noch nicht geklärt sind, kann auch die Musiktherapie nicht ursachenorientiert vorgehen. Vielmehr werden Teilaspekte der Symptomatik in den Fokus genommen (Carpente / LaGasse 2015).

In der Auflistung der vorliegenden Studien und Informationen zur Musikverarbeitung sowie zu Transfereffekten der musikalischen Beschäftigung oder von Musiktherapie ist deutlich geworden, dass für den Einsatz von Musik zur Sprach- und Kommunikationsförderung bei Menschen mit ASS einige Einschränkungen zu machen sind. Von den musikalischen und musiktherapeutischen Angeboten profitiert lediglich ein Teil der Personen mit ASS. Einige Betroffene lehnen Musik, wahrscheinlich aufgrund der starken auditiven Reize, vollkommen ab. Für sie ist daher ein anderer therapeutischer Zugang zu wählen. Trotzdem zeigen sich in den vorliegenden Studien Ansatzpunkte für den zielgerichteten Einsatz von Musik bei Menschen mit ASS. Die Lern- und Transfereffekte sind dabei aber eher gering (Simpson / Keen 2011).

Musik kann bei ASS im Kindes- und Jugendalter offenbar sprachliche und nichtsprachliche Stereotypien verringern. In der Folge könnten die betroffenen Personen möglicherweise bessere Kommunikationspartner sein. Geringere Stereotypien bedeuten mehr direkte Bezüge der Sprachäußerungen oder Bewegungen zur konkreten Kommunikationssituation. Einschränkend muss aber auch hier angeführt werden, dass die Nachhaltigkeit dieser Wirkungen von Musik noch nicht oder nur unzureichend im Übertrag auf neue oder außermusikalische Situationen gezeigt werden konnte.

Auch die häufig angeführte Verwendung von Liedern zur Erweiterung der sprachlichen Fähigkeiten und der Verbesserung des Verhaltens zeigt nur bei einem Teil der Kinder einen Effekt, der zudem häufig nur auf die Therapiesituation und den Therapiewortschatz beschränkt war. Demzufolge kann die Musiktherapie hier eine sprachliche Förderung nicht ersetzen. Gleichwohl berichteten die Therapeuten und die Eltern von einer Verbesserung des eigenen Gefühls in der Kommunikation und im Umgang mit dem betroffenen Kind. Dieses positive Gefühl könnte sich ggf. dauerhaft positiv auf die Kommunikation und Interaktion in Familie und Umfeld auswirken. Langfristige Effekte solcher Veränderungen sind durch die Forschung allerdings nicht belegt.

Generell sollte die Ausrichtung der Musiktherapie in der Arbeit mit Menschen mit ASS eher auf verhaltenstherapeutische Maßnahmen und pragmatische Aspekte zielen.

Mit und durch die Musik kann an der **Stimuluskontrolle**, an der **Konsequenzkontrolle** sowie der **Selbstkontrolle** gearbeitet werden. Damit werden die Betroffenen aufmerksamer für ihre eigene sozial-kommunikative Rolle und für die Kommunikationspartner.

An dieser Grundlage und Bereitschaft kann dann eine Sprach- und Kommunikationstherapie anknüpfen. Die Musik stellt folglich einen außersprachlichen Lernbereich dar. Durch oder mit Musik kann das Verhalten verstärkt oder bewusst gemacht werden. Zudem sollte versucht werden, in der Musik durch Improvisation und gemeinsames Musizieren gelingende Kommunikation und Interaktion (dialogisches Handeln) aufzubauen und diese Fähigkeiten zunehmend auf sprachliche Situationen und Situationen außerhalb der Musiktherapie zu übertragen. In der engen Verbindung mit dem Musiktherapeuten kommt es dabei zu vielfältigen Möglichkeiten des Modelllernens (Schumacher 2004). Je nach Ausrichtung der Therapie in Bezug auf die Integration von Bewegung und Tanz wird sie ebenfalls als körperorientiertes Verfahren wirksam. Durch die Übertragung von Bewegungen des Betroffen mit ASS auf Instrumente wird den Betroffenen beispielsweise die Rolle als Sozialpartner bewusst gemacht und ausgebaut (Beispiel unten).

BEISPIEL MAX (5 JAHRE)

Max kommt mit seinen Eltern zur ersten Musiktherapiesitzung. Max geht vorsichtig, leicht unruhig im Raum umher und scheint die anwesenden Personen (Eltern, Musiktherapeutin) nicht zu beachten. Als die Musiktherapeutin ein Begrüßungslied auf dem Klavier spielt, unterbricht er und kommt zum Klavier gelaufen und ist mit seiner Aufmerksamkeit kurzzeitig fokussiert. Nach dem Lied wendet er sich wieder ab. Nach einiger Zeit beginnt die Musiktherapeutin das Laufen von Max mit der Trommel mitzuspielen. Jeder Schritt ein Schlag auf der Trommel. Max hält inne, geht weiter, hält wieder inne und sucht den Blickkontakt zur Trommel. Im weiteren Verlauf kommt es noch einige weitere Male zu einem aufeinander bezogenen Handeln zwischen Max und der Trommel. Zur Musiktherapeutin gibt es zunächst keinen Blickkontakt, dies ändert sich im weiteren Therapieverlauf. In späteren Sitzungen beginnt Max Silben des Begrüßungsliedes zu imitieren. Die Musiktherapeutin greift dies auf und spielt Ausschnitte des Liedes. Max scheint das Lied immer wieder einmal einzufordern. In späteren Sitzungen zeigt er seine Vokalisationen auch während des Singens der Therapeutin und die sonst typischen motorischen Stereotypien sind in den Musikphasen geringer. Ebenfalls stellt er zunehmend Blickkontakt zur Musiktherapeutin her – sowohl beim Lied als auch bei der „Trommel-Schritt-Imitation".

Empfehlungen für musiktherapeutische Förderschwerpunkte bei ASS

Verbesserung der Reizverarbeitung, Aufbau von Kommunikation / Interaktion im musikalischen Bereich (Improvisation), Verhaltensregulation

- Wahrnehmungsschulung, basale Stimulation
- Aufmerksamkeitsschulung, Verhaltensregulation
- Synchronisation von Bewegungen und Musik
- Etablierung neuer musikalischer Kommunikationsmuster
- Erweiterung des Repertoires an Interessen und Aktivitäten / Flexibilität
- musikalische Interaktion mit Spielpartnern wecken und diese lustvoll erleben können
- Imitationsbereitschaft, geteilte Aufmerksamkeit (Joint Attention)

Vorüberlegungen: Reizüberflutung vorbeugen: geeignete Auswahl an Instrumenten, Ablenker im Raum beachten, vorsichtiger Einsatz von CDs mit komplexer Musik

Bestandteile der musiktherapeutischen Methodik bei Autismus nach Smeijsters (1999)

Herstellen und Ausbreiten von Kontakt durch *[1] Redundanz* (musikalisches Angebot beschränken, nicht zu komplex), *[2] Imitation und Initiation* (abwechselnd Kind in der Musik imitieren und neue musikalische Elemente, Themen initiieren; dadurch erhält auch das Kind die Möglichkeit zu Imitation und Initiation), *[3] Nähe und Abstand* (bei Formaten des Kindes beginnen, angenommenes erweitern und fortführen). Der zweite Bestandteil ist die

Arbeit an der **Variation des Verhaltensmusters** durch *Konservierung und Variationen.* Hierbei geht es um das Einfügen kleiner Veränderungen (Tempo, Melodie, Rhythmus, Begleitung) bei Gleichhaltung der anderen musikalischen Elemente.

Hierarchische Stufen des Kontaktaufbaus bei ASS nach Schumacher (2004)

Der Aufbau und die Entwicklung von Kontakt und dialogischem Handeln in der Musiktherapie bei Kindern mit ASS wird beispielsweise von Schumacher beschrieben. Sie unterteilt die Entwicklung in sieben hierarchische Stufen, an deren Ende tatsächliche Begegnung und Interaktion erfolgt (Schumacher 2004). Im **Modus 0 – Kontaktlosigkeit** – werden Musikinstrumente und Personen scheinbar ignoriert. Dem Therapeuten sollte aber bewusst sein, dass die Reaktionen des Kindes zwar nicht sichtbar, aber durchaus vorhanden sind. Im **Modus 1 – Kontakt / Reaktion** – sucht das Kind nur kurzfristig Kontakt zu den Instrumenten, z.B. durch eine sehr kurze Berührung der Instrumente. Die Person des Therapeuten wird jedoch weiter ignoriert. Im **Modus 2 – funktional-sensorischer Kontakt** – stellt das Kind den Kontakt zu den Personen und den Instrumenten her. Der Kontakt dient jedoch nur der Befriedigung der eigenen (sensorischen) Bedürfnisse und ist daher noch nicht als dialogische (kommunikative) Kontaktaufnahme zu verstehen, da das Gegenüber nicht als eine Person mit eigenen Wünschen und Bedürfnissen wahrgenommen wird. Im weiteren Verlauf wächst im **Modus 3 – Kontakt zu sich selbst / Selbsterleben** – das Bewusstsein für die eigene Person. Dies merkt man daran, dass das Kind in der Lage ist, die eigene Stimme und die Musikinstrumente auszuprobieren und sich selbst beim Musizieren zuzuhören. Damit entsteht ein geändertes Selbstbild. Im **Modus 4 – Kontakt zum Anderen / Intersubjektivität** – entsteht bei dem Kind durch die Sicherheit der eigenen Existenz (Selbstbild) das Bedürfnis, Wahrnehmungen und Gefühle mit anderen zu teilen. Immer stärker ist das Kind in der Lage, sein Gegenüber wahrzunehmen und ihn in das eigene Erleben einzubeziehen. Der **Modus 5 – Beziehung zum Anderen / Interaktion** – ist dadurch gekennzeichnet, dass sich die Spieler (Kind und Therapeut) beim gemeinsamen Musizieren gegenseitig hören, sehen und spüren. Sie reagieren aufeinander und greifen die Musik gegenseitig auf. Auf der höchsten Ebene im **Modus 6 – Begegnung / Inter-Affektivität** – machen das Kind und der Therapeut gemeinsame bewusste Erfahrungen im gemeinsamen Musizieren. Es kommt zu einem dynamischen Affekt.

2.4 Psychogene Sprachstörungen – Mutismus

2.4.1 Klassifikation

In der ICD 10 wird der Mutismus als Störung sozialer Funktionen eingeordnet. Die Störung ist dabei als deutliche, emotional bedingte Selektivität des Sprechens charakterisiert, in der das Kind seine Sprachkompetenz in einigen Kommunikationssituationen zeigt, in anderen definierten Situationen nicht. In der sprachtherapeutischen Literatur wird sie als psychoreaktive Redestörung eingeordnet (Subellok/Katz-Bernstein 2012). Hierbei wird deutlich, dass nicht das Sprechen oder die Sprache selbst das Problem der betroffenen Personen darstellen. Vielmehr gelingt ihnen die Kommunikation in bestimmten Situationen oder mit bestimmten Personen nicht. Die Störung ist nicht gleichzusetzen mit Sprechangst, denn das Schweigen bei Mutismus ist nicht selbstgewählt. Das Schweigen steht als Hauptsymptom im Vordergrund, es zeigen sich zusätzlich emotionale Zusammenhänge, die auslösend oder aufrechterhaltend wirken können (Subellok/Starke 2012).

Es wird in selektiven (früher: elektiven), totalen und akinethischen Mutismus unterschieden.

2.4.2 Prävalenz und Ätiologie

Die Prävalenz des Mutismus beträgt im Kindesalter 0,06–4% (Scheib 2007). Die Geschlechtsverteilung ist dabei fast ausgewogen, Mutismus tritt etwas häufiger bei Mädchen auf (1:1,5). Es wird nach dem Zeitpunkt des Auftretens in Frühmutismus (mit etwa drei Jahren) sowie in Spätmutismus (mit etwa sechs Jahren) unterschieden. Bei Erwachsenen ist das Auftreten von selektivem Mutismus eher selten. Wenn Mutismus im Erwachsenenalter auftritt, zeigt sich meist die Form des totalen Mutismus.

Als Ursachen wurden mehrere Faktoren identifiziert, die als Teilaspekte für das Auftreten mitverantwortlich sind, allerdings für sich allein nicht das Auftreten der Störung erklären können. [a] Milieutheoretische Erklärungsansätze führen an, dass Betroffene häufiger aus sozial isolierten, marginalisierten Familien sowie aus Familien mit Migrationshintergrund kommen. [b] Kinder mit Sprachentwicklungsstörung und/oder Mehrsprachigkeit gelten als Risikokinder. [c] Ebenfalls können soziales Lernen und das elterliche Modellverhalten für das Auftreten des Mutismus mitverantwortlich sein. So können Kommunikationsweisen wie Ausweichen, Vermeiden und wenig Sprechen familiär geprägt sein. [d] Des Weiteren kann der Mutismus als Folge von Traumata entstehen

(Misshandlung, sexueller Missbrauch, andere seelisch belastende Erlebnisse). Bei Erwachsenen können zudem psychische Grunderkrankungen mustistisches Verhalten auslösen.

In der Diagnostik sind psychogene, physiologische und psychophysiologische Ursachen abzuprüfen (Hartmann 2007; Scheib 2007; Subellok/Starke 2012).

In übergreifenden Erklärungsmodellen (Spirale der erlernten Sprachhandlungs-Hilflosigkeit nach Bahr (Bahr 2006); Diathese-Stress-Modell nach Hartmann (Hartmann 2007); Psychodynamisches Kommunikationsmodell nach Katz-Bernstein (Katz-Bernstein 2015)) wird das Schweigen als unbewusste Anpassungsleistung in der Abwägung der Bewertung der kommunikativen Anforderungen und der Bewertung der eigenen kommunikativen Kompetenzen verstanden. Die Ansätze unterscheiden sich in der Fokussierung weiterer Teilaspekte (Bahr: Wahrnehmung der eigenen kommunikativen Selbstwirksamkeitserwartung; Hartmann: organische Disposition/Vulnerabilität; Katz-Bernstein: Stellung und Rolle der Kommunikationspartner).

2.4.3 Symptomatik

Bei Mutismus liegen keine Sprachverarbeitungsprobleme vor. Die betroffenen Personen haben in der Regel keine Beeinträchtigungen in den Bereichen Aussprache, Wortschatz und Grammatik, lediglich bei einem Teil der Kinder geht der Mutismus mit Sprachentwicklungsstörungen oder -verzögerungen einher. Die Störung Mutismus betrifft primär das Sprachhandeln und ist damit auf den Bereich Kommunikation/Interaktion, also auf die pragmatisch-kommunikative Sprachebene beschränkt.

Die Symptomatik bei selektivem Mutismus ist dadurch gekennzeichnet, dass verbale Kommunikation nur in bestimmten Situationen oder mit bestimmten Personen möglich ist, in anderen nicht. Häufig zeigt sich ein Gegensatz in der Persönlichkeit. So sind die betroffenen Personen/Kinder auf der einen Seite sprechfreudig, anhänglich und lebhaft und in anderen Situationen oder in Gegenwart bestimmter Personen introvertiert, gehemmt und sie schweigen. Zusätzlich kann in den Schweigephasen ein „Einfrieren“ der Kommunikation auftreten. Die Personen zeigen dann keine nonverbale Kommunikation und keine nichtsprachlichen Lautäußerungen wie Lachen oder Husten. Als Übergangsformen lassen sich in diesem Fall tonloses oder flüsterndes Sprechen mit/in bestimmten Personen/Situationen aufbauen (Fröhling 2015; Scheib 2007; Subellok/Starke 2012).

Im totalen Mutismus fehlen jegliche Lautäußerungen in allen Situationen und gegenüber allen Personen. Ebenfalls ist das „Einfrieren“ der Kommunikation zu beobachten, Blickkontakt wird vermieden.

Beim akinetischen Mutismus ist das Schweigen eine Folge von hirnorganischen Schädigungen oder von Schädigungen/Hemmungen der zentralen Sprechfunktionen (Fröhling 2015).

2.4.4 Sprachtherapeutische Intervention

Die therapeutische Intervention bei Mutismus muss individuell zugeschnitten, multimodal und in Kooperation von Psychiatrie, Psychologie, Medizin, Sprachtherapie und Sprachheilpädagogik erfolgen. Möglich sind neben ambulanten auch stationäre Maßnahmen. In der Sprachtherapie wird interdisziplinär im Überschneidungsbereich zur Psychotherapie an Kommunikation und Interaktion der Person gearbeitet. Auf diese Weise können sowohl das Symptom der Störung (Aufbrechen des Schweigens, Aufbau neuer kommunikativer Verhaltensweisen) als auch die Struktur der Störung (innerpsychische Prozesse, identitätsfördernde Neuorientierung) fokussiert werden. In der Sprachtherapie bei Kindern mit Mutismus müssen, bei zusätzlicher Sprachentwicklungsstörung oder Mehrsprachigkeit, auch Wortschatz und Grammatik aufgebaut werden.

Für den Transfer in die Lebenswelt der Personen ist in der Interventionsplanung die Einbindung von Familie, sozialen Systemen und ggf. anderen Fachdisziplinen notwendig (Katz-Bernstein 2015; Subellok/Katz-Bernstein 2012). Bei Kindern ist auch das pädagogische Umfeld in Kindergarten und Schule in die Arbeit einzubeziehen. Neben diesen Vorgehensweisen können jedoch auch psychotherapeutische, verhaltenstherapeutische, familientherapeutische, pharmakologische/medikamentöse, spielorientierte und musiktherapeutische Maßnahmen durchgeführt werden (Fröhling 2015). Das gemeinsame Ziel der verschiedenen Konzepte ist die schrittweise Anbahnung der verbalen Kommunikation (Schulz/Sarimski 2011).

Sprachtherapeutische Konzeptionen bei Mutismus (Subellok/Starke 2012)**:**

- **Systematische Mutismustherapie (SYMUT)** nach Hartmann (Hartmann 2010): strukturiertes verhaltenstherapeutisches Training vom Einzellaut zum Satz und Gespräch in vier Phasen (präverbal, semantisch-lexikalisch, kommunikativ-sozialinteraktiv, Nachbetreuung); Vermittlung von Veränderung, Zuversicht, Ich-Stärkung, Antriebssteigerung und Selbstdisziplin
- **Dortmunder Mutismustherapie (DortMuT)** nach Subellok et al. (Katz-Bernstein 2015; Subellok et al. 2012): Aufbau nonverbaler Kommunikation in Spiel und Interaktion; Evozierung sprachlicher Spontanäußerungen im Spiel; ressourcenorientierter verhaltenstherapeutischer Aufbau sprachlicher Kommu-

nikation (vom Einfachen zum Schweren); therapeutisches Symbol- und Rollenspiel; Einsatz von Handpuppen

- **Kooperative Mutismustherapie (KoMuT)** nach Kramer (Feldmann et al. 2011): Aufbau nonverbaler Kontakte bis zum Sprechen (Differenzierung: ohne / mit Sprache; ohne / mit Stimme); Förderung von Selbstbewusstsein / Identität; körper- und bewegungsorientierte Methoden (Bearbeitung von Lebensthemen und Polaritäten)

2.4.5 Erkenntnisse aus Musikpsychologie und Musiktherapie

Personen mit Mutismus stehen bislang nicht im direkten Interesse von neurophysiologisch orientierter Musikpsychologie und Musikverarbeitungsforschung (Juslin / Sloboda 2011; Koelsch 2012) – wahrscheinlich, weil sich ihre Sprachverarbeitung nicht von Personen ohne Sprach-, Sprech- oder Stimmstörungen unterscheidet und demzufolge auch die Musikverarbeitung als normal angenommen wird. Es verwundert aber, dass Kinder und Erwachsene mit Mutismus nicht stärker im Fokus der Musiktherapie stehen, da der Mutismus als psychosoziale oder psychoreaktive Redestörung viele Ansatzpunkte für musiktherapeutisches Arbeiten bietet, zumal sich die Musiktherapie als psychotherapeutische Disziplin versteht (Kap 1.2). In Überblicksartikeln zu Ansätzen der entwicklungsfördernden und heilpädagogischen Musiktherapie, aber auch in Büchern zur Kindermusiktherapie wird die Störung Mutismus zwar zum Teil als Zielgruppe erwähnt (Decker-Voigt / Weymann 2009; Plahl 2011; Plahl / Koch-Temming 2005; Voigt 1998), aber ein ausdifferenziertes evaluiertes methodisches Vorgehen für die musiktherapeutische Arbeit mit mutistischen Kindern oder Erwachsenen liegt bislang nicht vor. Auch findet sich das Stichwort Mutismus nicht in den Schlagwortregistern einschlägiger musikpsychologischer Literatur (Bernatzky / Kreutz 2015; Decker-Voigt et al. 2012; Decker-Voigt / Weymann 2009; Howland 2015). Möglicherweise sind hier die unterschiedlichen Zugangsweisen der musiktherapeutischen Richtungen (Schulen) eine Ursache, die einheitlichen Modellen und Erklärungsansätzen für Wirkmechanismen bei Mutismus entgegensteht.

Trotzdem wird über die musiktherapeutische Arbeit mit mutistischen Kindern in mehreren Einzelfallstudien oder Fallschablonen berichtet (Amir 2005; Irle / Müller 1996; Koch-Temming / Findeisen 2006; Mahns 1999; Moreau 2005; Schulz / Sarimski 2011). Die Vorgehensweise ist dabei sehr unterschiedlich und der Einbezug der Musiktherapie in eine sprachtherapeutische oder sonstige therapeutische Gesamtkonzeption zum Teil unklar. Einigkeit besteht in diesen Beiträgen über die grundsätzlichen Möglichkeiten und den Mehrwert von Musiktherapie für die Mutismusbehandlung.

BEISPIEL MUTISTISCHER JUNGE (8 JAHRE)

Mahns berichtet von der **psychoanalytischen Musiktherapie** mit einem achtjährigen mutistischen Jungen (Mahns 1999). Die Musik hatte zu Beginn keine zentrale Rolle, vielmehr schien sie dem Jungen teilweise Angst zu machen. Trotzdem bot der Therapeut Musik als Begleitmusik zum Tun des Jungen (Malen) und als Strukturierung der Sitzungen an. Dieser Rahmen schien dem Jungen Sicherheit zu geben (Einhüllen in den Klang), signalisierte ihm aber zugleich: auch wenn du nicht mit mir redest, ich bin da. Mit der Zeit öffnete sich der Junge immer mehr, kommunizierte stärker nonverbal, er begann zu flüstern und zu lautieren. In den Improvisationen wurden nach Ansicht des Therapeuten Themen und Dinge musikalisch vorweggenommen, die der Junge später auf eigenen Zeichnungen von aktuellen Problemen und Gedanken umsetzte. Die Musik bot damit den Anstoß für Gedanken, Selbstwahrnehmung und Reflektion durch die Musik. Zunehmend konnten diese Dinge auch sprachlich ausgetauscht werden. Dialogisches und aufeinander bezogenes Musizieren berichtet Mahns erst für das Ende der 50 Sitzungen.

Funktionen der Musik / der Musiktherapie in diesem Beispiel (Mahns 1999, 386):

- Strukturierung der Situation
- Einhüllen in einen Klang (musikalischer Nährboden)
- Intensivierung von Gefühlen in der Zeit
- Verklanglichung unbewusster Impulse
- Identifikation und Auseinandersetzung mit dem Material der Musikinstrumente (Spielzeugcharakter)
- Kontakt und Dialog

Auch in dem Fallbeispiel von Moreau (Moreau 2005) über die Musiktherapie als Teil einer stationären Intervention mit einem fünf Jahre alten Kind spielte die Musik zunächst keine Hauptrolle. Vielmehr stellte ein Maulwurfspiel den ersten Zugang zum Kind dar. Zunächst die Therapeutin und dann in späteren Sitzungen auch das Kind versteckten sich in der Maulwurfshöhle (unter einer

Decke). Von dort gab die Musiktherapeutin Kommentare und Geräusche von sich, die wenig Erwiderung fanden. Dann platzierte sie kleine Musikinstrumenten unter den Decken, die einen sprachfreien Dialog ermöglichten. Die Spielform wurde in Bezug auf musikalische Kommunikation und Interaktion durch die Angebote der Musiktherapeutin immer mehr ausgebaut. Zunehmend wurden auch Stimme und Sprache einbezogen.

Schließlich wurde die Einzelmusiktherapie (13 Stunden) in eine Gruppentherapie (sieben Stunden) überführt, in der neue Themen und Spielformate, aber vor allem die Ausdrucksfreude im Mittelpunkt standen. Dies wurde über den Einsatz von Instrumenten (vorrangig Blasinstrumente) erreicht, die mit der menschlichen Stimme arbeiten (Schlauchposaune, Kazoo, Lotusflöte). Der stimmliche Ausdruck wurde auf diese Weise verfremdet und die eigene Äußerung in schräges, komisches, spaßbetontes Tun überführt. Als Steigerung konnten die Kinder für ihre lautmalerischen Prust- und Singspiele auch Mikrofone verwenden.

> *„Musikalischer Dialog, stimmliche Verständigung und Sprache flossen immer selbstverständlicher in die Therapie ein. Musik, Stimme und Sprache gingen ineinander über, ohne dass dem einen oder anderen Kommunikationsmittel mehr Beachtung oder Bedeutung beigemessen wurde“ (Moreau 2005, 264).*

In den Einzelfallberichten unterscheidet sich die Häufigkeit des Einsatzes von Musik in den unterschiedlichen Therapiephasen. In allen Beispielen bietet die Musik den Rahmen der Therapie mit Begrüßung und Abschluss (Lied, Musikstück, musikalische Aktivität). Innerhalb der Stunde gibt es jedoch individuelle Unterschiede, sodass keine allgemeingültige Aussage zum Vorgehen getroffen werden kann. So nahm die Häufigkeit des Einsatzes von musikalischer Improvisation in den Therapiesitzungen bei Mahns sowie Moreau zu. Im Gegensatz dazu berichten Schulz / Sarimski von einer Abnahme des Einsatzes von Musik und verstärkten spielerischen Phasen. In allen Berichten spielen die sprachlichen Äußerungen und Kommentierungen der Therapeutin gegenüber dem Kind (Reflexion von Gefühlen, Empfindungen, dem Erlebten; Ermutigungen und Angebote für das Kind) eine zentrale Rolle (Mahns 1999; Moreau 2005; Schulz / Sarimski 2011).

2.4.6 Musiktherapeutische Möglichkeiten

> *„Wegen ihrer nonverbalen Ausdrucksmöglichkeiten ist die Musiktherapie bei mutistischen Kindern grundsätzlich indiziert“ (Moreau 2005, 259).*

Die Musiktherapie bietet viele Möglichkeiten, um ergänzend zur eigentlichen Haupttherapie in der Behandlung von Personen mit Mutismus eingesetzt zu werden. Die Musik eröffnet einen sprachfreien Zugang zu Kommunikation, Interaktion und Kontaktaufnahme. Sie kann damit zur Entlastung von der psychischen und emotional anstrengenden Situation für die betroffene Person führen. Unabhängig von kommunikativen Zielen kann der Einsatz von Musik oder Musiktherapie aber auch nur auf die Verhaltens- und Emotionsregulierung ausgerichtet sein.

Durch Musik kann man in der Therapie bei Mutismus gleichzeitig an der **verhaltens-** und **psychotherapeutischen** sowie der **kommunikativen Ebene** ansetzen. !

So bietet sich die Möglichkeit von nichtsprachlicher Kontaktaufnahme und emotionalem Austausch (Dialog), ohne dass dies dem Betroffenen bewusst ist. Es kommt zum Auf- und Ausbau von Blickkontakt (zunächst auf das Instrument, später dann zum Therapeuten). Ebenfalls werden Reaktivität, Soziabilität sowie emotionale Äußerungen gefördert. Die Zusammenhänge zwischen Emotionen und Selbstkonzept mit dem Aussehen und dem Klang von Instrumenten wurde in Kapitel 1.1.3 berichtet. In der musikalischen Improvisation entwickeln sich erste Dialoge, die gezielt erweitert werden können (neue Instrumente mit anderen Klangeigenschaften, Einbezug der eigenen Stimme). Der Musiktherapeut spricht damit auf eine eigene Weise die Erlebnis- und Gefühlsbereiche des Betroffenen an (emotionale Befindlichkeit, emotionale Bedürfnisse) und verdeutlicht implizit kommunikative und dialogische Prozesse und Möglichkeiten in einem außersprachlichen Raum und überführt sie zunehmend in stimmliches und sprachliches kommunikatives Handeln.

Eine besondere Herausforderung liegt in dem Erspüren der Beziehungsmuster und Ausdrucksbedürfnisse des Kindes in der Improvisation durch den Musiktherapeuten. Er bietet durch die Struktur der Situation und die Ausgestaltung der Improvisation (Instrumente, Tempo, Impulse: *ermuntern, unterstützen, spiegeln, Grenzen setzen, Konflikt*) Anreize für neue Erlebnis-, Ausdrucks- und Beziehungserfahrungen. In der entwicklungsorientierten Musiktherapie nach Orff arbeitet der Musiktherapeut dafür beispielsweise interaktionsorientiert. Er greift die Interessen und Vorschläge des Kindes auf (ISO-Prinzip) und versucht, diese über eigene Impulse fortzuführen und zu entwickeln (Provokation) (Voigt 2002). Ebenfalls können körperliche Ausdrucksformen wie Mimik und Gestik mit in die Improvisation einbezogen werden. Auf spielerische Art können so Wahrnehmung, Ausdruck, Kontaktbereitschaft und Beziehungsfähigkeit erweitert, entwickelt, erprobt und gefestigt werden. Das Ziel ist das dauerhafte Etablieren neuer Verhaltensweisen und Verhaltensmöglichkeiten. Die musiktherapeutische Improvisation bietet hier vielfältige Möglichkeiten (Moreau 2005; Plahl 2006; Timmermann 2012a; Voigt 2005).

Folgende Aspekte können bei Menschen mit Mutismus im sprachfreien musikalischen Raum angebahnt und entwickelt werden:

- Kontaktaufnahme (durch Instrumente; Zusammenhänge Instrument-Emotion-Selbstkonzept beachten)
- emotionale Ausdrucksfähigkeit
- Ausdrucksfreude
- Kommunikationsbereitschaft
- stimmliche Ausdrucksformen
- lustvoller Umgang mit Stimme und Sprache
- Fremd- und Eigenwahrnehmung
- Aufbau kommunikativer Strukturen
- dialogische Prinzipien

> ! Die Musiktherapie bietet für Menschen mit Mutismus vielfache Möglichkeiten für **dialogische und kommunikative Erfahrungen im sprachfreien Raum**. Die Übertragung in das sprachlich-kommunikative Handeln der betroffenen Person sollte der Therapieplanung aber immer als finales Ziel zugrunde liegen.

Methodisch bewährte Elemente in der musiktherapeutischen Arbeit bei Mutismus (Moreau 2005):

- Arbeit mit Blasinstrumenten – klassisch und selbstgebaut: Schlauchposaunen (Gartenschlauch mit Mundstück einer Posaune), Kazoo, Lotusflöten, Kammorgel
- stimmverfremdende Mikrofone
- Lautsprache und Stimme als „Spielinstrument“
- Verwendung von rhythmischen Elementen und Trommeln (Möglichkeit für aggressive Impulse)

2.5 Neurologisch bedingte Sprachstörungen – Aphasie, Dysarthrie, Sprechapraxie

2.5.1 Klassifikation

Bei neurologisch bedingten Sprachstörungen kommt es in Folge von geschädigten Strukturen des zentralen oder peripħären Nervensystems oder von geschädigten Hirnstrukturen zu gestörten sprachlichen Verarbeitungsfunktionen.

Dysarthrie und Sprechapraxie sind angeborene (Einfluss auf die Sprachentwicklung) oder erworbene neurologische Störungen, die das Sprechen bzw. die Artikulation betreffen. Sie sind damit Sprechstörungen. Bei der Aphasie erfolgt die Störung/Schädigung nach dem Abschluss des Spracherwerbs und die Verarbeitungsprobleme betreffen nicht nur die Lautbildung, sondern vor allem die Sprachverarbeitung. Daher wird sie als erworbene Sprachstörung bezeichnet.

2.5.2 Prävalenz und Ätiologie

In Deutschland gibt es pro Jahr 85.000–100.00 Menschen mit Aphasien. Pro Jahr kommen ca. 25.000 Neuerkrankungen hinzu. Bei 80% der Fälle sind Schlaganfälle die Ursache für die Störungen des zentralen Nervensystems sowie für eine Mangeldurchblutung in den sprachrelevanten Arealen der Großhirnrinde oder in den subkortikalen Strukturen wie Basalganglien oder Thalamus. In weiteren 20% der Fälle sind Traumata, Blutungen, Tumore, entzündliche oder degenerative Hirnerkrankungen oder Anfallsleiden die Ursache (Bartels 2015a). Je nach Lokalisation der Läsion oder Störung sind unterschiedliche rezeptive und/oder produktive Sprachverarbeitungsleitungen betroffen. Zum Teil ist auch die Schriftsprache gestört. Es wird in Broca-Aphasie, Wernicke-Aphasie, amnestische Aphasie und globale Aphasie unterschieden. Sind infolge der Läsion sprechmotorische Störungen oder Störungen der Planung der Sprechmotorik zu beobachten, spricht man von Dysarthrien und Sprechapraxien.

2.5.3 Symptomatik

Der Schweregrad und die Art der Aphasie wird von der Lokalisation und der Größe der Hirnläsion und vom Schweregrad der Störung zu Beginn beeinflusst.

- **Broca-Aphasie:** hohes Störungsbewusstsein mit Leidensdruck; Wortfindungsstörungen; sprachliche Äußerungen im Telegrammstil (einzelne Wör-

ter und kurze Satzfragmente mit Auslassungen von Funktionswörtern und morphologischen Markierungen, Verben häufig nur unflektiert); langsames Sprechen (zum Teil Sprechapraxie); starke Beeinträchtigung der Kommunikation; Sprachverständnis / Verstehen von Sätzen geringer gestört
- **Wernicke-Aphasie:** Sprachverständnis meist stark beeinträchtigt; gering ausgeprägtes Störungsbewusstsein (vor allem zu Beginn der Störung); Produktion langer Sätze, Verdopplung von Sätzen und Satzteilen, Verschachtelung von Sätzen
- **Amnestische Aphasie:** Wortfindungsstörung als Leitsymptom; häufige Verwendung von Floskeln und Umschreibungen; Sprachverständnis kaum beeinträchtigt; flüssige Sprachproduktion
- **Globale Aphasie:** schwere Störung von Rezeption und Produktion; keine Kommunikation möglich; Produktion von Sprachautomatismen / Reccuring Utterances (Silbenketten ohne Bezug: dodododo; jajajaja)

Im nichtsprachlichen Bereich können sich infolge der Läsionen und Störungen beispielsweise beeinträchtigte Wahrnehmungsfunktionen, Bewusstseinsstörungen, Antriebsstörungen, emotionale Labilitäten oder depressive Stimmungslagen zeigen. Die motorischen Fähigkeiten (Bewegung der Extremitäten, Kopfbewegung, orofazialer Bereich) sind häufig stark eingeschränkt und stehen ebenso wie die Sprache im Fokus der Rehabilitation und Intervention.

2.5.4 Sprachtherapeutische Intervention

Die sprachtherapeutischen Ansätze bei Aphasien können in modalitätsorientierte, linguistisch-modellorientierte und kommunikativ-pragmatisch orientierte Therapieansätze unterschieden werden.

Die modalitätsorientierten Ansätze verfolgen das Ziel einer multimodalen Aktivierung der gestörten Modalitäten durch häufig wiederholte Übungen zum Nach- und Mitsprechen. Ebenso kommen bei Störungen des Benennens Nachsprechübungen zum Einsatz. Auf diese Weise soll der Abruf und die Sprachverarbeitung deblockiert werden. Ebenfalls können spezifisch aufbereitete dialogische Übungen mit spezifischen Satzmustern durchgeführt werden (z. B. Deblockierungsmethode nach Weigl; Modalitätenaktivierung – MODAK nach Lutz) (Bartels 2015c).

Die linguistisch orientierten Therapieansätze arbeiten nicht global, sondern versuchen auf der Grundlage einer an linguistischen Verarbeitungsmodellen orientierten Differenzialdiagnostik, die funktionale Ursache der Aphasie zu identifizieren. Analysiert werden je nach zugrundeliegendem Sprachverarbeitungsmodell Aspekte wie Arbeitsspeichersysteme oder der Zugriff auf phonologische und semantische Einträge im Lexikon: Input/Speicherung; Output/Abruf (z. B. modellorientierte Aphasietherapie, neurolinguistische Aphasietherapie – NAT) (Bartels 2015b).

In den kommunikativ-pragmatischen Therapieansätzen wird die alltagsrelevante Kommunikation in den Mittelpunkt gestellt. Daher wird in der Therapie das Sprachhandeln in Situationen geübt, die für den Klienten oder seine Familie bedeutsam sind. Bei diesen Ansätzen werden auch alternative Kommunikationstechniken erarbeitet, mit Rollenspielen gearbeitet und die Bezugspersonen mit einbezogen (z. B. *Promoting Aphasics Communicative Effectiveness PACE* nach Davis und Wilcox; *Alltagsorientierte Therapie* nach Götze und Hofer) (Langen 2015). Eine ausführliche Übersicht und Beschreibung von Therapiekonzepten und Methoden in der Behandlung pragmatisch-kommunikativer Störungen im Erwachsenenalter findet sich in Achhammer et al. (2016).

2.5.5 Erkenntnisse aus Musikpsychologie und Musiktherapie

Musikpsychologie

Die Musikverarbeitung von Menschen mit neurologischen Läsionen oder Störungen wurde in der Musikpsychologie in den letzten Jahren vielfach untersucht. Das Ziel war und ist es, Gemeinsamkeiten und Unterschiede in der Verarbeitung von Musik und Sprache zu finden (Koelsch 2012; Patel 2008). Analog zur die Sprache betreffenden Aphasie gibt es auch musikspezifische Defizite infolge von Hirnschädigungen. Sie werden als Amusie (früher auch musikalische Aphasie) bezeichnet. Durch den Vergleich der musikalischen Verarbeitungsleistungen bei Menschen mit Aphasie und den sprachlichen Verarbeitungsleistungen bei Menschen mit Amusie lassen sich amusische Defizite als Spiegelbild aphasischer Dysfunktionen in konzeptioneller, funktioneller sowie anatomischer Hinsicht beobachten (Sammler 2011). So finden sich Ähnlichkeiten zwischen aphasischen und amusischen Störungen beispielsweise zwischen der Wernicke-Aphasie und rezeptiven Amusien (Störungen der Tonhöhen- und Melodieperzeption) und zwischen der Broca-Aphasie und oral-expressiven und vokalen Amusien (Störungen des Singens und Vokalisierens). Ein weiterer Bereich sind Ähnlichkeiten zwischen Alexie (Verlust der Lesefähigkeit) und Notenblindheit (Unfähigkeit, ein musikalisches Notenbild zu lesen – eine entsprechende Ausbildung des Klienten vorausgesetzt). Weitere Berichte gibt es über Personen, die infolge der neurologischen Schädigung gehörte Töne nicht mehr niederschreiben oder kopieren konnten (musikalische Agraphien), denen es nicht mehr gelang, bekannte Melodien zu erkennen (musikalische Amnesien) oder Rhythmen wahrzunehmen (Arrhythmien). Auch kann es vorkommen, dass sie trotz erhaltener Bewegungsfähigkeiten nicht mehr in der Lage sind, ihr Instrument zu spielen (instrumentale Apraxien). Für eine Zusammenfassung siehe Schlesiger/Evers (2005).

Auf der Grundlage der vergleichenden Untersuchung von Aphasieklienten mittels der „*Montreal Battery of Evaluation of Amusia*" unterscheiden Peretz/Coltheart (2003) Module für die Zeitverarbeitung (Rhythmus; Takt/Tempo) und Module für die Tonhöhenorganisation (Kontur, Intervall, Tonhöhe). Diese Module sind sowohl bei der Musik- als auch bei der Sprachverarbeitung eingebunden. Lediglich das Modul für akustische und phonologische Konversation/Analyse scheint allein für die Sprachverarbeitung zuständig zu sein.

Ein weiterer Schwerpunkt ist die Untersuchung von musikalischen Transfer- oder Therapieeffekten. In der musikpsychologischen Forschung konnten viele Belege für anatomische und funktionelle Unterschiede im Gehirn von musikalischen Laien und Profimusikern gefunden werden (Kap 1.1.2 – 1.1.5). Das Gehirn von Profimusikern verarbeitet Musik effizienter, schneller und in stärker aktivierten neuronalen Netzwerken. Da eine vergleichbar vernetzte neuronale Verarbeitung bei musikalischen Laien bereits nach wenigen Übungssitzungen etabliert werden konnte, besteht die Hoffnung, dass Musik und Musiktherapie auch in der Neurorehabilitation funktionelle Reorganisationsprozesse positiv beeinflussen können (Bangert/Altenmüller 2003; Gaser/Schlaug 2003; Gruhn 2005; Jentschke/Koelsch 2006; Schlaug 2015).

Musiktherapie

Musiktherapie ist ein integraler Bestandteil der medizinischen Rehabilitation bei den Folgen schwerer erworbener Hirnschädigungen, vor allem in der Frührehabilitation (Jochims 2005b).

In einem Review mit dem Ziel, evidenzbasierte Aussagen über den Therapieerfolg von Musiktherapie in der Neurorehabilitation zu treffen (Bradt et al. 2010), konnten zweifelsfreie Therapieeffekte nur für den Ansatz *Rhythmisch-akustische Stimulation (RAS)* (Rehabilitation des Gehens) belegt werden. Im Review war damals nur eine Studie, welche Effekte für eine evidenzbasierte musikunterstützte Sprachanbahnung für chronisch kranke Aphasieklienten (über elf Jahre) aufzeigen konnte (*SIPARI-Methode: Singen-Intonation-Prosodie-Atmung-Rhythmus-Improvisation*, Jungblut/Aldridge 2004). Das Singen kann nach dieser Methode zur sprachlichen Deblockierung beitragen und eine angenehme Atmosphäre schaffen. Da keine weiteren Studien die Kriterien des Reviews erfüllten, konnten im Review für die Effektivität in Bezug auf Sprache keine verallgemeinerbaren Rückschlüsse gezogen werden. Inzwischen konnte in Studien die Wirksamkeit der in der Rehabilitation von Aphasieklienten seit den 1970er-Jahren eingesetzten *Melodic Intonation Therapy (MIT)* evidenzbasiert nachgewiesen werden. Die Verknüpfung von gesungenen Wörtern oder Phrasen mit Fingertapping und damit die Verbindung von Sprache, Melodie und Rhythmus kann die Reorganisationsprozesse des Gehirns in der Neurorehabilitation verbessern (Norton et al. 2009; Rössler 2014; Schlaug et al. 2010; Wan/Schlaug 2010). Die Melodic Intonation Therapy wird auch zur Therapie bei kindlicher oder erworbener Sprechapraxie eingesetzt (Lauer/Birner-Janusch 2007). Ebenso zeigte Musiktherapie nachweislich positive Effekte auf Aktivierung, Aufmerksamkeit, soziale Kontaktfähigkeit und emotionale Regulation bei Klienten mit Aphasie (Plahl/Baumann 2009).

Des Weiteren hat Musiktherapie einen Einfluss auf die Stimmungslage nach schwerer traumatischer Hirnschädigung oder einem Schlaganfall (Magee/Davidson 2005). Neben der Verbesserung der Stimmungslage und der emotionalen Befindlichkeit bestätigten Särkämö et al. darüber hinaus, dass Musikhören die kognitiven Leistungen (Gedächtnisleisung, Konzentrationsfähgigkeit) der Klienten, die einen Schlaganfall erlitten haben verbessern kann (Särkämö et al. 2008). Die Voraussetzung ist, dass die Musik von den Klienten selbst ausgewählt wurde oder ihrem Musikgeschmack entspricht.

2.5.6 Musiktherapeutische Möglichkeiten

Die Ziele der Musiktherapie in der neurologischen Frührehabilitation sind Dialog- und Beziehungsaufbau, Wahrnehmungsförderung, Angstabbau und psychische Stabilisierung sowie die Ressourcenaktivierung (Rössler 2010; 2014). Es können musiktherapeutische Ansätze und Methoden für die motorische, die kognitive und die sprachliche Rehabilitation unterschieden werden (Thaut/Hömberg 2015).

> **Musik und Sprache zeigen Überlappungen und Parallelen** in Bezug auf Lernmechanismen sowie auf Verarbeitungs-, Rezeptions- und Produktionsprozesse. Zusätzlich werden durch Musik komplexe Prozesse der auditiven Verarbeitung, der Mustererkennung, der sensorischen und motorischen Verarbeitung (Aktivierung der entsprechenden Hirnareale auch beim Hören, sensorische Integration), der Aufmerksamkeitsschulung (Selektion), der Gedächtnisfunktion

(Abruf aus Langzeitgedächtnis/Lexikon, Speicherung), der Exekutivfunktionen sowie der Emotionsverarbeitung angesprochen. Damit bieten sich vielfältige Möglichkeiten für den Einsatz von Musiktherapie in der neurologischen Rehabilitation.

Dialog- und Beziehungsaufbau, Kontakt

Die Musik bietet alternative Möglichkeiten der Kontaktaufnahme, vor allem wenn auf Grund schwerer Hirnschädigungen keine verbale Kommunikation möglich ist. Dabei muss keine komplexe Musik verwendet werden oder der Musiktherapeut ein Musikvirtuose sein. Vielmehr kommt es auf die Beachtung und das Aufgreifen der Reaktionen des Klienten an (Augenbewegungen, Lidschluss, Bewegung der Extremitäten und des Kopfes, Muskeltonus, Atemgeräusche, Atemrhythmus). Diese werden mit Hilfe einfacher musikalischer Mittel erwidert (Instrument, Klang, Ton) – es entsteht ein Dialog. Rehm bezeichnet diese Dialogform als rhythmisch-klangliche Resonanz (Rehm 2008). Der weitere Aufbau der Dialog- und Kommunikationsfähigkeit ist dann von der Entwicklung der Klienten abhängig. Die Auswahl der Musikinstrumente und die unterschiedlichen Arten der musiktherapeutischen Improvisation bieten hier viele Möglichkeiten (Kap 1).

Zur Kontaktaufnahme und Reaktivierung von Wissen, Gefühlen und Erfahrungen kann ebenso gemeinsames Musikhören verwendet werden. Mit der Musik sind individuelle Erfahrungen und Prägungen verbunden. Sie sind bei Menschen sehr unterschiedlich (Vorkenntnisse, Erlebnisse, Bedeutung in bestimmten Lebensabschnitten). Aus diesem Grund kann der Einsatz von Musik in der Neurorehabilitation unterschiedliche Empfindungen, Assoziationen, Emotionen, Wirkungen und Reaktionen auslösen. Der Musiktherapeut muss daher sehr sensibel erspüren, ob und auf welche Weise (rezeptiv oder aktiv) er die Musik in der Neurorehabilitation einsetzt.

Ressourcenaktivierung, psychische Stabilisierung

Klienten, die zu verbalsprachlichen Äußerungen nicht mehr in der Lage sind, können zum Teil Liedstrophen, Liedphrasen oder Liedmelodien problemlos wiedergeben. Dieser automatisierte Abruf und die Fähigkeit der Sprachproduktion in diesem Augenblick bedeuten aber nicht, dass sich so die sprachlichen Funktionen der Betroffenen generell verbessern lassen. Es ist individuell unterschiedlich, wie gut diese wiederherzustellen sind. Es sind dafür sprachtherapeutische Maßnahmen notwendig. Das Singen führt jedoch häufig zu einer Verbesserung der Gefühlslage und zu einer verbesserten Motivation für die Rehabilitation insgesamt. Aus diesem Grund kann auch die gemeinsame Rezeption von bekannter Musik oder Lieblingsmusik eingesetzt werden, um die emotionale Situation, aber auch Gedächtnis- und Konzentrationsfähigkeiten zu verbessern (Baker 2005; Jochims 2005b; Rössler 2010; Särkämö et al. 2008). Wenn die Klienten dazu motorisch in der Lage sind, kann auch das eigene Musizieren oder die musikalische Improvisation zum emotionalen Wohlbefinden und der Gefühlsregulation eingesetzt werden.

Motorik und Kognition

In der *motorischen Rehabilitation* nutzt man die engen Verbindungen und Vernetzungen von akustischer und motorischer Verarbeitung im Gehirn. Durch rhythmisch-akustische Stimulation und Bewegungssynchronisation (*Rhythmisch-akustische Stimulation (RAS)* nach Thaut) lassen sich die Arm- und Handfunktionen sowie die Koordinationsfunktionen des Gesamtkörpers verbessern (Altenmüller et al. 2009; Thaut/Hömberg 2014). Ebenso können andere musikalische Signale und Strukturmerkmale genutzt werden, um Aspekte der räumlichen Kontrolle (z.B. durch Veränderung von Tonhöhen) und Aspekte der Muskelkraftkontrolle (z.B. durch Klangfarbe, Lautstärke, Klangdichte) zurückzumelden. Die Evidenzlage für derartige Ansätze ist gut. Sie können daher für die Therapie bei Aphasien, aber auch bei Dysarthrien und Sprechapraxien herangezogen werden.

Methoden der rhythmisch-musikalischen Förderung und Therapie von motorischen Funktionen bei neurologischen Klienten sind: *Rhythmisch-akustische Stimulation (RAS), Pattern Sensory Enhancement (PSE), Therapeutic Instrumental Playing (TIMP).*

Unterstützend können ebenso *Methoden der Musiktherapie für die kognitive Rehabilitation* herangezogen werden. Auch wenn die Forschungslage (Evidenzbasierung) nicht so gut ist wie für die rhythmisch orientierten Programme im Bereich der motorischen Förderung, so gibt es inzwischen einige musiktherapeutische Methoden zur Förderung und zum Training von Aufmerksamkeit und Gedächtnis (Thaut/Hömberg 2015). Bei den Ansätzen für das **Training der Aufmerksamkeit** werden drei klinische Bereiche unterschieden: [a] auditives Wahrnehmungstraining (*Auditory Perception Training – APT*), [b] basales Aufmerksamkeits- und Arousaltraining bei Bewusstseinsstörungen (*Musical Sensory Orientation Training MSOT*,) [c] fokussiertes Training für anhaltende, selektive, fokussierte, alternierende und geteilte Aufmerksamkeit (*Musical Attention Control Training – MACT*). Für das **musikbasierte Gedächtnistraining** unterscheiden Thaut und Hömberg zwei methodische Ansätze: [a] mnemonisches Gedächtnistraining (prospektives Lernen, Arbeitsgedächtnisfunktion – *Musical Mnemonincs Training (MMT)*) [b] assoziatives Gedächtnistraining (Abruf von Informationen aus dem Langzeitgedächtnis und von autobiographische Erinnerungen – *Associative Mood and Memory Training (AMMT)*).

Sprache und Sprechen

Es gibt aber auch Ansätze und Methoden, bei denen direkt an sprach- und sprechbezogenen Fähigkeiten und Fertigkeiten gearbeitet wird. Die Gemeinsamkeiten von Sprechen und Singen (Anatomie, Physiologie) sowie in der Verarbeitung sind dabei die Grundlage. Einige der Ansätze wurden im Bereich der Musiktherapie bei Stottern vorgestellt (*Rhythmic Speech Cuing (RSC), Therapeutisches Singen*). Weitere Ansätze sind die *Melodic Intonation Therapy (MIT)*, die *SIPARI-Methode* und das *symbolische Kommunikationstraining durch Musik (Symbolic Communication Training in Musik, SYCOM)* und das *musiktherapeutische Behandlungsprotokoll für die Rehabilitation bei erworbener Dysarthrie.*

Die *Melodic Intonation Therapy* kommt bei Klienten mit Broca-Aphasie zum Einsatz. Durch das Singen von Sprachphrasen (z. B. *Hallo, Komm her*) und damit durch die Übertragung in melodisch-rhythmische Phrasen und durch die Kombination mit Fingertapping soll bei den Klienten die nicht betroffene rechte Hemisphäre für die Kompensation der gestörten Sprachverarbeitung aktiviert werden (Norton et al. 2009). Die MIT ist dabei dreistufig aufgebaut. Auf der ersten Stufe (elementare Sprachstufe) wird jede Äußerung intoniert (mit Terzen) und mit Handklopfen begleitet. Der Klient soll mitklopfen, mitintonieren sowie direkt nachklopfen und nachintonieren. Auf der mittleren Sprachstufe soll der Klient verzögert wiederholen (ca. sechs Sekunden). Auf der oberen Sprachstufe soll schließlich über Sprechgesang der Übergang in die natürliche Intonation geschafft werden.

Die *SIPARI-Methode* wurde bei Broca- und Globalaphasikern mit und ohne Sprechapraxie mit einer durchschnittlichen Erkrankungsdauer von 11,5 Jahren erfolgreich eingesetzt. Durch ein rhythmisch-melodisches Stimmtraining wird in Einzel- und Gruppensitzungen mit den Schwerpunkten Singen-Intonation-Prosodie-Atmung-Rhythmus-Improvisation (SIPARI) gearbeitet (Jungblut / Aldridge 2004). Im Vordergrund bei SIPARI steht die Arbeit mit der Stimme. So werden bekannte und neue Lieder gesungen sowie Stimmbildungsübungen durchgeführt. An der Intonation wird auf Silben- und Wortebene in der Verknüpfung mit Handbewegungen gearbeitet. Im Bereich Prosodie werden Betonungs- und Stimmgebungsübungen durchgeführt. Die Arbeit an der Atmung erfolgt über Übungen zur Entspannung, Atemwahrnehmung und Atemregulierung. Der Rhythmus wird mit Übungen zu Taktarten, Taktwechseln, Tempowechseln und durch dialogische Wechselspiele (rhythmisches und vokales Turn Taking) geübt. Den letzten Schwerpunkt bilden musikalische Improvisationen.

Das *symbolische Kommunikationstraining durch Musik (Symbolic Communication Training in Musik SYCOM)* kommt bei Personen zum Einsatz, die nicht mehr in der Lage sind, verbalsprachlich zu kommunizieren. Auf leicht spielbaren Instrumenten werden Kommunikation und Dialogfähigkeit angesprochen und geübt (Erkennen von Gesten, Strukturen, Hinweisen, Signalen; Ausbau von dialogischem / pragmatischem Handeln in der Musik – intrapersonell / Rezeption, interpersonell / Produktion) (Thaut / Hömberg 2015).

Tamplin / Grocke (2008) entwickelten ein *musiktherapeutisches Behandlungsprotokoll für die Rehabilitation bei erworbener Dysarthrie*. Den Schwerpunkt bilden das therapeutische Singen sowie Stimm- und Atemübungen. Damit sollen gleichzeitig die Sprachverständlichkeit, die Sprechflüssigkeit und die kommunikative Wirksamkeit positiv beeinflusst werden. Die rhythmischen Sing- und Sprechübungen können sich darüber hinaus auf Aktivierung und Stimmungsveränderung auswirken.

2.6 Hörstörungen

2.6.1 Klassifikation

Hörstörungen unterscheiden sich durch die Lokalisation der Schädigung, in deren Folge die auditive Wahrnehmung beeinträchtigt ist. Unterschieden werden Schallleitungsstörungen, Schallempfindungsstörungen, Schallwahrnehmungsstörungen und zentral-auditive Verarbeitungsstörungen (Friedrich et al. 2013; Lauer 2014).

Schallleitungsstörungen beruhen auf einer Dämpfung der Schallwellen durch Mittelohrentzündungen, Veränderungen am Trommelfell oder Veränderungen an den Gehörknöchelchen. Dadurch können die Schallwellen nicht korrekt an das funktionstüchtige Innenohr übertragen werden.

Schallempfindungsstörungen beruhen auf einer fehlerhaften Funktion des Innenohrs (Gehörschnecke, Cochlea). Die Weiterleitung der Schallwellen über Trommelfell und Gehörknöchelchen erfolgt problemlos, allerdings können die Impulse durch das Innenohr nicht in elektrische Signale für die Weiterleitung in der Hörbahn umgewandelt werden.

Bei *Schallwahrnehmungsstörungen* ist die Verarbeitung in den Bereichen der Hörbahn oder in den Großhirnregionen, die für die auditive Verarbeitung zuständig sind, gestört.

Zentral-auditive Verarbeitungsstörungen betreffen die zentrale Verarbeitung von auditivem Input bei intaktem peripheren Hören und normaler Intelligenz. Die betroffenen Personen zeigen keine Auffälligkeiten im Audiogramm. Trotzdem gelingt es ihnen nur unzureichend, auditive Reize zu verarbeiten. Sie werden auch als auditive Verarbeitungs- und Wahrnehmungsstörungen (AVWS) bezeichnet.

2.6.2 Prävalenz und Ätiologie

Von Hörstörungen sind ca. 5–20% der Gesamtbevölkerung betroffen. Allerdings stellen sich die Häufigkeiten in den Altersbereichen unterschiedlich dar. Bei ca. 1% sind die Hörstörungen angeboren und beeinträchtigen damit die Sprachentwicklung. Mit zunehmendem Alter kommen Hörstörungen infolge von degenerativen Erkrankungen oder Schädigungen hinzu. Daher beträgt die Prävalenz im Jugendalter 2%, bei Personen über 75 sind es mehr als 50% (Fellinger 2015).

Die Ursachen für Hörstörungen sind vielfältig (Friedrich et al. 2013). So kann die Schallleitungsschwerhörigkeit aus angeborenen Missbildungen (z. B. Gehörgangsatresie) resultieren oder erworben sein (z. B. durch häufige Mittelohrentzündungen mit Paukenergüssen). Hörstörungen sind auch als Komplikation bei Personen mit Lippen-Kiefer-Gaumenspalte (LKGS) und Down-Syndrom bekannt. Ebenso kann die Schallleitungsstörung auch aus Beeinträchtigungen der Innenohrmuskulatur resultieren. Sie führen zu einer Versteifung der Gehörknöchelchen.

Für die Schallempfindungsstörungen, Schallwahrnehmungsstörungen und die zentral-auditiven Verarbeitungsstörungen werden genetische Faktoren, pränatale Erkrankungen der Mutter (u.a. Toxoplasmose, Röteln) sowie perinatale Einflüsse (u.a. Asphyxie – Sauerstoffmangel) und postnatale Einflüsse (u.a. Meningitis, Encephalitis, toxische Stoffwechselstörungen, häufige und länger andauernde Lärmeinwirkung) als Ursache diskutiert.

2.6.3 Symptomatik

Die Symptomatik stellt sich bei Hörstörungen individuell sehr unterschiedlich dar. Die Leistungen des auditiven Systems sind in der Kombination und Ausprägung unterschiedlich beeinträchtigt.

Teilleistungen des auditiven Systems:

- Verarbeitung von Tonhöhe, Tondauer, Lautstärke, Klangfarbe
- Lokalisation von Schallwellen
- selektive Aufmerksamkeit (Figur-Hintergrund-Unterscheidung, Stör-/Nutzschalltrennung: Partyeffekt)
- Analyse/Identifikation (Elemente aus größeren, akustischen Einheiten herauslösen)
- Verarbeitung außersprachlicher Reize
- Sprachverarbeitung (Phrasen, Wörter, Silben, Silbenteile, Laute – diskriminieren, analysieren und synthetisieren)

2.6.4 Sprachtherapeutische Intervention

Bereits in den Neugeborenenscreenings, aber auch in den Pflichtuntersuchungen im frühen Kindesalter werden die Funktionen des Hörens überprüft. Bei Auffälligkeiten oder Störungen erfolgt eine Beratung der Eltern und ggf. eine Versorgung mit technischen Hilfsmitteln (Hörgerät, Cochlea-Implantat, FM-Anlage) (Friedrich et al. 2013). Durch diese Hilfen soll das Kind in die Lage versetzt werden, Sprache (Laute/Phonologie, Prosodie, Wörter, Phrasen) wahrzunehmen, um den Spracherwerb möglichst problemlos zu meistern. Unterstützend muss die auditive Wahrnehmung ebenso geschult und trainiert werden wie Konzentration und Aufmerksamkeit. Wenn eine Kompensation durch technische Hilfen nicht oder nur unzureichend ist, müssen alternative Kommunikationsmöglichkeiten angebahnt werden (z. B. Gebärden) und es müssen besondere Maßnahmen den Erwerb der Lautsprache unterstützen.

Hierbei geht es um Aspekte der nonverbalen Kommunikation, Körpersprache, Blickkontakt, Differenzierung der Lautwahrnehmung, Förderung des Resthörens sowie Selbst-und Fremdwahrnehmung.

Der Lauterwerb ist durch Wahrnehmungs- und Artikulationsübungen zu unterstützen (siehe phonetisch-phonologische Sprachentwicklungsstörungen), außerdem muss aufgrund fehlender Umweltinformationen (fehlende auditive Informationen) dem Wortschatz und der semantischen Elaboration in der Sprachtherapie besondere Beachtung geschenkt werden. Hier geht es darum, semantische Konzepte angemessen aufzubauen (siehe semantisch-lexikalische Sprachentwicklungsstörungen). Ein weiterer Schwerpunkt ist die morphologisch-syntaktische Entwicklung bei Gehörlosen. Die Gebärdensprache nutzt eine andere Grammatik als die Lautsprache. Dadurch sind sowohl die Wortstellung (Syntax) als auch die morphologischen Veränderungen von Wörtern infolge von Satzstellung, Funktion, Flexion (Morphologie) explizit zu lernen (siehe morphologisch-syntaktische Sprachentwicklungsstörungen). Ebenso kann die Förderung auf der pragmatisch kommunikativen Sprachebene (Kommunikationsverhalten, Konversationsroutinen, Mimik, Gestik etc.) einen Schwerpunkt der Sprachtherapie darstellen (siehe pragmatisch-kommunikative Sprachentwicklungsstörungen).

2.6.5 Erkenntnisse aus Musikpsychologie und Musiktherapie

Die akustischen Wahrnehmungsleistungen sind infolge der Hörschädigung, aber auch infolge der Art der Hörgeräteversorgung (HdO, CI) sehr unterschiedlich. Aber selbst Gehörlose können Musik über mehrere Sinneskanäle wahrnehmen.

> *„Durch das Zusammenspiel von Kontaktvibrationsempfinden, Körperperzeption, Bewegungssehen und evtl. Resthörigkeit gestaltet sich die musikalische Wahrnehmung Gehörloser und Hörbehinderter als ‚mehrkanaliger' Sinnesprozess" (Wickel/Hartogh 2006, 144f.).*

Die Förderung von auditiven Wahrnehmungsfähigkeiten und Verarbeitungsleistungen gehört daher ebenso wie die Förderung von Bewegung, Koordination, sensorischer Integration sowie von Kommunikation und Interaktion seit vielen Jahren zu den Behandlungs- und Therapiekonzepten in interdisziplinärer Frühförderung, Heilpädagogik, Hörgeschädigtenpädagogik sowie der medizinisch-therapeutischen Folgebehandlung nach Implantation von Cochlea-Implantaten (Haus 2005; Leonhardt 2010; Mittmann 2015; Plahl/Koch-Temming 2005; Stegemann 2009; Wickel/Hartogh 2006). So kann die Kommunikationsentwicklung genau wie die Lautsprachentwicklung durch Musik gefördert und begleitet werden. Insbesondere in der Unterstützung der Hör- und Sprechfähigkeit bei Cochlea-Implantaten konnten mit Musiktherapie gute Erfolge erzielt werden. Wichtig ist bei bevorstehenden Implantationen auch die präoperative Förderung der auditiven Wahrnehmung. Die basale Wahrnehmung von prosodischen Elementen in der Sprache vor der Operation bildet eine Grundlage für die postoperative Sprachentwicklung (Gillmeister/Elwafi 2015; Szagun 2010, 2013). Allerdings bleibt nach Aussagen Betroffener (postlingual implantiert) die Wahrnehmung von Musik trotz Hörgeräteversorgung oder Cochlea-Implant eingeschränkt (Ehrmann-Neuhoff 2014). Generell kann beobachtet werden, dass Rhythmen von CI-Trägern besser wahrgenommen werden als Melodien (McDermott 2004). Die Fähigkeit, trotz

CI Musik verstehen und wahrnehmen zu können, korreliert bei Erwachsenen mit dem Sprachverstehen der betroffenen Personen. Daher wird vermutet, dass sich durch ein gezieltes Musiktraining oder Musiktherapie auch das Sprachverstehen verbessern lässt (Gfeller et al. 2005; Gfeller et al. 2003).

2.6.6 Musiktherapeutische Möglichkeiten

Die Musiktherapie oder rhythmisch-musikalische Förderung bei hörgeschädigten Kindern ist eingebettet in ein interdisziplinäres Behandlungskonzept (Ding/Horsch 1990; Gillmeister/Elwafi 2015; Haus 2005; Leonhardt 2010). Sie kann Aufgaben der Wahrnehmungsförderung, Sprachförderung, motorischen Förderung und der kognitiven Förderung beinhalten. Diese Schwerpunkte sind bereits in den Abschnitten zu Sprachentwicklungsstörungen ausführlich dargestellt. Hinzu kommt die Förderung der Atmung (Haus 2005).

Förderung von Motorik und Koordination

Stärker noch als im Bereich Sprachentwicklungsstörungen wird mit hörgeschädigten Kindern an der grob- und feinmotorischen Entwicklung sowie der Koordination gearbeitet (Leonhardt 2010). Dies ist über Angebote der Bewegungserziehung, durch Einbezug rhythmischer Bewegungen und Tanz erreichbar. Vor allem junge hörgeschädigte Kinder sind für Tanzen und gemeinsame Choreographien und Bewegungsfolgen empfänglich.

Wahrnehmungsförderung

Im Bereich der Wahrnehmungsförderung sollten vor allem die akustische Wahrnehmung und die sensorische Integration im Mittelpunkt stehen (Ding/Horsch 1990; Wickel/Hartogh 2006). Gerade für die Entwicklung der auditiven Verarbeitung nach der Implantation eines Cochlea-Implantats bietet die Musik eine gute Möglichkeit. Die CI-Technik entwickelt sich rasant weiter, sodass Musik immer besser wahrgenommen werden kann. Direkt nach der Operation ist Musik häufig noch ein zu komplexes akustisches Ereignis. Wenn sich der Betroffene aber an die neuen Wahrnehmungseindrücke gewöhnt hat, bietet Musik Möglichkeiten der akustischen Ausdifferenzierung und Erweiterung von Klangereignissen, die über die reine Sprachwahrnehmung hinausgehen. Hierfür sollten musikalische Parameter zunächst isoliert angeboten, erarbeitet und erfahrbar werden (Tonhöhe, Tempo, Rhythmus, Klangfarbe, Lautstärke, Dynamik). Zunehmend kann dann auch komplexere

Musik verwendet werden (Haus 2000). Der Klang von Instrumenten und Stimmen kann von Hörgeschädigten über Vibrationen und Schwingungen ganzkörperlich empfunden werden. Das Fühlen, Anfassen und Spielen von Instrumenten ist daher zentral in der Förderung oder Therapie (Burkhardt-Zuhayra 1999; Wickel/Hartogh 2006). Flöten und Metallophone sind zunächst nicht geeignet, da sie nur geringe Schwingungen und Vibrationen erzeugen. In der Hörgeschädigtenpädagogik werden häufig Blasorgeln benutzt, deren Klangerzeugung wie bei einer Mundharmonika über schwingende Metallblättchen erfolgt und damit gut fühlbar ist (Piel 1998). Ebenso bieten sich Fellinstrumente, Saiteninstrumente und Tasteninstrumente an. In den Übungen sollte an den Bereichen Hördetektion und Hördiskrimination (hörgerichtete Förderung) gearbeitet werden (Mittmann 2015; Penteker-Wolfheimer 2000). Bei intensiver Förderung sind die Wahrnehmungs- und Kompensationsleistungen erstaunlich – so gibt es z. B. gehörlose Schlagzeuger und Tänzer.

Sprachförderung

Im Bereich der Sprachförderung müssen vor allem die phonologische und die prosodische Verarbeitung gefördert werden. Durch die Übungen sollten die prosodischen und rhythmischen Besonderheiten der deutschen Sprache vermittelt werden. Hierzu können Lieder, Reime, Bewegungslieder etc. verwendet werden. Durch die Kombination der Sprache mit Rhythmus und ggf. Melodie werden die Sprachkontraste (Akzente, Wort- und Phrasengrenzen) deutlich hervorgehoben.

Atemförderung

In der Musiktherapie können auch Übungen zur Atemregulation und zum Atemrhythmus durchgeführt werden. Gerade bei hochgradig schwerhörigen Personen kann keine Kontrolle der eigenen Sprachproduktionen erfolgen. Um für die Umgebung in einer angemessenen Lautstärke sprechen zu können, muss aber der Atemdruck gesteuert und angepasst werden. Für diesen Bereich bieten sich Stimmübungen und Lautmalereien, aber auch die Arbeit mit Blasinstrumenten an (z. B. Kazoo, Blasorgel). Blockflöten sind wie oben erwähnt eher ungeeignet.

Kommunikations- und Interaktionserfahrungen

Ein weiterer Punkt ist die Förderung von Kommunikation und Interaktion (dialogisches Handeln) im sprachfreien Raum. Auch hierfür sind an anderer Stelle schon mehrfach Empfehlungen gegeben worden (Abschnitte zu Mutismus, Sprachentwicklungsstörungen).

2.7 Exkurs: Musikalische Sprachförderung bei Mehrsprachigkeit

Mehrsprachige Kinder und Kinder mit Migrations- oder Fluchterfahrung haben im Normalfall keine Sprachentwicklungsstörung. Sie stehen „nur" vor der Herausforderung, neben ihrer eigentlichen Muttersprache nun die deutsche Sprache zu lernen. Dafür bietet die Musik viele Möglichkeiten. Transfereffekte von Musik auf sprachliche Fähigkeiten von sprachgesunden Kindern und Erwachsenen konnten in vielen Studien belegt werden (Degé/Schwarzer 2011; Jentschke/Koelsch 2006; Maier-Karius 2010) (Kap 1.1.5). In Liedern, Reimen, Sprechversen oder Raptexten wird die Prosodie der deutschen Sprache (Akzente, Phrasen- und Satzstrukturen) besonders deutlich hervorgehoben und kenntlich. Durch die Verknüpfung von Sprache mit Melodie konnten Erwachsene und Kinder Wörter besser lernen (Sallat et al. in Vorb.; Schön et al. 2008). Wahrscheinlich hilft die Verbindung mit der Melodie bei der Silbensegmentierung. Durch das Anregungspotential der Musik sind die Kinder motiviert und möchten die Lieder häufig immer wieder singen. Damit wird eine Übungsfrequenz erreicht, die in einer reinen Sprachfördersituation schwerer herstellbar ist. Die Lautstruktur des Deutschen und Wörter können so gut gelernt werden. Der spielerische Umgang mit Stimme und Sprache bei Lautmalereien, bei der Verfremdung von Sprache in der Musik (z. B. *Drei Chinesen mit dem Kontrabass*) vermittelt Freude am Sprechen und an Sprache und kann die mit dem mühsamen Erlernen einer Fremdsprache verbundenen Spannungen auflösen und die Herausforderung des Sprachlernens positiv begleiten. Ein weiterer Grund für den Einsatz von Musik bei mehrsprachigen Kindern ist die sozialstiftende Funktion von Musik. Im gemeinsamen Musizieren und Singen erfährt man sich als soziale Gruppe und der Gefahr von Ausgrenzung wird entgegengewirkt. Man kann die Musik auch nutzen, um die kulturellen Hintergründe der Familien mit in die Gruppe oder Klasse zu bringen. Wenn die Gruppe vom Kind ein Lied oder einen Tanz aus dem Herkunftsland beigebracht bekommt, wird die Lernsituation einmal umgedreht – mit vielen positiven Folgen. So kann das Kind einmal zeigen, dass es eigentlich ein Sprachexperte ist (nur eben noch nicht im Deutschen) und die Gruppe steht auch einmal vor der Herausforderung, eine schwierige Sprache mit neuen Lauten und Lieder mit einer ungewöhnlichen Melodie zu lernen. Auch fühlen sich die Kinder und ihre Eltern (die man in diese Sequenz mit einbinden kann) damit angenommen. Es gibt eine Reihe von Liedern, die es in fast jeder Sprache gibt, zum Beispiel *Bruder Jakob (Frère Jacques)*. Hier kann man sich beispielsweise mit der Gruppe vornehmen, das Lied jede Woche in einer neuen Sprache zu lernen. Damit steht die gesamte Gruppe vor einer Sprachlernaufgabe – gleichzeitig werden phonologische Fähigkeiten und Merkfähigkeiten geübt.

Natürlich bietet sich die Musik auch an, um negative Emotionen, Gefühle, Erfahrungen und Traumata in Verbindung mit Krieg, Flucht und Migration aufzuarbeiten. Dies sollte jedoch immer von einer musiktherapeutischen Fachkraft durchgeführt werden.

3 Bausteine und Anregungen für die musiktherapeutische Praxis

In diesem Buch wurden musiktherapeutische Möglichkeiten bei unterschiedlichen Sprach- und Kommunikationsstörungen vorgestellt. Grundlegende Vorgehensweisen für die Musiktherapie sind im Kapitel 1.2.3 beschrieben. In den störungsspezifischen Kapiteln finden sich schließlich ausführliche Informationen zu musikpsychologischen und musiktherapeutischen Erkenntnissen sowie Ableitungen und Empfehlungen für ein differenziertes Vorgehen in der Musiktherapie als Ergänzung zur Sprachtherapie.

- Sprachentwicklungsstörungen (Kap 2.1.6)
- Stottern (Kap 2.2.6)
- Autismus-Spektrum-Störungen (Kap 2.3.6)
- Mutismus (Kap 2.4.6)
- neurologisch bedingte Sprachstörungen (Kap 2.5.6)
- Hörstörungen (Kap 2.6.6)
- Mehrsprachigkeit (Kap 2.7)

Die dort beschriebenen Ansätze und Vorgehensweisen gehen zum Teil auf grundlegende und allgemeingültige Übungen zurück. Daher sind im letzten Teil dieses Buches Übungen und Vorschläge in einem Fundus zusammengestellt. Dieser soll Anregungen für die Arbeit in dem jeweiligen Störungsbereich geben.

3.1 Handlungsleitende Reflexionen

3.1.1 Musiktherapie kann die Sprachtherapie nicht ersetzen

Auf der Grundlage der Forschung muss man festhalten, dass Musiktherapie eine Sprachtherapie nicht ersetzen kann. Auch wenn man von den Wirkungen der Musik überzeugt ist, sollte man die Effekte nicht überschätzen und bei den Betroffenen und ihrem Umfeld keine falschen Hoffnungen wecken. Die Musik kann einen anderen Zugang zu den Störungsspezifika darstellen, der für manche Menschen sehr gewinnbringend ist. Im sprachfreien Raum kann man Kommunikation und Interaktion oder Aspekte der Selbst- und Fremdwahrnehmung üben. Aufgrund des Anregungscharakters von Musik werden Übungen als nicht so anstrengend erlebt und es steigt die Motivation für häufige Wiederholungen. Besonders bedeutsam ist auch die emotionale Zugehörigkeit zu einer Gruppe (gemeinsames Musikhören, gemeinsames Musizieren) und die Möglichkeit, eigenen Gefühlen ohne Sprache Ausdruck verleihen zu können.

3.1.2 Musik hilft nicht von allein – Plädoyer für einen zielgerichteten Einsatz

Musizieren (Produktion), Musikhören (Rezeption) und das Bewegen zu Musik sind jeweils ganzkörperliche multisensorische Erfahrungen. Es werden gleichzeitig unterschiedliche Entwicklungs- und Wahrnehmungsbereiche angesprochen. Damit ist jedoch nicht automatisch eine Förderung und Entwicklung in diesen Bereichen verbunden. Einfach Musizieren, Singen, Tanzen etc. hilft nicht. Die Übungen müssen gezielt ausgewählt werden und auf einen bestimmten Aspekt gerichtet sein (z. B. Tonhöhenwahrnehmung, Klangdifferenzierung, Berücksichtigen von Turn Taking, Fremdwahrnehmung von Emotion), damit sich Entwicklungsfortschritte oder Wahrnehmungsveränderungen einstellen können.

3.1.3 Hilft Musik allen gleich?

Auch hier ein klares „Nein“. Ob Musik uns anspricht und emotional erreicht, hängt von unseren biographischen Vorerfahrungen und Prägungen ab. Spielte Musik in unserem bisherigen Leben eine große Rolle, so sind mit ihr Erinnerungen und Erfahrungen verknüpft, die in der Musiktherapie nutzbar gemacht werden können. Bei manchen ist die Musik ein guter Zugang, da die Betroffenen gar nicht auf die Idee kommen, dass es in der Musiktherapie um Kommunikation und Interaktion gehen könnte. Für sie wäre der Einsatz von Musik de facto eine Hintertür für den Therapeuten. Es gibt aber auch Personen, die auf Musik nicht ansprechen. Dies wurde kurz im Kapitel zu Autismus-Spektrum-Störungen thematisiert. Auch hier sollte man sehr sensibel vorgehen. Wem Musik nicht zusagt, der wird vielleicht durch einen stärker sportorientierten Zugang oder durch familientherapeutische Maßnahmen erreicht.

3.2 Übungen

3.2.1 Elemente der rhythmisch-musikalischen Förderung

- Bewegungsspiele / Fingerspiele / Fortbewegungsarten
- Lieder / Geschichtenlieder
- Reime und Sprachspiele
- Wahrnehmungsspiele
- rhythmisches Zeichnen
- Instrumentalspiel
- Darstellendes Spiel / Regelspiele
- Tänze
- Experimentieren / Improvisieren
- Verhaltensregulation

3.2.2 Kommunikation

Im gemeinsamen Musizieren finden sich vielfältige Möglichkeiten, um Aspekte von Kommunikation, Interaktion sowie dialogische Prinzipien zu fördern. Die Kommunikation erfolgt in der Musiktherapie nicht über den Sprach-Code, sondern über den Musik-Code. Dadurch können beispielsweise pragmatisch-kommunikative Aspekte wie Turn Taking (Sprecherwechsel) gefördert werden, ebenso Sozialverhalten, Selbst- / Fremdwahrnehmung und Wahrnehmungsintegration.

Dialogische Prinzipien

- **Rede–Antwort:** Ein Spieler gibt einen musikalischen Impuls (Akzent, Lautstärke, Rhythmus, Thema) und der zweite Spieler oder die Gruppe antworten mit ihrem Instrument.
- **Rede–Gegenrede:** Ein Spieler gibt einen musikalischen Impuls (Akzent, Lautstärke, Rhythmus, Thema) und der zweite Spieler oder die Gruppe antworten mit dem Gegenteil: laut–leise, hoch–tief, schnell–langsam
- **Fortführung:** Ein Spieler gibt einen musikalischen Impuls vor (rhythmisches oder melodisches Thema, Harmoniefolge), der von dem zweiten Spieler oder der Gruppe aufgegriffen, fortgeführt und / oder variiert wird.
- **Begleitung:** Durch einen vom Partner oder der Gruppe wiederkehrend gespielten Rhythmus oder ein gespieltes Ostinato (Klang-, Harmoniefolge) wird ein Spieler in seiner Äußerung begleitet, unterstützt, getragen.
- Gemeinsam sprechen / singen

Dirigierspiele in der Gruppenimprovisation/Gruppenmusiktherapie

Die kommunikative Situation eines Dirigenten mit seinem Orchester kann in vielfältigen musiktherapeutischen Situationen umgesetzt werden. Gerade für Personen, die sich sonst nicht trauen, vor einer Gruppe oder mit vielen Personen zu reden oder zu kommunizieren, bietet dieses Rollenspiel kommunikative Erfahrungen außerhalb der Sprache an. Das Spiel gibt einen klaren Handlungsrahmen mit Regeln vor. Eine Person gibt Signale, die von der Gruppe umgesetzt werden können. Da diese Signale über Zeichen (Handzeichen, Körperbewegungen, Mimik und Gestik) vorgegeben werden, stellen sprachliche Fähigkeiten keine Hürde dar. Damit können sich Personen, die Probleme im Bereich Kommunikation/Pragmatik haben (Stotterer, Personen mit Autismus, Menschen mit Aphasie), als kommunikativ wirksam erleben. Der „Dirigent" kann entweder nur den Start und das Ende zeigen oder differenzierter angeben, wer, wann auf welche Weise spielen soll. Letztlich sind ebenso Improvisationen, bei denen eine Person das Metrum (Tempo) oder ein Grundthema vorgibt, eine Abwandlung von Dirigierspielen. Aber auch auf der Seite des Orchesters werden eine Vielzahl an Fähigkeiten trainiert. So müssen die Mitspieler nicht nur Konzentration für das Spielen des Instrumentes aufbringen (z.B. motorische Planung, auditive Kontrolle, Auge-Hand-Koordination), sondern gleichzeitig auf die Zeichen des Dirigenten achten.

- Eine Person zeigt den Beginn und das Ende des Musizierens an.
- Eine Person gibt an, wer lauter/leiser spielen soll.
- Eine Person gibt an, wie laut/leise die gesamte Gruppe spielen soll.
- Vorgabe von Tempo, Rhythmus oder Tonfolge durch den Dirigenten

3.2.3 Artikulation, Mundmotorik

Die korrekte Bildung von Lauten muss in der Sprachtherapie angebahnt werden. In Musiktherapie oder Rhythmik können diese Übungen in Spielformen aufgegriffen werden. Dadurch kommt es zu einem verstärkten Übungseffekt, der zudem aufgrund der Verbindung mit Musik lustbetont und motivierend ist. Neben stimmlichen und mundmotorischen Übungen kann bei der Auswahl von Liedern darauf geachtet werden, dass die neu gelernten Laute oder Lautverbindungen häufig in den Wörtern des Liedes vorkommen. Ebenfalls können die geübten Wörter auf einfache Melodien übertragen werden.

Möglichkeiten für stimmliche Improvisationen

... Lippenflattern, Sprudeln, Schniefen, Schnaufen, Zischen, Pfeifen, Schmatzen, Schnalzen, Klicken, Summen, Brummen, Husten, Rufen, Schreien, Flüstern, Singen, Räuspern, Gurgeln, Murmeln, Grummeln, Jauchzen ...

- Geräusche mit der Stimme nachahmen (Tiere, Instrumente, Maschinen, Autos, Flugzeuge, Sturm, Wellen, Strandung, Wind)
- Drei Chinesen mit dem Kontrabass (Dri Chinisin mit dim Kintribiss; Dro Chonoson mot dom Kontroboss)
- rhythmisierte Sprechverse
- Beatboxing
- Nonsenslieder
- Bewegungslieder (Grob-, Fein-, Mundmotorik)
- Atemübungen
- Töne in gleichmäßiger Lautstärke singen (Atemregulation, Phonation)

3.2.4 Wortschatz

Bei semantisch-lexikalischen Störungen ist eine gezielte Sprachtherapie notwendig, um den Kindern Strategien für das Lernen neuer Wörter beizubringen. Lieder sind kein Ersatz für diese Förderung oder Therapie. Trotzdem können sie genutzt werden, um den Wortschatz in Bezug auf bestimmte Themenfelder auszubauen oder phonologische Aspekte von Wörtern (Silbenstruktur, Akzente) bewusst zu machen. Die in Liedern vorhandene Verbindung von Silben mit spezifischen Tonhöhen und Rhythmen verbessert die Wahrnehmung und Diskrimination. Bei Klienten mit erworbenen Sprachstörungen (Aphasie) soll der Abruf von Liedern helfen, die Sprachzentren im Gehirn zu aktivieren und zur Reorganisation anzuregen.

Themenlieder

- Geburtstagslieder
- Jahreszeitenlieder / Wetterlieder
- Geschichtenlieder
- Morgenlieder
- Begrüßungslieder / Abschiedslieder
- Abendlieder / Schlaflieder
- Gebetslieder

- Bewegungslieder
- Handlungsbegleitende Lieder
- Lieder über Emotionen und Gefühle (z. B. Wenn du glücklich bist …)

Klänge und Themen erkennen

- Umsetzen von Klanggeschichten (z. B. Sonnenaufgang, Abenteuer im Dschungel, Berufsverkehr, abends auf der Waldlichtung, mein Arbeits- oder Schulweg)
- Themen oder Melodien erkennen

Erkennen von Silbenstrukturen (Phonologie) und Akzenten

- Singen von Liedern
- Verse, Abzählreime, Raptexte
- Wortfolgen rhythmisch sprechen und die betonten Silben deutlich hervorheben
  - **zweisilbige Wörter, erste Silbe betont:**
    - *Ap*fel – *Bir*ne – *Kir*sche – *Trau*be
    - *Mün*chen – *Dres*den – *Brüs*sel – *Lon*don
  - zweisilbige Wörter, zweite Silbe betont:
    - Schwe*rin* – Pa*ris* – Ber*lin* – Den *Haag*
  - dreisilbige Wörter, zweite Silbe betont:
    - To*ma*te – Kar*tof*fel – Ge*mü*se – Ra*dies*chen
  - **viersilbige Wörter, dritte Silbe betont:**
    - Katha*ri*na – Mari*an*ne – Isa*bel*la – Valen*ti*na

> **!** Beim **rhythmisierten Sprechen** von Wortfolgen sind Silbenanzahl und die Position der betonten Silbe zu beachten.

3.2.5 Wahrnehmung

Das Hören oder Erzeugen von Musik benötigt ebenso wie die Bewegung zu Musik vielfältige Wahrnehmungs- und Verarbeitungsleistungen (auditiv, taktil-kinästhetisch, visuell, motorisch, seriell) sowie deren Kombination (sensorische Integration).

- Erkennen und Zuordnen von Instrumenten
- Nachahmen von Geräuschen (Tiergeräusche, Maschinen, Verkehrsmittel) mit Hilfe der eigenen Stimme
- Übungen zur Klanglokalisation (Richtungshören)
  - Führen und Geführtwerden mit einem Instrument (einem Instrument durch einen Raum folgen – gleichzeitig Förderung der Raumwahrnehmung, soziale Wahrnehmung)
  - Fühlen der Resonanz (Schwingungen) von Tönen und Instrumenten: durch Anfassen, Anlehnen, darauf Liegen oder Sitzen
  - Nachverfolgen der Bewegung eines Instrumentes durch einen Raum (immer in entsprechende Richtung weisen)
- Führen durch einen Klangweg: Wenn die Person vom Weg abkommt, wird auf eine bestimmte Art Musik gemacht (z.B. wenn sie zu weit rechts geht, werden die Klangstäbe gespielt, wenn sie zu weit links geht, werden die Kongas getrommelt)
- Auslegen von Teppichfliesen oder Kreisen, auf denen die Person gehen soll. Jede Fliese und jeder Kreis steht für einen anderen Klang/für eine andere Musik.
- Benutzen von Karten mit Adjektiven, die Musik beschreiben (laut, leise, schnell, traurig, hell, dunkel, knarrend, gespenstisch, geheimnisvoll etc.). Beim Hören der Musik darf man nur über Karten gehen, die mit der gehörten Musik übereinstimmen.
- Klang- oder Traumreisen

BEISPIELE WIE MUSIK KLINGEN KANN

alt, anmutig, aufregend, aufrüttelnd, ausdrucksvoll, ausgelassen, beschwingt, besinnlich, brutal, dunkel, düster, energisch, ernst, feierlich, festlich, feurig, freudig, fröhlich, gefühlvoll, geheimnisvoll, glatt, gruselig, heiter, hell, hoch, himmlisch, humorvoll, jubelnd, kämpferisch, kraftvoll, langsam, laut, lebhaft, leicht, leidenschaftlich, leise, lieblich, majestätisch, marschmäßig, mitreißend, rau, rhythmisch, ruhig, sanft, schleppend, schnell, schön, schreitend, schwer, schwerfällig, schwermütig, schwungvoll, spannend, stampfend, stimmungsvoll, stürmisch, tänzerisch, tief, temperamentvoll, träumerisch, traurig, übermütig, unheimlich, verträumt, wiegend, wütend, zart

Tonhöhen und Konturen unterscheiden

- bei einem hohen Ton auf einen Stuhl stellen, bei einem tiefen Ton hinsetzen
- bei ansteigender Melodie (Kontur) auf einen Stuhl stellen, bei fallender Melodie (Kontur) hinsetzen
- je nach Tonhöhe Gegenstände in einer Entfernung ablegen: hoher Ton weit entfernt, kurzer Ton ganz nah, mittlerer Ton entsprechend in mittlerer Entfernung (Variation der Intervalle – von großen Unterschieden zu kleinen Unterschieden)
- Tonhöhen können auch durch den eigenen Körper dargestellt werden (hoher Ton: Arme ausstrecken oder auf Zehenspitzen stellen, mittlerer Ton: Arme vor dem Körper oder normal stehen, tiefer Ton: Arme hängen lassen oder in die Hocke gehen)

Rhythmus

- lange/kurze Töne unterscheiden
- Rhythmuspaare vergleichen
- Rhythmus spüren: Rhythmen auf den Rücken klopfen, Rhythmen über das Lehnen an eine Trommel oder an einen Lautsprecher wahrnehmen (sehr gute Möglichkeit auch bei Gehörlosigkeit)

Klänge/Klangfarben ordnen

Instrumente bezüglich ihrer Klangeigenschaften ordnen. Dafür werden die Instrumente hinter einer spanischen Wand oder einem Vorhang angespielt und sichtbaren Instrumenten zugeordnet.

Ordnungsmöglichkeiten:

- Fellinstrumente
- Metallinstrumente
- Holzinstrumente
- Schlaginstrumente
- Tasteninstrumente
- Streichinstrumente
- Melodieinstrumente
- Effektinstrumente
- Saiteninstrumente
- kurz klingend/lang klingend

- hell klingend (viele Obertöne) / dunkel klingend (wenig Obertöne)
- laut / leise

Wahrnehmung von Bewegungen und der Position im Raum

In der Rhythmik werden die Wahrnehmung von Körperbewegungen, Körperpositionen, Anspannungsgraden der Muskulatur, Gleichgewichtszuständen, Speicherung von Bewegungsfolgen, Stellungen und Haltungen von Körperteilen / Extremitäten und ihre Bezogenheit aufeinander als Förderziele angesehen. Ebenfalls Aspekte der Raumwahrnehmung und Raumorientierung.

- Bewegen mit immer gleichem Abstand zueinander (soziale Wahrnehmung, Raum-Lage-Orientierung)
- Bewegen in unterschiedlichen Tempi (Schreiten: ganze Note, langsames Gehen: halbe Note, normales Gehen: Viertelnote, Laufen: Achtelnote, Rennen: Sechzehntelnote)
- Synchronisation zu Musik (Musik mit unterschiedlichen Tempi vorspielen – Bewegungen müssen angepasst werden)
- Bewegung mit Materialien (z. B. Bälle, Kugeln, Luftballons, Nylontücher, Instrumente, Seile, Klanghölzer (Claves))

3.2.6 Emotion

Emotionen und Gefühle können sowohl rezeptiv als auch produktiv durch Musik ausgelöst werden. Der Zusammenhang zwischen der körperlichen Wahrnehmung (Chill-Erleben) und der Musikrezeption und -produktion wurde in den vorangegangenen Abschnitten bereits mehrfach beschrieben. Für den Klienten unbewusst, können Aspekte der Selbstwahrnehmung und des Selbstkonzeptes mit Klangeigenschaften und Eigenschaften des Instrumentes assoziiert sein. Dadurch wird der Auswahl von bestimmten Instrumenten oder von bestimmter Musik durch den Klienten eine hohe Bedeutung zugerechnet. Mit dieser Auswahl können diagnostische Erkenntnisse oder Ansatzpunkte für das weitere musiktherapeutische Vorgehen verknüpft sein.

In der Improvisation können unterschiedliche Emotionen als Thema gewählt werden (Angst, Freude, Hoffnung, Liebe, Wut, Trauer). Ebenso können unter psychotherapeutischen Gesichtspunkten in der musikalischen Improvisation die Konfrontation mit bestimmten Emotionen und Gefühlen sowie das Durcharbeiten dieser Empfindungen im Fokus stehen.

- thematische Improvisation (Angst, Freude, Hoffnung, Liebe, Wut, Trauer)
- Emotionen raten (einzelne Person stellt eine Emotion dar, die Gruppe rät)
- Wut heraustrommeln
- Klang- oder Traumreisen
- Was passt zu mir? / So bin ich (Ein Instrument, ein Musikstück, ein Klang, ein Rhythmus o.ä. soll ausgesucht werden. Damit wird die Selbstwahrnehmung und Selbstreflektion angesprochen.)

Musikalische Merkmale für verschiedene Emotionen

- **Freude:** hohes mittleres Tempo, geringe Temposchwankungen, staccato, große Artikulationsunterschiede, hohe Lautstärkevariabilität, helle Klangfarben, schnelles Einschwingen, große Timing-Schwankungen, große Kontraste zwischen Tondauern, ansteigende Mikrointonation
- **Zartheit:** niedriges mittleres Tempo, langsames Einschwingen, niedrige Lautstärke, wenig Lautstärke Variabilität, Legato, sanfte Klangfarben, große Timing-Schwankungen, sanfte Kontraste zwischen Tondauern, Schlussritardando
- **Trauer:** niedriges mittleres Tempo, Legato, geringe Artikulationsschwankungen, langsames Einschwingen, niedrige Lautstärke, eintönige Klangfarben, zu tiefe Mikrointonation, langsames Vibrato, Schlussritardando
- **Furcht:** staccato, niedrige Lautstärke, große Lautstärkekontraste, schnelles mittleres Tempo, große Timing-Schwankungen, sanftes Spektrum, zu hohe Mikrointonation, schnelles, flaches und unregelmäßiges Vibrato
- **Wut:** hohe Lautstärke, raue Klangfarben, spektrales Rauschen, schnelles mittleres Tempo, wenig Temposchwankungen, staccato, abruptes Einschwingen, große Kontraste zwischen Tondauern, großes Vibrato, kein Ritardando

3.2.7 Soziabilität

Musik kann einen sozialen Bezug zwischen Personen herstellen (gemeinsames Musizieren, Singen, Musikhören). Ebenfalls kann die Musik einen Rahmen für Kommunikation, Interaktion und Austausch schaffen oder Geborgenheit vermitteln. Hierfür sind vor allem musikalische Rituale wichtig.

- Begrüßungslied
- Abschlusslied
- leise Musik, wenn der Raum betreten wird

- musikalisches Begleiten von Handlungen oder Spielsituationen (auch als Grounding bezeichnet: stabile und ruhige harmonische, melodische oder rhythmische Muster)
- akustische/musikalische Signale für bestimmte Situationen
- Musikmassage: zu einer passenden Musik wird einer Person durch eine andere Person oder die Gruppe der Rücken (rhythmisch) massiert
- Musikalische Regelspiele geben die Struktur für außersprachliche Kommunikation und Interaktion (Dirigierspiele, Imitationsspiele, Stoptanz).
- Gruppendynamik (z.B. gemeinsam als Gruppe lauter/leiser, schneller/langsamer werden)
- Führen und Geführtwerden (Instrumenten, Rhythmen oder Klängen mit geschlossenen Augen durch den Raum folgen)
- Körperspiegeln (Bewegungen von Gliedmaßen oder Richtungswechsel werden durch Instrumente hörbar gemacht)
- Instrumententausch: Auf ein Zeichen tauschen die Gruppenmitglieder ihre Instrumente. Auf diese Weise kann man Personen bewusst mit Instrumenten (und den damit verbundenen Emotionen und Gefühlen) konfrontieren. Dadurch werden Eigen- und Fremdwahrnehmung gefördert.
- musikalisches Nachspielen (Improvisieren) von Dialogen, Konflikten, Gefühlen

3.2.8 Motorik

... Tanzen, Bewegungsbausteine, Fortbewegungsarten, Spielen von Instrumenten (Auge-Hand-Koordination, Taktil-kinästhetische Wahrnehmung), Verbesserung von Körperwahrnehmung, Bewegungsgefühl ...

> **Bei Bewegungsfolgen oder Tänzen ist häufig die Zahl Vier eine gute Orientierung** (z.B. vier Schritte nach links, dann viermal stampfen oder klatschen, dann vier Schritte nach rechts und noch mal viermal stampfen oder klatschen).

- Grobmotorik: Arme, Beine, Kopf, Atmung
- Feinmotorik: Mimik, Gestik, Hände, Finger, Mund (orofaziale Muskulatur)
- Auge-Hand-Koordination: Spielen von Instrumenten (unterschiedliche Spieltechniken berücksichtigen: mit den Fingern, mit der Hand, mit dem Schlägel etc.)

- Bewegungsformen: Gehen, Laufen, auf Zehenspitzen, Schritte, Hüpfen (auf einem Bein, mit beiden Beinen), Seitanstellschritte, Stampfen, Kriechen, Schleichen, Krebsgang, Schaukeln, Schwingen)
- Umsetzen von Rhythmen mit Bodypercussion (z.B. patschen, klatschen, stampfen ...)

Stoptanz

- freies oder rhythmisches Bewegen zur Musik; wenn die Musik stoppt, müssen alle in der Bewegung verharren
- Vorgabe eines Bewegungsthemas für die Musikphase (z.B. Tier, Emotion, Fortbewegungsart), bei Stop neue Vorgabe

Imitationstanz

- eine Person macht eine Bewegungsfolge vor, die von der Gruppe imitiert wird
- Variation durch eigene Erweiterungen und Fortführungen der Bewegungen
- Variation durch Rondoform (ABACA): Im Teil A erfolgt immer die Imitation einer vorgegebenen Bewegungsfolge, im Teil B/C können eigene Folgen getanzt werden

Verknüpfung von Bewegung und Klang

- bei kurzen Tönen kurze Bewegungen, z.B. mit der Schulter oder Hand
- bei langen Tönen große ausladende Bewegungen mit den Armen (ggf. Verwendung von Nylontüchern oder Bändern)
- Gib-mir-ich-gebe-weiter: Grundmetrum (schnell oder langsam) als Grundlage für ein Spiel, in dem Objekte im Kreis weitergegeben werden

3.2.9 Kognition/Gedächtnis/Konzentration

Die Förderung von Gedächtnisleistungen durch Musik erfolgt in der gezielten Variation von Speicherung und Abruf isolierter musikalischer Elemente (Klang, Tonhöhe, Rhythmus) und musikalischer Folgen (serielles Gedächtnis). Ebenfalls bieten Bewegungsfolgen beim Tanzen oder Musizieren durch die Verknüpfung von auditiven, visuellen, motorischen und haptischen Erfahrungen vielfältige Anregungen und Fördermöglichkeiten im Bereich Kognition und Gedächtnis.

- Hör-Memory (Finden von gleichen Ton- oder Klangpaaren, Möglichkeit der Verwendung von gängigen oder selbst gebauten Instrumenten oder sonstigen Materialien)
- Telefonspiel (Jede Person wird mit einem Ton, Rhythmus oder Klang assoziiert und kann damit angerufen werden. Hat man seine „Nummer" gehört, kann man nun selbst eine andere Person in der Gruppe anrufen.)
- Kombination von einfachen Rhythmen zu längeren Rhythmusfolgen
- Kombination von Bewegungsbausteinen zu längeren Bewegungsfolgen
- Reproduzieren oder Erinnern von Klangfolgen (möglich auch als „Pack den Koffer"-Spiel (Rhythmusschlange): jeder Spieler wiederholt die vorangegangenen Klänge und fügt einen neuen hinzu)
- Reproduzieren oder Erinnern von Melodiefolgen (möglich auch als „Pack den Koffer"-Spiel (Melodieschlange): jeder Spieler wiederholt die vorangegangene Melodie und fügt einen weiteren Teil hinzu)
- Melodieerkennung (Erkennen bekannter Lieder, Melodien oder Themen)
  - Singen und Erinnern von Kinderliedern
  - Singen und Erinnern von Volksliedern
  - Singen und Erinnern von Schlagern
  - Singen und Erinnern von Oldies
  - Erkennen von berühmten Themen der sinfonischen Musik oder der Oper
  - Erkennen von berühmten Themen der Filmmusik
  - Erkennungsmelodien von Serien
- Erkennen von Emotionen in der Musik
- Erinnern von Klangfolgen, die bei verbundenen oder geschlossenen Augen vorgespielt werden

3.2.10 Improvisation

Vertiefende Informationen und die Beschreibung der Vorgehensweisen finden sich im Kapitel 1.2.3. In der Improvisation kann zwischen Instrumentalimprovisation, Stimmimprovisation und Bewegungsimprovisation unterschieden werden. Improvisation kann zu zweit (Therapeutin und Klient) oder als Gruppenimprovisation durchgeführt werden. Ebenfalls können und sollen Mimik und Gestik mit in die Improvisation einbezogen werden.

Instrumentalimprovisation

Hierbei ist wichtig, dass die Instrumente für den Betroffenen gut spielbar sein müssen. Die Auswahl des Instrumentes kann zudem diagnostischen Wert haben

(Selbstkonzept, Gefühle, Emotionalität des Klienten). Demzufolge kann der Therapeut durch die Vorgabe bestimmter Instrumente genau an diesen Aspekten arbeiten.

Bewegungsimprovisation

- ganzkörperliche Erfahrung
- Einbezug von Raumerfahrung
- Fortbewegungsarten
- körpereigene Instrumente
- ganzkörperliche Umsetzung von Gefühlen

Stimmimprovisation

- Experimentieren mit der Stimme
- Nachahmen von Geräuschen (Tiere, Fahrzeuge, siehe oben)
- Umsetzen von Emotionen in der Intonation (Freude, Trauer, Aufgeregtheit etc.)

Freie Improvisation

- keine Vorgabe von Regeln, musikalischen Themen oder rhythmischer, melodischer oder harmonischer Strukturen
- direkter Bezug zur aktuellen Befindlichkeit
- gute Einstiegsmöglichkeit, um einen Zugang zum Kind/zum Erwachsenen zu bekommen

Strukturierende Improvisation

- Vorgabe einer Melodie, eines Rhythmus, einer Harmoniefolge als Grundlage (Grounding)
  - verlässlicher musikalischer Rahmen durch melodische, rhythmische, harmonische Muster
  - Gefühl von Geborgenheit, Sicherheit, „Gehaltenwerden“
- ebenfalls möglich ist die Vorgabe eines Themas oder einer Rahmenhandlung (thematische Improvisation: Geschichte, Tagesszene, Gefühl/Situation)
- Berücksichtigung von szenischem Spiel

Einzel- vs. Gruppenimprovisation

- Aspekte von Turn Taking sowie Eigen- und Fremdwahrnehmung sollten zunächst in der direkten Arbeit von Therapeut mit dem Klienten bearbeitet werden
- Gruppenimprovisation als Steigerung der Komplexität
- bestimmte kommunikative Prozesse und Erfahrungen sind nur in der Gruppenimprovisation möglich

3.2.11 Psychotherapeutische Techniken und ihre musiktherapeutische Umsetzung

Die folgende Zusammenstellung beruht auf den Ausführungen von Timmermann (2012b).

- **Halten / Holding / Containing**
  - Vermitteln von Sicherheit, Geborgenheit, „Sich fallen-lassen-Können"
    - fließende Musik
    - ruhiger einfacher Rhythmus, wiederkehrend, wiegend
    - repetitive (wiederholende) melodische Muster
    - gemeinsames Musizieren in der Gruppe
- **Stützen**
  - ähnlich wie bei Holding: fließende Musik
    - Ermutigung und Bestätigung bei musikalischen Impulsen (Nachahmung, Wiederholung)
    - Unterstützung durch „Helfer" in der Gruppe (zwei spielen das gleiche Instrument)
- **Nähren**
  - auch „Füttern"
  - musikalische Anregung: für den Klienten spielen und singen („symbolisch füttern")
  - Anregung durch Bewegung
  - auch lautmalerische Kommunikation (Nachahmung präverbaler Mutter-Kind-Dialoge)
- **Spiegeln**
  - Musik für den Klienten spielen, die seine Emotion wiedergibt
    - die Emotionen in der Musik des Klienten aufnehmen und wiedergeben
    - kann in der Gruppe auch als Solo-Tutti-Spiel aufgegriffen werden

  (einer spielt seine Emotion, alle greifen sie auf und geben sie gemeinsam wieder)
  - Bewegungen des Klienten durch den und im Raum werden über Musik gespiegelt (jedes Mal, wenn der Klient mit dem Fuß auftritt, wird die Trommel geschlagen)

- **Konfrontieren / Provozieren**
  - Auseinandersetzung mit Problemen / Schwierigkeiten, aggressiven Gefühlen
  - im Spiel erfolgt eine musikalische Störung des Spiels des Klienten
  - Therapeut zeigt Vermeidungsverhalten: Geklimper, musikalische Stereotypien
- **Durcharbeiten**
  - Erleben – Erkennen – Üben – Wandeln in der musikalischen Improvisation
  - Veränderung der seelischen Gesundheit durch musikalisches Handeln (musikalische Interaktion)
  - Probehandeln in der Musik („tiefenpsychologisches Üben“)
- **Verbalisieren / Deuten / nonverbales Verdeutlichen**
  - Bewusstmachen von Zuständen und Gefühlen durch: Stimmung, Schwingung, Resonanz, Rhythmus, Klang, Tonhöhe, Lautstärke, Schweigen, aber auch durch Gestik, Mimik, Körperhaltung, Körperbewegung, Körperreaktion

Literatur

Accordino, R., Comer, R., Heller, W. B. (2007): Searching for Music's Potential: A Critical Examination of Research on Music Therapy with Individuals with Autism. Research in Autism Spectrum Disorders 1 (1), 101–115

Achhammer, B. (2014): Pragmatisch-kommunikative Fähigkeiten fördern. Grundlagen und Anleitungen für die Sprachtherapie in der Gruppe. Ernst Reinhardt, München/Basel

Achhammer, B., Büttner, J., Sallat, S., Spreer, M. (2016): Pragmatische Störungen im Kindes- und Erwachsenenalter. Thieme, Stuttgart

Achhammer, B., Spreer, M. (2015): Pragmatisch-kommunikative Fähigkeiten – Entwicklung, Störungen und therapeutische Intervention. Praxis Sprache 60 (1), 23–27

Altenmüller, E. (2006): Neuronale Auswirkungen musikalischen Lernens im Kindes- und Jugendalter und Transfereffekte auf Intelligenzleistungen. In: Schumacher, R. (Hrsg.): Macht Mozart schlau? Die Förderung kognitiver Kompetenzen durch Musik. Bildungsforschung. Band 18. Bundesministerium für Bildung und Forschung, Berlin, 59–70

Altenmüller, E. (2002): Musik im Kopf. Vom Ohr ins Gehirn: Wie aus Schallwellen Songs und Sinfonien werden. Gehirn & Geist 1, 18–25

Altenmüller, E., Bernatzky, G. (2015): Musik als Auslöser starker Emotionen. In: Bernatzky, G., Kreutz, G. (Hrsg.): Musik und Medizin. Chancen für Therapie, Prävention und Bildung. Springer Vienna, Wien, 221–236

Altenmüller, E., Gruhn, W., Parlitz, D., Liebert, G. (2000): The Impact of Music Education on Brain Networks. Evidence from EEG-Studies. International Journal of Music Education 35 (1), 47–53

Altenmüller, E., Kopiez, R. (2014): Was kann uns Gänsehaut lehren? Ein Beitrag zum evolutionären Umgang der Musik. In: Hiekel, J. P., Lessing, W. (Hrsg.): Verkörperungen der Musik. Interdisziplinäre Betrachtungen. Transcript, Bielefeld, 221–230

Altenmüller, E., Kopiez, R. (2005): Schauer und Tränen: Zur Neurobiologie der durch Musik ausgelösten Emotionen. In: Bullerjahn, C., Gembris, H., Lehmann, A. C. (Hrsg.): Musik: gehört, gesehen und erlebt. Festschrift Klaus-Ernst Behne zum 65. Geburtstag. Hochschule für Musik und Theater Hannover, Hannover, 159–180

Altenmüller, E., Marco-Pallares, J., Münte, T. F., Schneider, S. (2009): Neural Reorganization Underlies Improvement in Stroke-induced Motor Dysfunction by Music-supported Therapy. Annals of the New York Academy of Sciences 1169 (1), New York, 395–405

Altenmüller, E., Schürmann, K., Lim, V. K., Parlitz, D. (2002): Hits to the Left, Flops to the Right: Different Emotions During Listening to Music Are Reflected in Cortical Lateralisation Patterns. Neuropsychologia 40 (13), 2242–2256

Alvin, J. (1984): Musiktherapie: ihre Geschichte und ihre moderne Anwendung in der Heilbehandlung. dtv, München

American Psychiatric Association (2013): Diagnostic and Statistical Manual of Mental Disorders. 5. Aufl. American Psychiatric Pub., Washington

Amir, D. (2005): Re–finding the Voice – Music Therapy with a Girl Who Has Selective Mutism. Nordic Journal of Music Therapy 14 (1), 67–77

Amorosa, H. (2010): Historischer Überblick. In: Noterdaeme, M., Gruber, K., Enders, A.

(Hrsg.): Autismus-Spektrum-Störungen (ASS). Ein integratives Lehrbuch für die Praxis. Kohlhammer, Stuttgart, 13–18

Amrhein, F. (2000): Bewegungs-, Wahrnehmungs-, Ausdrucks-und Kommunikationsförderung mit Musik. In: Merkt, I. (Hrsg.): Ein Lied für Christina. ConBrio-Verlag, Regensburg, 25–40

Baddeley, A. (2003): Working Memory: Looking Back and Looking Forward. Nature Reviews Neuroscience 4 (10), 829–839

Bahr, R. (2006): Schweigende Kinder verstehen. Kommunikation und Bewältigung beim selektiven Mutismus. 4., unveränd. Aufl. Winter, Heidelberg

Baker, F. A. (2005): Neuaufbau von Fertigkeiten zur Verbalisation. In: Jochims, S. (Hrsg.), 273–284

Bangert, M., Altenmüller, E. O. (2003): Mapping Perception to Action in Piano Practice: A Longitudinal DC-EEG Study. BMC Neuroscience 4 (1), 1

Bangert, M., Häusler, U., Altenmüller, E. (2001): On Practice: How the Brain Connects Piano Keys and Piano Sounds. Annals of the New York Academy of Sciences 930 (1), 425–428

Bartels, H. (2015a): Aphasien. In: Siegmüller, J., Bartels, H. (Hrsg.), 212–219

Bartels, H. (2015b): Linguistisch-modellorientierte Therapieansätze. In: Siegmüller, J., Bartels, H. (Hrsg.), 229–230

Bartels, H. (2015c): Modalitätsorientierte Therapieansätze. In: Siegmüller, J., Bartels, H. (Hrsg.), 227–229

Baumann, S., Koeneke, S., Schmidt, C. F., Meyer, M., Lutz, K., Jancke, L. (2007): A Network for Audio–motor Coordination in Skilled Pianists and Non-musicians. Brain Research 1161, 65–78

Bellani, M., Moretti, A., Perlini, C., Brambilla, P. (2011): Language Disturbances in ADHD. Epidemiology and Psychiatric Sciences 20 (04), 311–315

Benasich, A. A., Tallal, P. (2002): Infant Discrimination of Rapid Auditory Cues Predicts Later-Language Impairment. Behavioural Brain Research 136 (1), 31–49

Bernatzky, G., Kreutz, G. (Hrsg.) (2015): Musik und Medizin. Chancen für Therapie, Prävention und Bildung. Springer Vienna, Wien

Beuker, K. T., Rommelse, N. N. J., Donders, R., Buitelaar, J. K. (2013): Development of Early Communication Skills in the First Two Years of Life. Infant Behavior and Development 36 (1), 71–83

Bishop, D. V. M., Adams, C. V., Nation, K., Rosen, S. (2005): Perception of Transient Nonspeech Stimuli Is Normal in Specific Language Impairment: Evidence from Glide Discrimination. Applied Psycholinguistics 26 (02), 175–194

Bishop, D. V. M., Adams, C. V., Rosen, S. (2006): Resistance of Grammatical Impairment to Computerized Comprehension Training in Children with Specific and Non-specific Language Impairments. International Journal of Language & Communication Disorders 41 (1), 19–40

Bishop, D. V. M., McArthur, G. M. (2005): Individual Differences in Auditory Processing in Specific Language Impairment: A Follow-up Study Using Event-related Potentials and Behavioural Thresholds. Cortex 41 (3), 327–341

Bishop, D. V. M., Snowling, M. J. (2004): Developmental Dyslexia and Specific Language Impairment: Same or Different? Psychological Bulletin 130 (6), 858–886

Blume, F. (1841): Neueste Heilmethode des Stotterübels. Basse, Quedlinburg

Böhme, G. (2003): Sprach-, Sprech-, Stimm- und Schluckstörungen. 4. aktual. und erw. Aufl. Elsevier/Urban & Fischer, München

Böhning, M., Ringmann, S. (2015): Autismus. In: Siegmüller, J., Bartels, H. (Hrsg.), 203–206

Bölte, S. (Hrsg.) (2009): Autismus. Spektrum, Ursachen, Diagnostik, Intervention, Perspektiven. Hans Huber, Bern

Bondy, A., Frost, L. (2001): The Picture Exchange Communication System. Behavior modification 25 (5), 725–744
Bortz, J., Döring, N. (2006): Forschungsmethoden und Evaluation für Human- und Sozialwissenschaftler. 4., überarb. Aufl. Springer, Berlin
Botting, N., Conti-Ramsden, G. (2000): Social and Behavioural Difficulties in Children with Language Impairment. Child Language Teaching and Therapy 16 (2), 105–120
Bradt, J., Magee, W. L., Dileo, C., Wheeler, B. L., McGilloway, E. (2010): Music Therapy for Acquired Brain Injury. Cochrane Database of Systematic Reviews 7, Art. CD006787
Brandt, A., Gebrian, M., Slevc, L. R. (2012): Music and Early Language Acquisition. Frontiers in Psychology (3), Art. 327
Broomfield, J., Dodd, B. (2004): The Nature of Referred Subtypes of Primary Speech Disability. Child Language Teaching and Therapy 20 (2), 135–151
Brown, S. (2000): The "Musilanguage" Model of Music Evolution. In: Wallin, N. L., Merker, B., Brown, S. (Hrsg.): The Origins of Music. MIT Press, Cambridge, Mass., 271–300
Brownell, M. D. (2002): Musically Adapted Social Stories to Modify Behaviors in Students with Autism: Four Case Studies. Journal of Music Therapy 39 (2), 117–144
Bruhn, H. (2001): Rezension des Buches: Hans Günther Bastian (2000): Musik(erziehung) und ihre Wirkung. Eine Langzeitstudie an Berliner Grundschulen (unter Mitarbeit von Adam Kormann, Roland Hafen und Martin Koch). Schott, Mainz. In: Gembris, H., Kraemer, R.-D., Maas, G. (Hrsg.): Macht Musik wirklich klüger? Musikalisches Lernen und Transfereffekte. Wißner, Augsburg, 271–276
Bruhn, H. (2000): Musiktherapie. Geschichte, Theorien, Methoden. Hogrefe, Göttingen
Bruhn, H., Kopiez, R., Lehmann, A. C. (Hrsg.): Musikpsychologie. Das neue Handbuch. Rowohlt-Taschenbuch-Verlag, Reinbek bei Hamburg
Bruner, J. S. (2002): Wie das Kind sprechen lernt. 2., erg. Aufl. Hans Huber, Bern
Buday, E. M. (1995): The Effects of Signed and Spoken Words Taught with Music on Sign and Speech Imitation by Children with Autism. Journal of Music Therapy 32 (3), 189–202
Bühler, K. (1934): Sprachtheorie: Die Darstellungsfunktion der Sprache [Linguistics Theory: Representation Function of Language]. Fischer, Jena
Burkhardt-Zuhayra, C. (1999): Cochlear-Implant und Musik. Musikhören bei Cochlear-Implant-versorgten Gehörlosen. Zeitschrift für Musik-, Tanz-und Kunsttherapie 10 (3), 121–126
Buschbacher, P. W., Fox, L. (2003): Understanding and Intervening with the Challenging Behavior of Young Children with Autism Spectrum Disorder. Language, Speech, and Hearing Services in Schools 34 (3), 217–227
Büttner, C., Quindel, R. (2013): Gesprächsführung und Beratung. Sicherheit und Kompetenz im Therapiegespräch. Springer, Heidelberg
Campbell, T. F., Dollaghan, C. A., Rockette, H. E., Paradise, J. L., Feldman, H. M., Shriberg, L. D., Sabo, D. L., Kurs-Lasky, M. (2003): Risk Factors for Speech Delay of Unknown Origin in 3-year-old Children. Child development 74 (2), 346–357
Carnahan, C., Musti-Rao, S., Bailey, J. (2009): Promoting Active Engagement in Small Group Learning Experiences for Students with Autism and Significant Learning Needs. Education and Treatment of Children 32 (1), 37–61
Carpente, J. A., LaGasse, A. Blythe (2015): Music Therapy for Children with Autism Spectrum Disorder. In: Wheeler, B. L. (Hrsg.): Music Therapy Handbook. The Guilford Press, New York, 290–301
Chabris, C. F. (1999): Prelude or Requiem for the 'Mozart Effect'? Nature 400 (6747), 826–827
Chan, A. S., Ho, Y., Cheung, M. (1998): Music Training Improves Verbal Memory. Nature 396 (6707), 128

Cholewa, J., Mantey, S. (2007): Grammatische Grundlagen für die Sprachtherapie. Wort- und Satzstrukturen im Deutschen. Elsevier/Urban & Fischer, München

Chomsky, N. (1986): Knowledge of Language: Its Nature, Origin, and Use. Praeger Publishers, Westport

Clarkson, G. (1991): Music Therapy for a Nonverbal Autistic Adult. In Bruscia, K. E. (Hrsg.): Case Studies in Music Therapy. Barcelona Publ., Philadelphia, 374–382

Clausnitzer, V. (2004): Orofaziale Muskelfunktionstherapie (OMF). Ein myofunktionelles Übungsbuch. 2., durchges. Aufl. Verlag Modernes Lernen, Dortmund

Clément, S., Planchou, C., Béland, R., Motte, J., Samson, S. (2015): Singing Abilities in Children with Specific Language Impairment (SLI). Frontiers in Psychology 6, Art. 420

Conture, E. G., Anderson, J. D., Pellowski, M. W. (2001): Stottern in Theorie und Forschung: Träume der Theoriebildung treffen auf die empirische Wirklichkeit des Forschungsalltags. Sprache· Stimme· Gehör 25 (01), 1–9

Corbett, B. A., Shickman, K., Ferrer, E. (2008): Brief Report: The Effects of Tomatis Sound Therapy on Language in Children with Autism. Journal of Autism and Developmental Disorders 38 (3), 562–566

Corriveau, K. H., Goswami, U. (2009): Rhythmic Motor Entrainment in Children with Speech and Language Impairments: Tapping to the Beat. Cortex 45 (1), 119–130

Costa-Giomi, E. (2004): Effects of Three Years of Piano Instruction on Children's Academic Achievement, School Performance and Self-esteem. Psychology of Music 32 (2), 139–152

Courey, S. J., Balogh, E., Siker, J. R., Paik, J. (2012): Academic Music: Music Instruction to Engage Third-grade Students in Learning Basic Fraction Concepts. Educational Studies in Mathematics 81 (2), 251–278

Cumming, R., Wilson, A., Goswami, U. (2015): Basic Auditory Processing and Sensitivity to Prosodic Structure in Children with Specific Language Impairments: A New Look at a Perceptual Hypothesis. Frontiers in Psychology 6, Art. 972

Cummings, L. (2014): Pragmatic Disorders. Springer, Dordrecht

Dannenbauer, F. M. (2004): Probleme der ätiologischen Forschung bei spezifischer Sprachentwicklungsstörung. LOGOS interdisziplinär, 3, 164–176

Dannenbauer, F. M. (2002): Grammatik. In: Baumgartner, S., Füssenich, I. (Hrsg.): Sprachtherapie mit Kindern. Grundlagen und Verfahren. 5. Aufl. Ernst Reinhardt, München/Basel, 105–161

Decker-Voigt, H.-H. (2009): Das Instrumentarium: Streicheln und Ermorden – Musikinstrumente: ihr Appell, ihre Symbolik. In: Decker-Voigt, H.-H., Weymann, E. (Hrsg.), 49–54

Decker-Voigt, H.-H. (2001a): Musiktherapie – ein Orchideenfach zwischen den Stühlen der Gesundheitswissenschaften? Ein präludierter Essay in die "Schulen der Musiktherapie". In: Decker-Voigt, H.H. (Hrsg.), 20–32

Decker-Voigt, H.-H. (Hrsg.) (2001b): Schulen der Musiktherapie. Ernst Reinhardt, München/Basel

Decker-Voigt, H.-H., Oberegelsbacher, D., Timmermann, T. (Hrsg.) (2012): Lehrbuch Musiktherapie. 2. Aufl. Ernst Reinhardt, München/Basel

Decker-Voigt, H.--H., Weymann, E. (Hrsg.) (2009): Lexikon Musiktherapie. 2., überarb. und erw. Aufl. Hogrefe, Göttingen

Decker-Voigt, H.-H., Weymann, E. (2000): Aus der Seele gespielt. Eine Einführung in Musiktherapie. 5. Aufl., aktualisierte Taschenbuchausg. Goldmann, München

Degé, F., Schwarzer, G. (2011): The Effect of a Music Program on Phonological Awareness in Preschoolers. In: Frontiers in Psychology 2 (124), 7–13

Deutsch, D. (2013): Psychology of Music: Elsevier, München

Devlin, S., Healy, O., Leader, G., Reed, P. (2008): The Analysis and Treatment of Problem Behavior Evoked by Auditory Stimulation. Research in Autism Spectrum Disorders 2 (4), 671–680

Ding, H., Horsch, U. (1990): Materialien zur Früherziehung hörgeschädigter Kinder. 4., verb. Aufl. Groos, Heidelberg

Edgerton, C. L. (1994): The Effect of Improvisational Music Therapy on the Communicative Behaviors of Autistic Children. Journal of Music Therapy 31 (1), 31–62

Ehrmann-Neuhoff, B. (2014): Segen und Grenzen der künstlichen Ohren: Mein Höhren mit zwei CI. Spektrum Patholinguistik 7, 79–95

Elstner, W. (1994): Sprachheilpädagogische Rhythmik in der Behandlung stotternder Kinder. In: Meixner, F. (Hrsg.): Sprachheilpädagogische Rhythmik. Jugend & Volk, Wien, 37–61

Elstner, W. (1972): Rhythmische Erziehung sprachgeschädigter Kinder. In: Orthmann, W. (Hrsg.): Schulische Betreuung sprachbehinderter Kinder. Zusammengestellt und mit einer Einführung versehen. C. Marhold, Berlin Charlottenburg, 59–94

Eschen, J. T. (2009): Aktive Musiktherapie. In: Decker-Voigt, H.-H., Weymann, E. (Hrsg.), 9–10

Fachner, J. (2005): Evidenzrituale on Route 66. Musiktherapeutische Umschau 26 (3), 102–106

Falkai, P., Döpfner, M. (2015): Diagnostisches und statistisches Manual psychischer Störungen DSM-5. Hogrefe, Göttingen

Feldmann, D., Kopf, A., Kramer, J. (2011): KoMut – Kooperative Mutismustherapie – Konzept einer handlungsorientierten Therapie für Kinder mit selektivem Mutismus. Die Sprachheilarbeit 56 (3), 150–156

Fellinger, J. (2015): Hörstörungen. In: Siegmüller, J., Bartels, H. (Hrsg.), 152–159

Finestack, L. H., Palmer, M., Abbeduto, L. (2012): Macrostructural Narrative Language of Adolescents and Young Adults with Down syndrome or Fragile X Syndrome. American Journal of Speech-Language Pathology 21 (1), 29–46

Fischer, R. (2014): Linguistik für Sprachtherapeuten. Eine praxisorientierte Einführung. 2. Aufl. ProLog, Köln

Fisher, J., Plante, E., Vance, R., Gerken, L., Glattke, T. J. (2007): Do Children and Adults with Language Impairment Recognize Prosodic Cues? Journal of Speech, Language, and Hearing Research 50 (3), 746–758

Fitch, W. T., Hauser, M. D., Chomsky, N. (2005): The Evolution of the Language Faculty: Clarifications and Implications. Cognition 97 (2), 179–210

Fombonne, E. (2009): Epidemiology of Pervasive Developmental Disorders. Pediatric Research 65 (6), 591–598

Fox, A. V. (2011): Kindliche Aussprachestörungen. Schulz-Kirchner, Idstein

Fox-Boyer, A. (2015): Kindliche Aussprachestörungen. Phonologischer Erwerb / Differenzialdiagnostik / Therapie. 7., überarb. u. aktual., rev. Ausg. Schulz-Kirchner, Idstein

Fox-Boyer, A. (2014): Aussprachestörungen im Deutschen. In: Fox-Boyer, A. (Hrsg.): Handbuch Spracherwerb und Sprachentwicklungsstörungen. Elsevier / Urban & Fischer, München, 42–54

Franke, U. (2012): Sprachstörungen bei Kindern mit Autismus. In: Niebuhr-Siebert, S., Wiecha, U. (Hrsg.): Kindliche Sprach-, Sprech-, Stimm-und Schluckstörungen: Gezielte Elternberatung. Elsevier / Urban & Fischer, München, 239–250

Fricke, J. P., Louven, C. (2008): Psychoakustische Grundlagen des Musikhörens. In: Bruhn, H., Kopiez, R., Lehmann, A. C. (Hrsg.), 423–436

Friederici, A. D. (2002): Towards a Neural Basis of Auditory Sentence Processing. Trends in Cognitive Sciences 6 (2), 78–84

Friedrich, G., Bigenzahn, W., Zorowka, P. (2013): Phoniatrie und Pädaudiologie. Einführung in die medizinischen, psychologischen und linguistischen Grundlagen von Stimme, Sprache und Gehör. 5., überarb. Aufl. Hans Huber, Bern

Frindte, W. (2001): Einführung in die Kommunikationspsychologie. Beltz, Weinheim

Fröhlich, U., Noterdaeme, M., Jooss, B., Buschmann, A. (2013): Elterntraining zur Anbahnung sozialer Kommunikation bei Kindern mit Autismus-Spektrum-Störungen: Training Autismus Sprache Kommunikation (TASK): Elsevier/Urban & Fischer, München
Fröhling, A. (2015): Mutismus. In: Siegmüller, J., Bartels, H. (Hrsg.), 200–203
Frohne-Hagemann, I. (2009): Rezeptive Musiktherapie. In: Decker-Voigt, H.-H., Weymann, E. (Hrsg.), 411–415
Frohne-Hagemann, I. (2004): Rezeptive Musiktherapie: Theorie und Praxis. Reichert, Wiesbaden
Frohne-Hagemann, I. (2001): Musiktherapie vor dem Hintergrund integrativer Theorie und Therapie. In: Decker-Voigt, H.-H. (Hrsg.), 159–182
Gaser, C., Schlaug, G. (2003): Brain Structures Differ between Musicians and Non-musicians. The Journal of Neuroscience 23 (27), 9240–9245
Gattino, G. Schulz, Riesgo, R. dos Santos, Longo, D., Leite, J. C. Loguercio, Faccini, L. Schüler (2011): Effects of Relational Music Therapy on Communication of Children with Autism. A Randomized Controlled Study. Nordic Journal of Music Therapy 20 (2), 142–154
Gembris, H., Kraemer, R.-D., Maas, G. (Hrsg.) (2001): Macht Musik wirklich klüger? Musikalisches Lernen und Transfereffekte, Wißner, Augsburg
Gerdes, A. (2008): Spracherwerb und neuronale Netze. Die konnektionistische Wende. Tectum, Marburg
Gfeller, K., Christ, A., Knutson;, J., Witt, S., Mehr, M. (2003): The Effects of Familiarity and Complexity on Appraisal of Complex Songs by Cochlear Implant Recipients and Normal Hearing Adults. Journal of Music Therapy 40 (2), 78–112
Gfeller, K., Olszewski, C., Rychener, M., Sena, K., Knutson, J., Witt, S., Macpherson, B. (2005): Recognition of "Real-world" Musical Excerpts by Cochlear Implant Recipients and Normal-hearing Adults. Ear and Hearing 26 (3), 237–250
Gillmeister, G. E., Elwafi, P., Robbins, A. (2015): Music Therapy for Children with Sensory Deficits. In: Wheeler, B. L. (Hrsg.): Music Therapy Handbook. The Guilford Press, New York, 315–327
Glück, C. W. (2011): Wortschatz- und Wortfindungstest für 6- bis 10-Jährige. WWT 6–10. 2., überarb. Aufl. Elsevier/Urban & Fischer, München
Glück, C. W. (2010): Kindliche Wortfindungsstörungen. Ein Bericht des aktuellen Erkenntnisstandes zu Grundlagen, Diagnostik und Therapie. 4., durchges. Aufl. Peter Lang, Frankfurt am Main
Glück, C. W. (2007): Pragmatische Störungen bei Kindern und Jugendlichen. In: Schöler, H., Welling, A. (Hrsg.): Sonderpädagogik der Sprache. Hogrefe, Göttingen, 247–253
Glück, C. W. (2003a): Semantisch-lexikalische Störungen bei Kindern und Jugendlichen. Therapieformen und ihre Wirklichkeit. In: Grohnfeldt, M. (Hrsg.): Lehrbuch der Sprachheilpädagogik und Logopädie. Band 4: Beratung, Therapie und Rehabilitation. Kohlhammer, Stuttgart, 178–184
Glück, C. W. (2003b): Semantisch-lexikalische Störungen bei Kindern und Jugendlichen. Therapieformen und ihre Wirksamkeit. Sprache·Stimme·Gehör 27 (03), 125–134
Glück, C. W., Baumgartner, S. (2015): Stottern. In: Siegmüller, J., Bartels, H. (Hrsg.), 368–382
Glück, C. W.; Elsing, C. (2014): Gestörte Lexikonentwicklung. In: Fox-Boyer, A. (Hrsg.): Handbuch Spracherwerb und Sprachentwicklungsstörungen. Unter Mitarbeit von Andrea Dohmen. Elsevier/Urban & Fischer, München, 73–85
Glück, C. W., Spreer, M. (2014): Sprachstörungen im Kindes- und Jugendalter. Ein Überblick. Kinder- und Jugendmedizin 14 (5), 289–300
Goll, H. (1993): Heilpädagogische Musiktherapie. Peter Lang, Frankfurt am Main
Gray, C. (2000): The New Social Story Book. Future Horizons, Arlington
Green, B. C., Johnson, K. A., Bretherton, L. (2014): Pragmatic Language Difficulties in Chil-

dren with Hyperactivity and Attention Problems: An Integrated Review. International Journal of Language & Communication Disorders 49 (1), 15–29

Grimm, H. (2012): Störungen der Sprachentwicklung: Grundlagen – Ursachen – Diagnose – Intervention – Prävention. Hogrefe, Göttingen

Griner, W. A. (1960): Kurze Darstellung eines Lehrgangs der logopädischen Rhythmik für Vorschulkinder. Die Sonderschule 5, 94–100

Gringmuth-Dallmer, H. (2004): Musikpädagogischer und musikalischer Unterricht an Sonderschulen in der DDR. In: Kaiser, H. J. (Hrsg.): Musikpädagogische Forschung in Deutschland. Dimensionen und Strategien. Verlag Die Blaue Eule, Essen, 311–325

Grohnfeldt, M. (1997): Grundlagen der Therapie bei sprachentwicklungsgestörten Kindern. 4. Aufl. Ed. Marhold im Wiss.-Verl. Spiess, Berlin

Gromko, J. E. (2005): The Effect of Music Instruction on Phonemic Awareness in Beginning Readers. Journal of Research in Music Education 53 (3), 199–209

Gruhn, W. (2005): Der Musikverstand: Neorobiologische Grundlagen des musikalischen Denkens, Hörens und Lernens. Georg Olms Verlag, Hildesheim

Gruhn, W., Galley, N., Kluth, C. (2003): Do Mental Speed and Musical Abilities Interact? Annals of the New York Academy of Sciences 999 (1), 485–496

Guasti, M. T. (2004): Language Acquisition: The Growth of Grammar. MIT Press, Cambridge, Mass.

Gunter, P. L., Fox, J. J., McEvoy, M. A., Shores, R. E., Denny, R. K. (1993): A Case Study of the Reduction of Aberrant, Repetitive Responses of an Adolescent with Autism. Education and Treatment of Children 16 (2), 187–197

Günther, W. (1992): Pädagogische Musiktherapie mit Kindern in Heimeinrichtungen. Verlag Die Blaue Eule, Essen

Gutzmann, A. (1907): Übungsbuch für stotternde Schüler. Im Anschluß an das Werk: “Das Stottern und seine gründliche Beseitigung durch ein methodisch geordnetes und praktisch erprobtes Verfahren”. 10. Aufl. Staude, Berlin

Gutzmann, A. (1879): Das Stottern und seine gründliche Beseitigung durch ein methodisch geordnetes und praktisch erprobtes Verfahren. Staude, Berlin

Habibi, A., Wirantana, V., Starr, A. (2013): Cortical Activity During Perception of Musical Pitch. Music Perception: An Interdisciplinary Journal 30 (5), 463–479

Hacker, D., Wilgermein, H. (2001): Aussprachestörungen bei Kindern. Ein Arbeitsbuch für Logopäden und Sprachtherapeuten. 2. Aufl. Ernst Reinhardt, München/Basel

Hansen, B., Iven, C. (2007): Störungen der Sprechflüssigkeit. In: Schöler, H., Welling, A. (Hrsg.): Sonderpädagogik der Sprache. Band 1. Handbuch Sonderpädagogik. Hogrefe, Göttingen, 342–356

Hansen, B., Iven, C. (2002): Stottern und Sprechflüssigkeit: Sprach-und Kommunikationstherapie mit unflüssig sprechenden (Vor-) Schulkindern. Elsevier/Urban & Fischer, München

Hartmann, B. (2010): Gesichter des Schweigens. Die systemische Mutismus-Therapie, SYMUT als Therapiealternative. 3., überarb. und erg. Aufl. Schulz-Kirchner, Idstein

Hartmann, B. (2007): Mutismus. Zur Theorie und Kasuistik des totalen und elektiven Mutismus. 5., unveränd. Aufl. Ed. Marhold, Berlin

Hasselhorn, M., Grube, D. (2003): Das Arbeitsgedächtnis: Funktionsweise, Entwicklung und Bedeutung für kognitive Leistungsstörungen. Sprache·Stimme·Gehör 27 (01), 31–37

Haus, R. (2005): “Hört mal wie die Carmen spielt …” – Musiktherapie für hörgeschädigte Kinder. In: Plahl, C., Koch-Temming, H. (Hrsg.), 222–232

Haus, R. (2000): Musiktherapie bei CI-Versorgung von Kindern. Die Wirkungsweise von Musiktherapie in der Rehabilitation von CI-Kindern. Schnecke 11 (27), 8–11

Häußler, A. (2015): Der TEACCH Ansatz zur Förderung von Menschen mit Autismus. Einführung in Theorie und Praxis. 4. Aufl., bearb. Ausg. Borgmann Media, Dortmund

Heaton, P. (2005): Interval and Contour Processing in Autism. Journal of Autism and Developmental Disorders 35 (6), 787–793

Heaton, P., Hermelin, B., Pring, L. (1998): Autism and Pitch Processing: A Precursor for Savant Musical Ability? Music Perception: An Interdisciplinary Journal 15 (3), 291–305

Heaton, P., Hudry, K., Ludlow, A., Hill, E. (2008): Superior Discrimination of Speech Pitch and Its Relationship to Verbal Ability in Autism Spectrum Disorders. Cognitive Neuropsychology 25 (6), 771–782

Herdener, M., Humbel, T., Esposito, F., Habermeyer, B., Cattapan-Ludewig, K., Seifritz, E. (2014): Jazz Drummers Recruit Language-specific Areas for the Processing of Rhythmic Structure. Cerebral Cortex 24 (3), 836–843

Ho, Y.-C., Cheung, M., Chan, A. S. (2003): Music Training Improves Verbal But not Visual Memory: Cross-sectional and Longitudinal Explorations in Children. Neuropsychology 17 (3), 439

Höhle, B. (2004): Sprachwahrnehmung und Spracherwerb im ersten Lebensjahr. In: Sprache· Stimme· Gehör 28 (01), 2–7

Höhle, B. (2002): Der Einstieg in die Grammatik: Die Rolle der Phonologie/Syntax-Schnittstelle für Sprachverarbeitung und Spracherwerb. Habilitationsschrift, Freie Universität Berlin

Höhmann, U. (2009): Appelle und Appellwirkungen von Musikinstrumenten. In: Decker-Voigt, H.-H., Weymann, E. (Hrsg.), 42–45

Hortien, R. (2005): Musikunterricht unter sozialpädagogischer Perspektive: Musicalarbeit als Möglichkeit zur Verbesserung des Klassenklimas. Dissertation, Universität Flensburg

Howland, K. M. (2015): Music Therapy for Children with Speech and Language Disorders. In: Wheeler, B. L. (Hrsg.): Music Therapy Handbook. The Guilford Press, New York, 302–314

Howland, K. M. (2013): Developmental Speech and Language Disorders. In: Hintz, M. (Hrsg.): Guidelines for Music Therapy Practice in Developmental Health. Barcelona Publishers, Gilsum, N.H. 108–138

Howlin, P. (2005): Outcomes in Autism Spectrum Disorders. In: Volkmar, F. R., Paul, R., Klin, A., Cohen, D. J. (Hrsg): Handbook of Autism and Pervasive Developmental Disorders, Diagnosis, Development, Neurobiology, and Behavior. John Wiley & Sons, Hoboken, 201–220

Huber, W., Poeck, K., Springer, L. (2013): Klinik und Rehabilitation der Aphasie: eine Einführung für Therapeuten, Angehörige und Betroffene. Thieme, Stuttgart

Hunter, P. G., Schellenberg, E. G. (2010): Music and Emotion. In: Jones, M. R. , Fay, R. R. Popper, A. N. (Hrsg.): Music Perception. Springer, New York, 129–164

Huser-Schwarz, N., Kloter, C., Escher, D. Rimle-Heeb, F., Steiner, R. (2014): Musiktherapie in verschiedenen schulischen Praxisfeldern. Schweizerische Zeitschrift für Heilpädagogik, 20 (3), 12–23

Huss, M., Verney, J. P., Fosker, T., Mead, N., Goswami, U. (2011): Music, Rhythm, Rise Time Perception and Developmental Dyslexia: Perception of Musical Meter Predicts Reading and Phonology. Cortex 47 (6), 674–689

Irle, B., Müller, I. (1996): Raum zum Spielen, Raum zum Verstehen. Musiktherapie mit Kindern. Lit Verlag, Münster

Iverson, J. M., Goldin-Meadow, S. (2005): Gesture Paves the Way for Language Development. Psychological Science 16 (5), 367–371

Jahn, T. (2007): Phonologische Störungen bei Kindern. Diagnostik und Therapie. Thieme Verlag, Stuttgart

Jakobson, R. (1960): Closing Statement: Linguistics and Poetics. In: Sebeok, T. A. (Ed.): Style in Language. MIT Press, Cambridge, Mass., 350–377

Jäncke, L. (2009): Macht Musik schlau? Neue Erkenntnisse aus den Neurowissenschaften und der kognitiven Psychologie. 1. Nachdr. Hans Huber, Bern

Jaschke, A. C., Eggermont, L. H. P., Honing, H., Scherder, E. J. A. (2013): Music Education and Its Effect on Intellectual Abilities in Children. A Systematic Review. Reviews in the Neurosciences 24 (6), 665–675

Jentschke, S. (2007): Neural Correlates of Processing Syntax in Music and Language – Influences of Development, Musical Training, and Language Impairment. Max Planck Institute for Human Cognitive and Brain Sciences, Leipzig

Jentschke, S., Koelsch, S. (2009): Musical Training Modulates the Development of Syntax Processing in Children. Neuroimage 47 (2), 735–744

Jentschke, S., Koelsch, S. (2006): Gehirn, Musik, Plastizität und Entwicklung. Zeitschrift für Erziehungswissenschaft 9 (5), 51–70

Jentschke, S., Koelsch, S., Sallat, S., Friederici, A. D. (2008): Children with Specific Language Impairment Also Show Impairment of Music-syntactic Processing. Journal of Cognitive Neuroscience 20 (11), 1940–1951

Jochims, S. (2005a): Handlungsdialog im affektiven Raum. In: Jochims, S. (Hrsg.), 392–414

Jochims, S. (Hrsg.) (2005b): Musiktherapie in der Neurorehabilitation. Internationale Konzepte, Forschung und Praxis. Hippocampus, Bad Honnef

Johannsen, H. S., Schulze, H. (2001): Ätiologie und Verlaufsbedingungen des kindlichen Stotterns: Darstellung der Inhalte und Zielsetzungen einer Längsschnittstudie. Sprache·Stimme·Gehör 25 (01), 10–13

Jungblut, M., Aldridge, D. (2004): Musik als Brücke zur Sprache – die musiktherapeutische Behandlungsmethode SIPARI®. Neurologie & Rehabilitation 10 (2), 69–78

Jusczyk, P. W. (2002): How Infants Adapt Speech-processing Capacities to Native-language Structure. Current Directions in Psychological Science 11 (1), 15–18

Jusczyk, P. W. (1999): How Infants Begin to Extract Words from Speech. Trends in Cognitive Sciences 3 (9), 323–328

Jusczyk, P. W., Hohne, E. A., Bauman, A. (1999a): Infants' Sensitivity to Allophonic Cues for Word Segmentation. Perception & Psychophysics 61 (8), 1465–1476

Jusczyk, P. W., Houston, D. M., Newsome, M. (1999b): The Beginnings of Word Segmentation in English-learning Infants. Cognitive Psychology 39 (3), 159–207

Jusczyk, P. W., Krumhansl, C. L. (1993): Pitch and Rhythmic Patterns Affecting Infants' Sensitivity to Musical Phrase Structure. Journal of Experimental Psychology: Human Perception and Performance 19 (3), 627–640

Juslin, P. N., Liljeström, S., Västfjäll, D., Barradas, G., Silva, A. (2008). An Experience Sampling Study of Emotional Reactions to Music: Listener, Music, and Situation. Emotion, 8 (5), 668–683

Juslin, P. N., Sloboda, J. (Hrsg.) (2011): Handbook of Music and Emotion: Theory, Research, Applications. Oxford University Press, Oxford

Juslin, P. N., Västfjäll, D. (2008): Emotional Responses to Music: The Need to Consider Underlying Mechanisms. Behavioral and Brain Sciences 31 (05), 559–575

Kamp-Becker, I., Bölte, S. (2014): Autismus. 2. Aufl. Ernst Reinhardt, München/Basel

Kannengieser, S. (2012): Sprachentwicklungsstörungen. Grundlagen, Diagnostik und Therapie. 2., aktual. und erw. Aufl. Elsevier/Urban & Fischer, München

Kaplan, R. S., Steele, A. L. (2005): An Analysis of Music Therapy Program Goals and Outcomes for Clients with Diagnoses on the Autism Spectrum. Journal of Music Therapy 42 (1), 2–19

Kasseler Konferenz musiktherapeutischer Vereinigungen in Deutschland (2004): Erste Konsensbildung zum Berufsbild. Eine verbandsübergreifende Arbeit der Delegierten aller musiktherapeutischen Organisationen. In: www.musiktherapie.de/fileadmin/user_upload/medien/pdf/Berufsbild.pdf, 07.02.2017

Katz-Bernstein, N. (2015): Selektiver Mutismus bei Kindern. Erscheinungsbilder, Diagnostik, Therapie. 4., aktual. Aufl. Ernst Reinhardt, München/Basel

Kauschke, C. (2012): Kindlicher Spracherwerb im Deutschen. Verläufe, Forschungmethoden, Erklärungsansätze. De Gruyter, Berlin

Kemmelmeyer, K.-J., Probst, W. (Hrsg.) (1981): Quellentexte zur Pädagogischen Musiktherapie: zur Genese eines Faches. Bosse, Kassel

Kern, P., Wolery, M., Aldridge, D. (2007): Use of Songs to Promote Independence in Morning Greeting Routines for Young Children with Autism. Journal of Autism and Developmental Disorders 37 (7), 1264–1271

Kiese-Himmel, C. (2012): Musikbasierte Intervention bei Kindern. Praxis der Kinderpsychologie und Kinderpsychiatrie 61 (4), 235–254

Kim, J., Wigram, T., Gold, C. (2009): Emotional, Motivational and Interpersonal Responsiveness of Children with Autism in Improvisational Music Therapy. Autism 13 (4), 389–409

Kim, J., Wigram, T., Gold, C. (2008): The Effects of Improvisational Music Therapy on Joint Attention Behaviors in Autistic Children: A Randomized Controlled Study. Journal of Autism and Developmental Disorders 38 (9), 1758–1766

Kittel, A. M. (2014): Myofunktionelle Therapie. 11., überarb. Aufl. Schulz-Kirchner, Idstein

Kleinen, G. (2008): Musikalische Sozialisation. In: Bruhn, H., Kopiez, R., Lehmann, A. C. (Hrsg.), 37–66

Klicpera, C., Schabmann, A., Gasteiger-Klicpera, B. (2013): Legasthenie – LRS: Modelle, Diagnose, Therapie und Förderung. 4., aktual. Aufl. Ernst Reinhardt, München/Basel

Koch-Temming, H., Findeisen, B. (2006): „Lost in Translation" – Musiktherapie mit mutistischen Kindern aus Migrantenfamilien. Musiktherapeutische Umschau 27 (2), 107–117

Koelsch, S. (2012): Brain and Music. Wiley-Blackwell, Chichester/West Sussex/Hoboken, NJ

Koelsch, S. (2000): Brain and Music: A Contribution to the Investigation of Central Auditory Processing with a New Electrophysiological Approach. Max Planck Institute of Cognitive Neuroscience, Leipzig

Koelsch, S., Grossmann, T., Gunter, T. C., Hahne, A., Schröger, E., Friederici, A. D. (2003): Children Processing Music: Electric Brain Responses Reveal Musical Competence and Gender Differences. Journal of Cognitive Neuroscience 15 (5), 683–693

Koelsch, S., Gunter, T. C., Cramon, D. Y. v., Zysset, S., Lohmann, G., Friederici, A. D. (2002a): Bach Speaks: A Cortical "Language-network" Serves the Processing of Music. Neuroimage 17 (2), 956–966

Koelsch, S., Kasper, E., Sammler, D., Schulze, K., Gunter, T., Friederici, A. D. (2004): Music, Language and Meaning: Brain Signatures of Semantic Processing. Nature Neuroscience 7 (3), 302–307

Koelsch, S., Schmidt, B.-H., Kansok, J. (2002b): Effects of Musical Expertise on the Early Right Anterior Negativity: An Eevent-related Brain Potential Study. Psychophysiology 39 (5), 657–663

Koelsch, S., Siebel, W. A. (2005): Towards a Neural Basis of Music Perception. Trends in Cognitive Sciences 9 (12), 578–584

Kolko, D. J., Anderson, L., Campbell, M. (1980): Sensory Preference and Overselective Responding in Autistic Children. Journal of Autism and Developmental Disorders 10 (3), 259–271

Kopiez, R. (2008): Wirkungen von Musik. In: Bruhn, H., Kopiez, R., Lehmann, A. C. (Hrsg.), 525–547

Kraus, W. (Hrsg.) (2002): Die Heilkraft der Musik: Einführung in die Musiktherapie: C.H. Beck, München

Kreuz, G. (2008): Musik und Emotion. In: Bruhn, H., Kopiez, R., Lehmann, A. C. (Hrsg.), 548–572

Kruck, C. L., Roth, R. M., Kumbhani, S. R., Garlinghouse, M. A., Flashman, L. A., McAllister, T. W. (2011): Inferential-Reasoning Impairment in Schizophrenia-Spectrum Disorders. Journal of Neuropsychiatry 23 (2), 211–214

Kuhl, P. K. (2004): Early Language Acquisition: Cracking the Speech Code. Nature Reviews Neuroscience 5 (11), 831–843

Kusch, M., Petermann, F. (2014): Entwicklung autistischer Störungen. 4., neu ausgest. Aufl. Hogrefe, Göttingen

Langen, E. G. de (2015): Kommunikativ-pragmatisch orientierte Therapieansätze. In: Siegmüller, J., Bartels, H. (Hrsg.), 231–232

Langen-Müller, U. de, Kauschke, C., Kiese-Himmel, C., Neumann, K., Noterdaeme, M. (Hrsg.) (2012): Diagnostik von (umschriebenen) Sprachentwicklungsstörungen. Interdisziplinäre Leitlinie. Peter Lang, Frankfurt am Main

Lanovaz, M. J., Fletcher, S. E., Rapp, J. T. (2009): Identifying Stimuli that Alter Immediate and Subsequent Levels of Vocal Stereotypy A Further Analysis of Functionally Matched Stimulation. Behavior Modification 33 (5), 682–704

Lanovaz, M. J., Sladeczek, I. E., Rapp, J. T. (2012): Effects of Noncontingent Music on Vocal Stereotypy and Toy Manipulation in Children with Autism Spectrum Disorders. In: Behavioral Interventions 27 (4), 207–223

Lauer, N. (2014): Auditive Verarbeitungsstörungen im Kindesalter. Grundlagen – Klinik – Diagnostik – Therapie. 4., vollst. überarb. Aufl. Thieme, Stuttgart

Lauer, N., Birner-Janusch, B. (2007): Sprechapraxie im Kindes- und Erwachsenenalter. Thieme, Stuttgart

Laws, G., Bishop, D. V. M. (2004): Pragmatic Language Impairment and Social Deficits in Williams' Syndrome: A Comparison with Down's Syndrome and Specific Language Impairment. International Journal of Language & Communication Disorders 39 (1), 45–64

Lemche, E. (2002): Emotion und frühe Interaktion. Die Emotionsentwicklung innerhalb der frühen Mutter-Kind-Interaktion. Lehmanns Media, Berlin

Leonhardt, A. (2010): Einführung in die Hörgeschädigtenpädagogik. 3. überarb. u. erw. Aufl. Ernst Reinhardt, München/Basel

Lerdahl, F. (2001): Tonal Pitch Space. Oxford University Press, Oxford

Lerdahl, F., Jackendoff, R. (1983): A Generative Theory of Tonal Music, MIT Press, Cambridge, Mass.

Lerna, A., Esposito, D., Conson, M., Russo, L., Massagli, A. (2012): Social–communicative Effects of the Picture Exchange Communication System (PECS) in Autism Spectrum Disorders. International Journal of Language & Communication Disorders 47 (5), 609–617

Levelt, W. J. M. (1989): Speaking: From Intention to Articulation. MIT Press, Cambridge, Mass.

Lim, H. A. (2010): Effect of "Developmental Speech and Language Training Through Music" on Speech Production in Children with Autism Spectrum Disorders. Journal of Music Therapy 47 (1), 2–26

Liszkowski, U. (2011): Three Lines in the Emergence of Prelinguistic Communication and Social Cognition. Journal of Cognitive Education and Psychology 10 (1), 32–43

Lüke, C. (2015): Gestische Kommunikation als Vorläufer von Sprache. Peter Lang, Frankfurt am Main

Lumer-Henneböle, B. (1993): Die Bedeutung von Musik und Kulturarbeit mit Behinderten im Rahmen der Entwicklung sonderpädagogischer Förderzentren. In: Moog, H., Langen, A., Piel, W. (Hrsg.): Musik und Heilpädagogik: Festschrift für Helmut Moog zum 65. Geburtstag. Peter Lang, Frankfurt am Main, 197–208

Lutz Hochreutener, S. (2009): Spiel – Musik – Therapie. Methoden der Musiktherapie mit Kindern und Jugendlichen. Hogrefe, Göttingen

Mackie, L., Law, J. (2010): Pragmatic Language and the Child with Emotional/Behavioural Difficulties (EBD): A Pilot Study Exploring the Interaction between Behaviour and Communication Disability. International Journal of Language & Communication Disorders 45 (4), 397–410

Magee, W. L., Davidson, J. W. (2005): Beeinflussung der Stimmung durch Musiktherapie. In: Jochims, S. (Hrsg.), 355–363

Magne, C., Schön, D., Besson, M. (2006): Musician Children Detect Pitch Violations in Both Music and Language Better Than Nonmusician Children: Behavioral and Electrophysiological Approaches. Journal of Cognitive Neuroscience 18 (2), 199–211

Mahns, W. (2004): Symbolbildung in der analytischen Kindermusiktherapie. Eine qualitative Studie über die Bedeutung der musikalischen Improvisation in der Musiktherapie mit Schulkindern. Lit Verlag, Münster

Mahns, W. (1999): Die musiktherapeutische Behandlung eines achtjährigen mutistischen Kindes. In: Frohne-Hagemann, I. (Hrsg.): Musik und Gestalt. Klinische Musiktherapie als integrative Psychotherapie. Vandenhoeck & Ruprecht, Göttingen, 360–387

Maier-Karius, J. (2010): Beziehungen zwischen musikalischer und kognitiver Entwicklung im Vor- und Grundschulalter. Lit Verlag, Münster

Mampe, B., Friederici, A. D., Christophe, A., Wermke, K. (2009): Newborns' Cry Melody Is Shaped by Their Native Language. Current Biology 19 (23), 1994–1997

Marshall, C. R., Harcourt-Brown, S., Ramus, F., van der Lely, H. K. J. (2009): The Link between Prosody and Language Skills in Children with Specific Language Impairment (SLI) and/or Dyslexia. International Journal of Language & Communication Disorders 44 (4), 466–488

Maschka, F. (1986): Die Bedeutung der Rhythmik für die Sprachheilpädagogik. Der Sprachheilpädagoge 18 (3), 1–14

Mattys, S. L., Jusczyk, P. W. (2001): Phonotactic Cues for Segmentation of Fluent Speech by Infants. Cognition 78 (2), 91–121

McArthur, G. M., Bishop, D. V. M. (2004): Which People with Specific Language Impairment Have Auditory Processing Deficits? Cognitive Neuropsychology 21 (1), 79–94

McDermott, H. J. (2004): Music Perception with Cochlear Implants: A Review. Trends in Amplification 8 (2), 49–82

McMullen, E., Saffran, J. R. (2004): Music and Language: A Developmental Comparison. Music Perception: An Interdisciplinary Journal 21 (3), 289–311

McNamara, P., Holtgraves, T., Durso, R., Harris, E. (2010): Social Cognition of Indirect Speech: Evidence from Parkinson's Disease. Journal of Neurolinguistics 23 (2), 162–171

Meibauer, J. (2001): Pragmatik. Eine Einführung. 2. Aufl. Stauffenburg, Tübingen

Meister, I. G., Krings, T., Foltys, H. Boroojerdi, B., Müller, M., Töpper, R., Thron, A. (2004): Playing Piano in the Mind — An fMRI Study on Music Imagery and Performance in Pianists. Cognitive Brain Research 19 (3), 219–228

Meixner, F. (Hrsg.) (1994a): Sprachheilpädagogische Rhythmik. Jugend & Volk, Wien

Meixner, F. (1994b): Sprachheilpädagogische Rhythmik. In: Meixner, F. (Hrsg.): Sprachheilpädagogische Rhythmik. Jugend & Volk, Wien, 9–35

Mittmann, E. (2015): Musizieren mit hörgeschädigten Kindern. In: Bernatzky, G., Kreutz, G. (Hrsg.), 99–112

Moreau, D. v. (2005): "Nur keine Sorge — es geht auch ohne Worte" — Musiktherapie mit mutistischen Kindern. In: Plahl, C., Koch-Temming, H. (Hrsg.), 256–265

Moreno, S., Marques, C., Santos, A., Santos, M., Castro, S. L., Besson, M. (2009): Musical Training Influences Linguistic Abilities in 8-year-old Children: More Evidence for Brain Plasticity. Cerebral Cortex 19 (3), 712–723

Motsch, H.-J. (2010): Kontextoptimierung. Evidenzbasierte Intervention bei grammatischen

Störungen in Therapie und Unterricht. 3., völlig überarb. und erw. Aufl. Ernst Reinhardt, München / Basel

Motsch, H.-J., Marks, D.-K., Ulrich, T. (2016): Wortschatzsammler: Evidenzbasierte Strategietherapie lexikalischer Störungen im Kindesalter. 2. Aufl. Ernst Reinhardt, München / Basel

Mottron, L., Peretz, I., Menard, E. (2000): Local and Global Processing of Music in High-functioning Persons with Autism. Beyond Central Coherence? Journal of Child Psychology & Psychiatry 41 (8), 1057 – 1065

Müller, L., Petzold, H. G. (1997): Musiktherapie in der klinischen Arbeit: integrative Modelle und Methoden. G. Fischer, Jena

Münte, T. F., Altenmüller, E., Jäncke, L. (2002): The Musician's Brain as a Model of Neuroplasticity. Nature Reviews Neuroscience 3 (6), 473 – 478

Murillo, E., Belinchón, M. (2012): Gestural-vocal Coordination: Longitudinal Changes and Predictive Value on Early Lexical Development. Gesture 12 (1), 16 – 39

Nazzi, T., Ramus, F. (2003): Perception and Acquisition of Linguistic Rhythm by Infants. Speech Communication 41 (1), 233 – 243

Nebelung, D., Sallat, S. (2016): Musiktherapie bei Sprachstörungen. In: Möller-Dreischer, S., Gebhard, S., Sohns, A., Seidel, A.: (Hrsg.): Frühförderung mittendrin – in Familie und Gesellschaft. Kohlhammer, Stuttgart

Nespor, M., Vogel, I. (1983): Prosodic Structure above the Word. In: Cutler, A., Ladd, R. D. (Hrsg.): Prosody: Models and Measurements. Springer, Berlin, 123 – 140

Neumann, K., Euler, H. A., Bosshardt, H. G., Cook, S., Sandrieser, P., Schneider, P., Sommer, M., Thum, G. (im Auftrag der Leitliniengruppe) (2016): Pathogenese, Diagnostik und Behandlung von Redeflussstörungen. Evidenz- und konsensbasierte S3-Leitlinie, hrsg. von Deutsche Gesellschaft für Phoniatrie und Pädaudiologie. AWMF-Registernummer 049-013, Version 1. v. 01.09.2016. In: www.awmf.org / leitlinien / detail / ll / 049-013.html, 07.02.2016

Nöcker-Ribaupierre, M. (2002): Geschichte, Methoden und Anwendungsgebiete der Musiktherapie. In: Kraus, W. (Hrsg.), 31 – 48

Norton, A., Zipse, L., Marchina, S., Schlaug, G. (2009): Melodic Intonation Therapy. Annals of the New York Academy of Sciences 1169 (1), 431 – 436

Oberegelsbach, D. (2012): Definition. In: Decker-Voigt, H.-H., Oberegelsbacher, D., Timmermann, T. (Hrsg.), 18 – 20

Oono, I. P., Honey, E. J., McConachie, H. (2013): Parent-Mediated Early Intervention for Young Children with Autism Spectrum Disorders (ASD). Evidence-Based Child Health: A Cochrane Review Journal 8 (6), 2380 – 2479

Orr, T. J., Myles, B. S., Carlson, J. K. (1998): The Impact of Rhythmic Entrainment on a Person with Autism. Focus on Autism and Other Developmental Disabilities 13 (3), 163

Overy, K. (2003): Dyslexia and Music. Annals of the New York Academy of Sciences 999 (1), 497 – 505

Özdemir, E., Norton, A., Schlaug, G. (2006): Shared and Distinct Neural Correlates of Singing and Speaking. Neuroimage 33 (2), 628 – 635

Packman, A., Attanasio, J. S. (2004): Theoretical Issues in Stuttering. Psychology Press, Hove

Papoušek, M. (1994): Vom ersten Schrei zum ersten Wort. Anfänge der Sprachentwicklung in der vorsprachlichen Kommunikation. Hans Huber, Bern

Pasiali, V. (2004): The Use of Prescriptive Therapeutic Songs in a Home-based Environment to Promote Social Skills Acquisition by Children with Autism: Three Case Studies. Music Therapy Perspectives 22 (1), 11 – 20

Patel, A. D. (2008): Music, Language, and the Brain. Oxford University Press, Oxford

Patel, A. D., Gibson, E., Ratner, J., Besson, M., Holcomb, P. J. (1998): Processing Syntactic

Relations in Language and Music: An Event-related Potential Study. Journal of Cognitive Neuroscience 10 (6), 717–733

Patel, A. D., Iversen, J. R., Rosenberg, J. C. (2006): Comparing the Rhythm and Melody of Speech and Music: The Case of British English and French. The Journal of the Acoustical Society of America 119 (5), 3034–3047

Paul, R. (2007): Language Disorders from Infancy Through Adolescence: Assessment & Intervention. Elsevier Health Sciences, St. Louis

Penteker-Wolfheimer, U. (2000): Rhythmisch-musikalischer Unterricht. In: Diller, G. (Hrsg.): Hörgerichtetheit in der Praxis. 2., aktual. Aufl. Winter, Heidelberg, 176–197

Peretz, I. (2011): Towards a Neurobiology of Musical Emotions. In: Juslin, P. N., Sloboda, J. (Hrsg.), 99–126

Peretz, I., Coltheart, M. (2003): Modularity of Music Processing. Nature Neuroscience 6 (7), 688–691

Perkins, M. (2010): Pragmatic Impairment. 2. Aufl. Cambridge University Press, Cambridge

Perlini, C., Marini, A., Garzitto, M., Isola, M., Cerruti, S., Marinelli, V., Rambaldelli, G., Ferro, A., Tomelleri, L., Dusi, N. (2012): Linguistic Production and Syntactic Comprehension in Schizophrenia and Bipolar Disorder. Acta Psychiatrica Scandinavica 126 (5), 363–376

Petzold, H. (1993): Integrative Therapie. Modelle, Theorien und Methoden einer schulenübergreifenden Psychotherapie. Junfermann, Paderborn

Piaget, J., Inhelder, B. (1980): Die Psychologie des Kindes. Fischer, Frankfurt am Main

Piel, W. (1998): Musik im Leben Hörbehinderter Menschen. Zeitschrift für Musik-, Tanz- und Kunsttherapie 9 (4), 167–170

Pinker, S. (1995): The Language Instinct: The New Science of Language and Mind. Penguin UK, London

Plahl, C. (2011): Mit Musik zur Sprache. Musik als therapeutisches Medium in der Behandlung von Sprach- und Kommunikationsstörungen. Sprachheilarbeit 56 (4), 204–211

Plahl, C. (2006): Dialoge in der Musik. Entwicklungspsychologische Aspekte in der Musiktherapie mit Kindern. Musiktherapeutische Umschau 27 (2), 118–129

Plahl, C. (2005): Gesundheitspolitische Aspekte und Forschung in der Musiktherapiebei Kindern. In: Plahl, C., Koch-Temming, H. (Hrsg.), 341–354

Plahl, C., Baumann, M. (2009): Evaluation der Wirkung von Musiktherapie in der Rehabilitation von Aphasie. Neurologie & Rehabilitation 15 (3), 183–190

Plahl, C., Koch-Temming, H. (Hrsg.) (2005): Musiktherapie mit Kindern. Grundlagen – Methoden – Praxisfelder. Hans Huber, Bern

Plenzke, U. (2004): Spiellieder zur Kommunikations- und Sprachförderung – eine empirische Untersuchung zum gestützten Sprechenlernen. TU Dortmund, Dortmund

Pompino-Marschall, B. (2009): Einführung in die Phonetik. 3., durchges. Aufl. Walter de Gruyter, Berlin

Posner, J., Russell, J. A., Peterson, B. S. (2005): The Circumplex Model of Affect: An Integrative Approach to Affective Neuroscience, Cognitive Development, and Psychopathology. Development and Psychopathology, 17 (3), 715–734

Rapp, J. T. (2007): Further Evaluation of Methods to Identify Matched Stimulation. Journal of Applied Behavior Analysis 40 (1), 73–88

Rehm, M. (2008): Bewegt sein – Bewusst werden – Resonanz spüren: Dialogaufbau durch Musiktherapie. Neurologie und Rehabilitation 14 (3), 164–166

Reisinger, L. M., Cornish, K. M., Fombonne, É. (2011): Diagnostic Differentiation of Autism Spectrum Disorders and Pragmatic Language Impairment. Journal of Autism and Developmental Disorders 41 (12), 1694–1704

Remschmidt, H. (Hrsg.) (2001): Multiaxiales Klassifikationsschema für psychische Störungen des Kindes-und Jugendalters nach ICD-10 der WHO: mit einem synoptischen Vergleich von ICD-10 mit DSM-IV. Huber, Bern

Remschmidt, H., Kamp-Becker, I. (2006): Asperger-Syndrom. Springer, Berlin

Rickard, N. S., Bambrick, C. J., Gill, A. (2012): Absence of Widespread Psychosocial and Cognitive Effects of School-based Music Instruction in 10–13-year-old students. International Journal of Music Education 30 (1), 57–78

Rohlfing, K. J. (2013): Frühkindliche Semantik. Narr, Tübingen

Röhner, J., Schütz, A. (2016): Psychologie der Kommunikation. 2. Aufl. Springer Fachmedien, Wiesbaden

Rössler, J. (2014): Musiktherapie bei Aphasie in der neurologischen Frührehabilitation – aus Sicht eines Musiktherapeuten. Aphasie und verwandte Gebiete | Aphasie et domaines associés (1), 26–30

Rössler, J. (2010): Musiktherapie in der Neurorehabilitation. In: Frommelt, P., Lösslein, H. (Hrsg.): NeuroRehabilitation. Ein Praxisbuch für interdisziplinäre Teams. Springer, Berlin, 489–498

Russell, J. A. (1980): A Circumplex Model of Affect. Journal of Personality and Social Psychology 39 (6), 1161–1178

Sachse, S., Suchodoletz, W. v. (2009): Prognose und Möglichkeiten der Vorhersage der Sprachentwicklung bei Late Talkers. Kinderärztliche Praxis 80 (5), 318–328

Sallat, S. (2014): Musikalische Transfereffekte: Glauben und Wissen ist nicht das Gleiche – Von den Schwierigkeiten, den Einfluss von Musik auf außermusikalische Bereiche nachzuweisen. Fachzeitschrift Rhythmik Schweiz 24, 7–10

Sallat, S. (2011a): Prosodische und musikalische Verarbeitung im gestörten Spracherwerb. Sprache·Stimme·Gehör 35 (03), e105-e111

Sallat, S. (2011b): Hilft Musik sprachentwicklungsgestörten Kindern? Musik im normalen und gestörten Spracherwerb. Sprachheilarbeit 56 (4), 186–193

Sallat, S. (2010): Musik in Sprachdiagnostik und Sprachtherapie. In: Thielebein, A. (Hrsg.): 100 Jahre Sprachheilschule Halle, Saale. 1910 – 2010. Fachtagung der Deutschen Gesellschaft für Sprachheilpädagogik e. V., Landesgruppe Sachsen-Anhalt vom 17. bis 19. Juni 2010. Dt. Gesellschaft für Sprachpädagogik, Landesgruppe Sachsen-Anhalt, Plößnitz, 137–142

Sallat, S. (2008): Musikalische Fähigkeiten im Fokus von Sprachentwicklung und Sprachentwicklungsstörungen. Schulz-Kirchner, Idstein

Sallat, S., Jentschke, S. (2015): Music Perception Influences Language Acquisition: Melodic and Rhythmic-Melodic Perception in Children with Specific Language Impairment. Behavioural Neurology, Art. ID 606470

Sallat, S., Schönauer-Schneider, W. (2015): Unterricht bei Kindern mit Sprach-und Kommunikationsstörungen. Sprache·Stimme·Gehör 39 (02), 70–75

Sallat, S., Siegmüller, J. (2016): Interdisziplinäre Kooperation zwischen Institutionen und Professionen. In: Grohnfeldt, M. (Hrsg.): Kompendium der akademischen Sprachtherapie und Logopädie. Band 1: Sprachtherapeutische Handlungskompetenzen. Kohlhammer, Stuttgart

Sallat, S., Spreer, M. (2014): Förderung kommunikativ-pragmatischer Fähigkeiten in Unterricht und therapeutischer Praxis. Sprachförderung und Sprachtherapie 3, 156–166

Sallat, S., Spreer, M., Schön, D.. (in Vorb.): Melody in Language Learning – Evidence for Typical and Impaired Language Acquisition.

Sammler, D. (2011): Amusie und Sprachstörungen. Sprachheilarbeit 56 (4), 194–197

Sandrieser, P., Schneider, P. (2015): Stottern im Kindesalter. Thieme, Stuttgart

Sarimski, K. (1986): Interaktion mit behinderten Kleinkindern. Entwicklung und Störung früher Interaktionsprozesse. Ernst Reinhardt, München/Basel

Särkämö, T., Tervaniemi, M., Laitinen, S., Forsblom, A., Soinila, S., Mikkonen, M., Autti, T., Silvennoinen, H. M., Erkkilä, J., Laine, M. (2008): Music Listening Enhances Cognitive Recovery and Mood After Middle Cerebral Artery Stroke. Brain 131 (3), 866–876

Saussure, F. de (2001): Grundfragen der allgemeinen Sprachwissenschaft. Herausgegeben von Charles Bally und Albert Sechehaye unter Mitwirkung von Herman Lommel. De Gruyter, Berlin

Schecker, M. (2010): Pragmatische Sprachstörungen bei Alzheimer-Demenz. Sprache·Stimme·Gehör 34 (02), 63–72

Scheib, K. (2007): Selektiver Mutismus im Kindesalter. In: Schöler, H., Welling, A. (Hrsg.): Sonderpädagogik der Sprache. Hogrefe, Göttingen, 357–369

Schellenberg, E. G. (2004): Music Lessons Enhance IQ. Psychological Science 15 (8), 511–514

Schlaug, G. (2015): Musicians and Music Making as a Model for the Study of Brain Plasticity. In: Altenmüller, E., Finger, S., Boller, F. (Hrsg.): Music, Neurology, and Neuroscience. Evolution, the Musical Brain, Medical Conditions, and Therapies, Band 217. Elsevier, Amsterdam, 37–55

Schlaug, G., Norton, A., Marchina, S., Zipse, L., Wan, C. Y. (2010): From Singing to Speaking: Facilitating Recovery from Nonfluent Aphasia. Future Neurology 5 (5), 657–665

Schlesiger, C., Evers, S. (2005): Amusien – Eine Einführung in das Phänomen angeborener und erworbener cerebraler Störungen der Musikalität. Musikphysiologie und Musikermedizin 12 (1), 7–15

Schnitzler, C. D. (2015): Schriftsprache und phonologische Verarbeitung bei Grundschulkindern mit im Vorschulalter überwundenen phonologischen Aussprachestörungen. Sprache·Stimme·Gehör 39 (01), 24–30

Schögler, B. (2012): Musiktherapie. In: Braun, O., Lüdtke, U. (Hrsg.): Sprache und Kommunikation. Kohlhammer, Stuttgart, 623–629

Schön, D., Boyer, M., Moreno, S., Besson, M., Peretz, I., Kolinsky, R. (2008): Songs as an Aid for Language Acquisition. Cognition 106 (2), 975–983

Schön, D., Magne, C., Besson, M. (2004): The Music of Speech: Music Training Facilitates Pitch Processing in Both Music and Language. Psychophysiology 41 (3), 341–349

Schulte-Mäder, A. (2015): Verbale Entwicklungsdyspraxie. In: Siegmüller, J., Bartels, H. (Hrsg.), 126–129

Schulz, D., Sarimski, K. (2011): Entwicklungsorientierte Musiktherapie nach Orff mit einem selektiv mutistischen Mädchen – videogestützte Analyse eines Therapieverlaufs. Musiktherapeutische Umschau 32 (2), 128–140

Schulz von Thun, F. (2011): Störungen und Klärungen. Allgemeine Psychologie der Kommunikation. 49. Aufl. Rowohlt Taschenbuch Verlag, Reinbek bei Hamburg

Schulze, K., Zysset, S., Mueller, K., Friederici, A. D., Koelsch, S. (2011): Neuroarchitecture of Verbal and Tonal Working Memory in Nonmusicians and Musicians. Human Brain Mapping 32 (5), 771–783

Schumacher, K. (2004): Musiktherapie und Säuglingsforschung. Zusammenspiel: Einschätzung der Beziehungsqualität am Beispiel des instrumentalen Ausdrucks eines autistischen Kindes. 3., durchges. Aufl. Peter Lang, Frankfurt am Main

Schumacher, K. (1994): Musiktherapie mit autistischen Kindern. Musik-, Bewegungs- und Sprachspiele zur Integration gestörter Sinneswahrnehmung. G. Fischer, Stuttgart

Schumacher, R. (Hrsg.) (2006): Macht Mozart schlau? Die Förderung kognitiver Kompetenzen durch Musik. Bildungsforschung. Band 18. Bundesministerium für Bildung und Forschung, Berlin

Searle, J. R. (1969): Speech Acts: An Essay in the Philosophy of Language. Cambridge University Press, Cambridge

Seidner, W., Wendler, J. (2010): Die Sängerstimme. Phoniatrische Grundlagen der Gesangsausbildung. 4., erw. Aufl. Henschel Verlag, Berlin

Shahin, A. J. (2011): Neurophysiological Influence of Musical Training on Speech Perception. Frontiers in Psychology 2, Art. 126

Sick, U. (2004): Poltern. Theoretische Grundlagen, Diagnostik, Therapie. Thieme, Stuttgart

Siegler, R. S., DeLoache, J., Eisenberg, N., Pauen, S. (2011): Entwicklungspsychologie im Kindes- und Jugendalter. 3. Aufl. Spektrum Akademischer Verlag, Heidelberg

Siegmüller, J. (2015): Störungen der Grammatik. In: Siegmüller, J., Bartels, H. (Hrsg.), 77–87

Siegmüller, J. (2014): Forschung und Praxis der Kindersprachtherapie in den letzten 30 Jahren: Annahmen zu Wirkmechanismen der therapeutischen Intervention. In: Sallat, S., Spreer, M., Glück, C. W. (Hrsg.): Sprache professionell fördern: kompetent, vernetzt, innovativ. Schulz-Kirchner, Idstein, 40–53

Siegmüller, J., Bartels, H. (Hrsg.) (2015): Leitfaden Sprache, Sprechen, Stimme, Schlucken. 4., erw. Aufl. Elsevier/Urban & Fischer, München

Siegmüller, J., Kauschke, C. (2013): Patholinguistische Therapie bei Sprachentwicklungsstörungen (PLAN). 2., korr. Aufl. Elsevier/Urban & Fischer, München

Siegmüller, J., Kauschke, C. (2006): Patholinguistische Therapie bei Sprachentwicklungsstörungen. Elsevier/Urban & Fischer, München.

Simpson, K., Keen, D. (2011): Music Interventions for Children with Autism: Narrative Review of the Literature. Journal of Autism and Developmental Disorders 41 (11), 1507–1514

Simpson, K., Keen, D. (2010): Teaching Young Children with Autism Graphic Symbols Embedded within an Interactive Song. Journal of Developmental and Physical Disabilities 22 (2), 165–177

Skinner, B. F. (1957): Verbal Behaviour. Appleton Century Crofts, New York

Sluming, V., Barrick, T., Howard, M., Cezayirli, E., Mayes, A., Roberts, N. (2002): Voxel-based Morphometry Reveals Increased Gray Matter Density in Broca's Area in Male Symphony Orchestra Musicians. Neuroimage 17 (3), 1613–1622

Smeijsters, H. (1999): Grundlagen der Musiktherapie. Theorie und Praxis der Behandlung psychischer Störungen und Behinderungen. Hogrefe, Göttingen

Spiecker-Henke, M. (2014): Leitlinien der Stimmtherapie. 2. Aufl. Thieme, Stuttgart

Spintge, R. (2001): Aspekte zum Fach MusikMedizin. In: Decker-Voigt, H.-H. (Hrsg.), 387–407

Spitzer, M. (2002): Musik im Kopf. Hören, musizieren, verstehen und erleben im neuronalen Netzwerk. Schattauer, Stuttgart

Spreer, M. (2012): Prosodie und Sprachentwicklungsstörungen. Sprachverarbeitungsleistungen von Kindern mit SSES am Beispiel des Merkmals "Pause". ProLog, Köln

Spychiger, M. (2001): Was bewirkt Musik? Probleme der Validität, der Präsentation und der Interpretation bei Studien über außermusikalische Wirkungen musikalischer Aktivität. In: Gembris, H., Kraemer, R.-D., Maas, G. (Hrsg.): Macht Musik wirklich klüger? Musikalisches Lernen und Transfereffekte. Wißner, Augsburg, 13–37

Stadler Elmer, S. (2002): Kinder singen Lieder. Über den Prozess der Kultivierung des vokalen Ausdrucks. Waxmann, Münster

Stegemann, T. (2009): Kindermusiktherapie. In: Decker-Voigt, H.H., Weymann, E. (Hrsg.), 228–233

Steinbrink, C., Lachmann, T. (2014): Lese-Rechtschreibstörung. Grundlagen, Diagnostik, Intervention. Springer, Berlin

Stephens, C. E. (2008): Spontaneous Imitation by Children with Autism During a Repetitive Musical Play Routine. Autism 12 (6), 645–671

Stewart, L. (2008): Fractionating the Musical Mind: Insights from Congenital Amusia. Current Opinion in Neurobiology 18 (2), 127–130

Subellok, K., Katz-Bernstein, N. (2012): Beeinträchtigungen der Sprachpartizipation: Psychoreaktive Redestörungen. In: Braun, O., Lüdtke, U. (Hrsg.): Sprache und Kommunikation. Kohlhammer, Stuttgart

Subellok, K., Katz-Bernstein, N., Bahrfeck-Wichitill, K., Starke, A. (2012): DortMuT (Dortmunder Mutismus-Therapie): Eine (sprach-)therapeutische Konzeption für Kinder und Jugendliche mit selektivem Mutismus. LOGOS Interdisziplinar 20 (2), 84–96

Subellok, K., Starke, A. (2012): Selektiver Mutismus. In: Niebuhr-Siebert, S., Wiecha, U. (Hrsg.): Kindliche Sprach-, Sprech-, Stimm-und Schluckstörungen: Gezielte Elternberatung. Elsevier/Urban & Fischer, München, 219–237

Szagun, G. (2013): Sprachentwicklung beim Kind. Ein Lehrbuch. 5., vollst. überarb. Aufl. Beltz, Weinheim

Szagun, G. (2010): Einflüsse auf den Spracherwerb bei Kindern mit Cochlea-Implantat: Implantationsalter, soziale Faktoren und die Sprache der Eltern. Hörgeschädigte Kinder – erwachsene Hörgeschädigte 47 (1), 8–36

Tallal, P. (1999): Children with Language Impairment Can Be Accurately Identified Using Temporal Processing Measures: A Response to Zhang and Tomblin, Brain and Language, 65, 395–403 (1998). In: Brain and Language 69 (2), 222–229

Tallal, P., Piercy, M. (1973): Defects of Non-verbal Auditory Perception in Children with Developmental Aphasia. Nature 241 (5390), 468–469

Tamplin, J., Grocke, D. (2008): A Music Therapy Treatment Protocol for Acquired Dysarthria Rehabilitation. Music Therapy Perspectives 26 (1), 23–29

Thaut, M. H. (2008): Rhythm, Music, and the Brain. Scientific Foundations and Clinical Applications. 1st in paperback ed. Routledge, New York

Thaut, M. H. (1988): Measuring Musical Responsiveness in Autistic Children: A Comparative Analysis of Improvised Musical Tone Sequences of Autistic, Normal, and Mentally Retarded Individuals. Journal of Autism and Developmental Disorders 18 (4), 561–571

Thaut, M. H. (1987): Visual Versus Auditory (Musical) Stimulus Preferences in Autistic Children: A Pilot Study. Journal of Autism and Developmental Disorders 17 (3), 425–432

Thaut, M. H., Hömberg, V. (2015): Einführung in die neurologische Musiktherapie. In: Bernatzky, G., Kreutz, G. (Hrsg.): Musik und Medizin. Chancen für Therapie, Prävention und Bildung. Springer Vienna, Wien, 139–154.

Thaut, M. H., Hömberg, V. (Hrsg.) (2014): Handbook of Neurologic Music Therapy. Oxford University Press, Oxford

Thaut, M. H., Wheeler, B. L. (2011): Music Therapy. In: Juslin, P. N., Sloboda, J. (Hrsg.), 819–848

Thompson, W. F., Schellenberg, E. G., Husain, G. (2004): Decoding Speech Prosody: Do Music Lessons Help? Emotion 4 (1), 46–64

Timmermann, T. (2012a): Improvisation. In: Decker-Voigt, H.-H., Oberegelsbacher, D., Timmermann, T. (Hrsg.), 66–69

Timmermann, T. (2012b): Praxeologie. In: Decker-Voigt, H.-H., Oberegelsbacher, D., Timmermann, T. (Hrsg.), 55–65

Timmermann, T. (2012c): Rezeption. In: Decker-Voigt, H.-H., Oberegelsbacher, D., Timmermann, T. (Hrsg.), 70–74

Timmermann, T. (2010): Klingende Systeme – Aufstellungsarbeit und Musiktherapie. Onlineausgabe. Heidelberg: Carl-Auer Verlag, Heidelberg

Timmermann, T. (2002): Rezeptive und aktive Musiktherapie in der Praxis. In: Kraus, W. (Hrsg.), 50–65

Timmermann, T., Oberegelsbacher, D. (2012): Praxisfelder und Inidikation. In: Decker-Voigt, H.-H., Oberegelsbacher, D., Timmermann, T. (Hrsg.), 21–26

Tischler, B. (2013): Musik spielend erleben. Schott Music, Mainz

Tischler, B. (1983): Musik bei neurosegefährdeten Schülern. Begründung und empirische Überprüfung eines Therapieprogramms. Bosse, Kassel

Tischler, B., Moroder-Tischler, R. (1998): Musik aktiv erleben. Musikalische Spielideen für die pädagogische, sonderpädagogische und therapeutische Praxis. 4., überarb. Aufl. Diesterweg, Frankfurt am Main

Tomasello, M. (2013): Die kulturelle Entwicklung des menschlichen Denkens: Zur Evolution der Kognition. Suhrkamp, Frankfurt am Main

Tomasello, M. (2009): Constructing a Language: A Usage-based Theory of Language Acquisition. Harvard University Press, Cambridge

Tomasello, M., Carpenter, M., Call, J., Behne, T., Moll, H. (2005): Understanding and Sharing Intentions: The Origins of Cultural Cognition. Behavioral and Brain Sciences 28 (05), 675–691

Trappe, H.-J., Breker, I. M. (2014): Effekte von Musik auf das Herz-Kreislauf-System. In: Musik-, Tanz und Kunsttherapie 25 (1), 26–33

Tsang, C. D., Conrad, N. J. (2011): Music Training and Reading Readiness. Music Perception: An Interdisciplinary Journal 29 (2), 157–163

van der Meulen, S., Janssen, P., Den Os, E. (1997): Prosodic Abilities in Children with Specific Language Impairment. Journal of Communication Disorders 30 (3), 155–170

van Riper, C. (1999): Die Behandlung des Stotterns. 3. Aufl. Demosthenes, Köln

van Riper, C., Irwin, J. V. (1976): Artikulationsstörungen: Diagnose und Behandlung. Marhold, Berlin

van Weerdenburg, M., Verhoeven, L., van Balkom, H. (2006): Towards a Typology of Specific Language Impairment. Journal of Child Psychology and Psychiatry 47 (2), 176–189

Voigt, M. (2005): Die Kugeln zum Tanzen bringen – Musiktherapie für Kinder mit Entwicklungsstörungen. In: Plahl, C., Koch-Temming, H. (Hrsg.), 213–221

Voigt, M. (2002): Ich bin da, du bist da – Orff-Musiktherapie mit behinderten Kindern. In: Kraus, W. (Hrsg.), 114–119

Voigt, M. (1998): Musiktherapie in der Behandlung von Entwicklungsstörungen – Die Orff-Musiktherapie heute. Musiktherapeutische Umschau 19 (4), 289–296

Wan, C. Y., Schlaug, G. (2010): Music Making as a Tool for Promoting Brain Plasticity Across the Life Span. The Neuroscientist 16 (5), 566–577

Watzlawick, P., Beavin, J. H., Jackson, D. D. (1974): Menschliche Kommunikation: Formen, Störungen, Paradoxien. Hans Huber, Bern

Weber, C. M. (1999): Tanz- und Musiktherapie zur Behandlung autistischer Störungen. Verlag für Angewandte Psychologie, Göttingen

Weigand, E. (2012): Sprache und Sprechen. In: Braun, O., Lüdtke, U. (Hrsg.): Sprache und Kommunikation. Kohlhammer, Stuttgart, 202–212

Weinert, S. (2000): Sprach- und Gedächtnisprobleme dysphasisch-sprachgestörter Kinder: Sind rhythmisch-prosodische Defizite die Ursache? In: Müller, K., Aschersleben, G., Altenmüller, E. (Hrsg.): Rhythmus. Ein interdisziplinäres Handbuch. Hans Huber, Bern, 255–283

Weinert, S. (1991): Spracherwerb und implizites Lernen. Studien zum Erwerb sprachanaloger Regeln bei Erwachsenen, sprachunauffälligen und dysphasisch-sprachgestörten Kindern. Hans Huber, Bern

Weinrich, M., Zehner, H. (2008): Phonetische und phonologische Störungen bei Kindern. Dyslalietherapie in Bewegung. 3. Aufl. Springer, Heidelberg

Wermke, K. (2008): Melodie und Rhythmus in Babylauten und ihr potenzieller Wert zur Frühindikation von Sprachentwicklungsstörungen. Logos Interdisziplinär 16 (3), 190–195

Weymann, E. (2001): Warte auf nichts. Zur Ausbildung in Improvisation als Verfahren der Musiktherapie. In: Decker-Voigt, H.-H. (Hrsg.), 78–101

Whipple, J. (2004): Music in Intervention for Children and Adolescents with Autism: A Meta-analysis. Journal of Music Therapy 41 (2), 90–106

Wickel, H. H., Hartogh, T. (2006): Musik und Hörschäden. Grundlagen für Prävention und Intervention in sozialen Berufsfeldern. Juventa, Weinheim

Wigram, T., Gold, C. (2006): Music Therapy in the Assessment and Treatment of Autistic Spectrum Disorder: Clinical Application and Research Evidence. Child: Care, Health and Development 32 (5), 535 – 542

Wimpory, D., Chadwick, P., Nash, S. (1995): Brief Report: Musical Interaction Therapy for Children with Autism: An Evaluative Case Study with Two-year Follow-up. Journal of Autism and Developmental Disorders 25 (5), 541 – 552

Wygotski, L. S. (1934): Sprechen und Denken. Fischer, Frankfurt am Main

Zentner, M., Eerola, T. (2011): Self-report Measures and Models. In: Juslin, P. N., Sloboda, J. (Hrsg.), 188 – 221

Zhang, X., Tomblin, J. B. (1998): Can Children with Language Impairment be Accurately Identified Using Temporal Processing Measures? A Simulation Study. Brain and Language 65 (3), 395 – 403

Zollinger, B. (2004): Kindersprachen, Kinderspiele. Haupt, Bern

Anhang

Klassifikationskategorien für Sprach- und Sprechstörungen nach ICD-10

- F80– Umschriebene entwicklungsbedingte Störungen des Sprechens und der Sprache
  - *F80.0 Artikulationsstörung*
  - *F80.1 Entwicklungsstörung der Sprache expressiv*
  - *F80.2 Entwicklungsstörung der Sprache rezeptiv*
  - *F80.3 Erworbene Aphasie mit Epilepsie [Landau-Kleffner-Syndrom]*
  - *F80.8 Sonstige Entwicklungsstörungen des Sprechens oder der Sprache*
  - *F80.9 Entwicklungsstörung des Sprechens oder der Sprache, nicht näher bezeichnet*
- F82– Umschriebene Entwicklungsstörung der motorischen Funktionen
  - *F82.2 Umschriebene Entwicklungsstörung der Mundmotorik*
- F84– Tief greifende Entwicklungsstörungen
  - *F84.0 Frühkindlicher Autismus*
  - *F84.1 Atypischer Autismus*
  - *F84.2 Rett-Syndrom*
  - *F84.3 Andere desintegrative Störung des Kindesalters*
  - *F84.5 Asperger-Syndrom*
- F90–98 Verhaltens- und emotionale Störungen mit Beginn in der Kindheit und Jugend
- F98– Andere Verhaltens- und emotionale Störungen mit Beginn in der Kindheit und Jugend
  - *F98.5 Stottern*
  - *F98.6 Poltern*
- R47–49 Symptome, die die Sprache und die Stimme betreffen
- R47– Sprech- und Sprachstörungen, anderenorts nicht klassifiziert
  - *R47.0 Dysphasie und Aphasie – (exkl.: Progressive isolierte Aphasie – G31.0)*
  - *R47.1 Dysarthrie und Anarthrie*

- *R47.8 Sonstige und nicht näher bezeichnete Sprech- und Sprachstörungen*
- R48– Dyslexie und sonstige Werkzeugstörungen, anderenorts nicht klassifiziert (exkl.:Umschriebene Entwicklungsstörungen schulischer Fertigkeiten F81.-)
  - *R48.0 Dyslexie und Alexie*
  - *R48.1 Agnosie*
  - *R48.2 Apraxie*
  - *R48.8 Sonstige und nicht näher bezeichnete Werkzeugstörungen, z.B. Agraphie*
- R49– Störungen der Stimme
  - *R49.0 Dysphonie (inkl. Heiserkeit)*
  - *R49.1 Aphonie (inkl. Stimmlosigkeit)*
  - *R49.2 Rhinophonia (aperta) (clausa) – Näseln*
  - *R49.8 Sonstige und nicht näher bezeichnete Störungen der Stimme*
- F44.4 Psychogene Stimmstörung

Literaturtipps

Hegi, F. (2010). Improvisation und Musiktherapie: Möglichkeiten und Wirkungen von freier Musik. Reichert, Wiesbaden

Hirler, S. (2012): Wahrnehmungsförderung durch Rhythmik und Musik. Herder, Freiburg

Lutz-Hochreuthner, S. (2009): Spiel-Musik-Therapie. Methoden der Musiktherapie mit Kindern und Jugendlichen. Hogrefe, Göttingen

Meyer, H. (2016): Musikbasierte Kommunikation für Menschen mit schwerer Behinderung: Das Konzept. 2.Aufl., Loeper Literaturverlag, Karlsruhe

Plenzke, U. (o. J.): Spiellieder zur gestützten Sprach- und Kommunikationsförderung. In: www.uweplenzke.de/41349.html, 13.01.2017

Tischler, B. (2013): Musik spielend erleben. Grundlagen und Praxismaterialien für Schule und Therapie. Schott, Mainz

Wigram, T. (2004): Improvisation. Methods and Techniques for Music Therapy Clinicians, Educators and Students. Jessica Kingsley Publishers, London

Sachregister

I

K

M

N

P

R

W

Z